Corinna Jacobi/Andreas Thiel/Thomas Paul
**Kognitive Verhaltenstherapie
bei Anorexia und Bulimia nervosa**

Materialien für die klinische Praxis

Herausgegeben von
Martin Hautzinger und Franz Petermann

Corinna Jacobi/Andreas Thiel/Thomas Paul

Kognitive Verhaltenstherapie bei Anorexia und Bulimia nervosa

2., vollständig überarbeitete Auflage

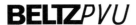

Anschrift der Autoren:
PD Dr. Corinna Jacobi
Universität Hamburg
Psychologisches Institut III
Von-Melle-Park 5
20146 Hamburg

PD Dr. Andreas Thiel
Klinik für Psychiatrie und Psychotherapie
Diakoniekrankenhaus
Elise-Averdieck-Str. 17
27356 Rotenburg

Dr. Thomas Paul
Medizinisch-Psychosomatische Klinik
Birkenweg 10
24576 Bad Bramstedt

Herausgeber der Reihe „Materialien für die klinische Praxis":
Prof. Dr. Martin Hautzinger
Universität Tübingen
Psychologisches Institut
Klinische und Physiologische Psychologie
Christophstr. 2
72072 Tübingen

Prof. Dr. Franz Petermann
Zentrum für Rehabilitationsforschung
Universität Bremen
Grazer Str. 6
28359 Bremen

Das Werk einschließlich aller seiner Teile ist urheberrechtlich geschützt. Jede Verwertung außerhalb der engen Grenzen des Urheberrechtsgesetzes ist ohne Zustimmung des Verlags unzulässig und strafbar. Das gilt insbesondere für Vervielfältigungen, Übersetzungen, Mikroverfilmungen und die Einspeicherung und Verarbeitung in elektronischen Systemen.

2., vollständig überarbeitete Auflage 2000

1. Auflage 1996 Psychologie Verlags Union, Weinheim

© Psychologie Verlags Union, Verlagsgruppe Beltz, Weinheim 1996, 2000
http://www.beltz.de

Lektorat: Susanne Ackermann
Herstellung: Jutta Benedum
Umschlaggestaltung: Federico Luci, Köln
Umschlagbild: Tony Stone, München
Satz: TypoStudio Tobias Schaedla, Heidelberg
Druck und Bindung: Druckhaus Beltz, Hemsbach
Printed in Germany

ISBN 3-621-27443-X

Inhalt

I THEORETISCHER HINTERGRUND

1 Wege aus dem goldenen Käfig — 3

2 Erscheinungsbild — 7
2.1 Körperliche Veränderungen — 7
2.2 Psychische Veränderungen — 8

3 Diagnostik und Klassifikation — 13
3.1 Diagnose von Ess-Störungen — 13
3.2 Differentialdiagnose — 18
3.3 Standardisierte diagnostische Instrumente — 19

4 Epidemilogie — 23
4.1 Verbreitung einzelner Symptome — 23
4.2 Bulimia häufiger als Anorexia nervosa — 23

5 Erklärungsansätze — 26
5.1 Große individuelle Unterschiede — 26
5.2 Soziokulturelle Faktoren — 29
5.3 Individuelle Belastungsfaktoren — 30
5.4 Die Bedeutung der Familie — 31
5.5 Biologische Faktoren — 32
5.6 Hungern und Ess-Störungen — 33

6 Stand der Therapieforschung zur Anorexia und Bulimia Nervosa — 37
6.1 Verhaltenstherapie und Pharmakotherapie — 37
6.2 Andere psychotherapeutische Verfahren — 41
6.3 Mangel an aussagekräftigen Studien — 42

II THERAPIE 45

1	**Wegweiser**	47
2	**Schwerpunkte der Therapie**	49
3	**Beginn der Behandlung**	52
	3.1 Klärung der Motivation	52
	3.2 Indikation	55
	3.3 Anamnese	57
4	**Bausteine der Therapie**	58
	4.1 Informationsvermittlung	58
	4.2 Veränderung von Essverhalten und Gewicht	62
	4.3 Veränderung psychosozialer Konflikte	82
	4.4 Veränderung verzerrter Kognitionen	88
	4.5 Veränderung der Körperschemastörung	94
	4.6 Ein stationäres Therapiekonzept	99
	4.7 Stabilisierung und Rückfallprophylaxe	103
5	**Kritische Therapiesituationen**	106
6	**Fallbeispiele**	118
	6.1 Fall 1 Anorexia nervosa	118
	6.2 Fall 2 Bulimia nervosa	133
7	**Therapiemanual**	143
	7.1 Wegweiser	143
	7.2 Inhalte der Therapiesitzungen	145

Anhang: Materialien und Fragebogen (Arbeitsblätter) 165

AB 1	Anleitung zur Selbstbeobachtung des Essverhaltens	167
AB 2	Zusammenfassende Beschreibung des Problemverhaltens	169
AB 3	„Schwarze Liste"	171
AB 4	Fragen zur Vorgeschichte	172
AB 5	Therapieziele	175
AB 6	Anamnestische Gewichtskurve	176
AB 7	Wöchentliche Frequenz von HA, E, LAX und DIU	178

AB 8	Auslösebedingungen für Heißhungeranfälle, Erbrechen und Abführmitteleinnahme (Einnahme von Entwässerungstabletten)	179
AB 9	Die Set-Point-Theorie über die Regulation des Körpergewichtes	180
AB 10	Medizinische Komplikationen und Folgeschäden bei Anorexia und Bulimia nervosa	184
AB 11	Tabelle zur Bestimmung des Body-Mass-Index (BMI)	187
AB 12	Informationen für Patientinnen, bei denen eine Gewichtszunahme angezeigt ist	189
AB 13	Umgang mit Heißhungeranfällen und Erbrechen	194
AB 14	Bearbeitung der Problembereiche durch die Patientinnen (Beispielliste)	195
AB 15	Problembereiche und ihre Bearbeitung	199
AB 16	Zwischenbilanz	202
AB 17	Protokoll zur Erfassung automatischer Gedanken	203
AB 18	Analyse von „kritischen" oder Rückfall-Situationen	204
AB 19	Rückfall-Verhinderungsplan	205
AB 20	Therapeuten-Stundenprotokoll Sitzung 1–20	207
AB 21	Kontaktadressen	217
Literatur		219

 Hinweis auf Arbeitsblätter im Anhang

THEORETISCHER HINTERGRUND

Wege aus dem goldenen Käfig

„In den letzten Jahrzehnten ist das Interesse an Hungerkünstlern sehr zurückgegangen. Während es sich früher gut lohnte, große derartige Vorführungen in eigener Regie zu veranstalten, ist dies heute völlig unmöglich. Es waren andere Zeiten. Damals beschäftigte sich die ganze Stadt mit dem Hungerkünstler; von Hungertag zu Hungertag stieg die Teilnahme; jeder wollte den Hungerkünstler zumindest einmal täglich sehn [...]."

Mit diesen Worten beginnt Franz Kafka seine Kurzgeschichte „Ein Hungerkünstler" aus dem Jahre 1924. Er berichtet zunächst, das allgemeine Interesse an den auf Jahrmärkten gewissermaßen als Kuriosität zur Schau gestellten Hungerkünstlern, die unter den Augen der Öffentlichkeit in einem Käfig vierzig Tage lang hungern mussten, habe damals deutlich nachgelassen. Mit eindringlichen Worten beschreibt Kafka dann die Situation eines Hungerkünstlers, dem eine berufliche Neuorientierung als Anpassung an diese veränderte Situation nicht gelingt. Deshalb lässt er sich schließlich von einem Zirkus engagieren, wo sein Käfig in der Nähe der Ställe untergebracht wird, damit das Publikum in den Pausen nicht nur die Tiere, sondern auch den hungernden Künstler bewundern kann. Die Aufmerksamkeit für den Hungerkünstler verliert sich jedoch und er gerät bald in Vergessenheit.

„[...] Man gewöhnte sich an die Sonderbarkeit, in den heutigen Zeiten Aufmerksamkeit für einen Hungerkünstler beanspruchen zu wollen, und mit dieser Gewöhnung war das Urteil über ihn gesprochen. Er mochte so gut hungern, als er nur konnte, und er tat es, aber nichts konnte ihn mehr retten, man ging an ihm vorüber. Versuche, jemandem die Hungerkunst zu erklären! Wer es nicht fühlt, dem kann man es nicht begreiflich machen. Die schönen Aufschriften wurden schmutzig und unleserlich, man riss sie herunter, niemandem fiel es ein, sie zu ersetzen; das Täfelchen mit der Ziffer der abgeleisteten Hungertage, das in der ersten Zeit sorgfältig täglich erneuert worden war, blieb schon längst immer das gleiche, denn nach den ersten Wochen war das Personal selbst dieser kleinen Arbeit überdrüssig geworden; und so hungerte zwar der Hungerkünstler weiter, wie er es früher einmal erträumt hatte, und es gelang ihm ohne Mühe ganz so, wie er es damals vorausgesagt hatte, aber niemand zählte die Tage, niemand, nicht einmal der Hungerkünstler selbst wusste, wie groß die Leistung schon war, und sein Herz wurde schwer. [...] Doch vergingen wieder viele Tage, und auch das nahm ein

Ende. Einmal fiel einem Aufseher der Käfig auf, und er fragte die Diener, warum man hier diesen gut brauchbaren Käfig mit dem verfaulten Stroh drinnen unbenützt stehen lasse; niemand wusste es, bis sich einer mit Hilfe der Ziffertafel an den Hungerkünstler erinnerte. Man rührte mit Stangen das Stroh auf und fand den Hungerkünstler darin. „Du hungerst noch immer?" fragte der Aufseher, „wann wirst du denn endlich aufhören?" „Verzeiht mir alle", flüsterte der Hungerkünstler; nur der Aufseher, der das Ohr ans Gitter hielt, verstand ihn. „Gewiss", sagte der Aufseher und legte den Finger an die Stirn, um damit den Zustand des Hungerkünstlers dem Personal anzudeuten, „wir verzeihen dir." „Immerfort wollte ich, dass ihr mein Hungern bewundert", sagte der Hungerkünstler. „Wir bewundern es auch", sagte der Aufseher entgegenkommend. „Ihr sollt es aber nicht bewundern", sagte der Hungerkünstler. „Nun, dann bewundern wir es also nicht", sagte der Aufseher, „warum sollen wir es denn nicht bewundern?" „Weil ich hungern muss, ich kann nicht anders", sagte der Hungerkünstler. „Da sieh mal einer", sagte der Aufseher, „warum kannst du denn nicht anders?" „Weil ich", sagte der Hungerkünstler, hob das Köpfchen ein wenig und sprach mit wie zum Kuss gespitzten Lippen gerade in das Ohr des Aufsehers hinein, damit nichts verloren ginge, „weil ich nicht die Speise finden konnte, die mir schmeckt. Hätte ich sie gefunden, glaube mir, ich hätte kein Aufsehen gemacht und mich vollgegessen wie du und alle." Das waren die letzten Worte, aber noch in seinen gebrochenen Augen war die feste, wenn auch nicht mehr stolze Überzeugung, dass er weiterhungere [...]."

Kafka litt vermutlich selbst an einer Ess-Störung, Hinweise dafür finden sich etwa in seinem Brief an den Vater. Es liegt daher nahe, nach dem autobiographischen Hintergrund dieser Geschichte zu fragen und sie als Versuch zu werten, eigene Lebensschwierigkeiten zu verarbeiten (Mitscherlich-Nielsen, 1977; Miller, 1983). Schon der Titel legt Assoziationen zur Magersucht nahe. Der Hungerkünstler hungert, weil er nicht die Speise findet, die ihm schmeckt: „Hätte ich sie gefunden, glaube mir, ich hätte kein Aufsehen gemacht und mich vollgegessen wie du und alle"; diese Worte drücken bildhaft die Unfähigkeit vieler anorektischer und bulimischer Patientinnen aus, ihrer Situation anders als durch Hungern, Heißhungeranfälle oder Erbrechen zu begegnen. Die Nahrungsverweigerung erscheint ihnen als einzige Möglichkeit, auf persönliche Schwierigkeiten hinzuweisen, auf sie zu reagieren. Bei dieser Ausweglosigkeit kann Hungern sogar zur „leichtesten Sache der Welt" werden. Die Geschichte von Franz Kafka ist nicht ganz typisch, weil es überwiegend Frauen sind, die an einer solchen Ess-Störung erkranken. Die psychische Verfassung der Patienten ist jedoch darin treffend und anschaulich beschrieben.

Anorexia und Bulimia nervosa sind ernst zu nehmende Erkrankungen, die sich auf alle wichtigen Lebensbereiche auswirken. Die Beziehungen zu anderen Menschen, die körperliche und geistige Leistungsfähigkeit und die Lebenszufriedenheit der betroffenen Patientinnen werden nachhaltig beeinträchtigt. Das veränderte Essverhalten und die Versuche einer Gewichtsreduktion führen außerdem oft zu schwer wiegenden gesundheitlichen Folgeschäden. Das klinische Bild ist somit durch das Nebeneinander von psychischen und somatischen Symptomen gekennzeichnet, die sich zum Teil wechselseitig bedingen.

Aufgrund der vorliegenden Forschungsergebnisse und klinischen Erfahrungen nimmt man heute eine primär psychische Genese an. Psychotherapie gilt deshalb als Behandlung der ersten Wahl. Dabei müssen jedoch in Abhängigkeit vom bestehenden Untergewicht und der körperlichen Symptomatik häufig auch medizinische Gesichtspunkte berücksichtigt und eventuell somatische Maßnahmen in den Gesamtbehandlungsplan einbezogen werden.

Das veränderte Essverhalten der anorektischen und bulimischen Patientinnen ist auffällig. Es wirkt auf andere Menschen oft ebenso befremdlich oder „verrückt" wie das mitunter extreme Untergewicht und ist der Grund dafür, diese Krankheiten der Gruppe der psychogenen Ess-Störungen zuzuordnen. Diese Namensgebung erscheint plausibel, entbehrt jedoch einer gewissen Willkür nicht, da sie einseitig das Essverhalten nennt, ohne gleichzeitig auch andere Symptome wie etwa die Selbstwertproblematik oder Körperschemastörungen zu erwähnen. Bei diesen Erkrankungen ist eben nicht nur das äußerlich beobachtbare Essverhalten, sondern darüber hinausgehend auch das innere Erleben der Betroffenen verändert; diese Komplexität stellt besondere Anforderungen an die psychotherapeutische Behandlung.

Psychogene Ess-Störungen können sehr unterschiedlich verlaufen. Bis heute ist nur wenig darüber bekannt, welches die entscheidenden Wirkfaktoren einer Therapie sind, die den Verlauf dieser Erkrankungen positiv beeinflussen können (Herzog et al., 1992a). Aus den vorliegenden Katamnesen zum Langzeitverlauf der Anorexia und Bulimia nervosa ergeben sich über alle methodischen Differenzen hinweg zwei Hauptbefunde. Nur rund die Hälfte aller Patientinnen kann mehrere Jahre nach einer Behandlung als psychisch insgesamt gesund bezeichnet werden und zeigt ein weitgehend unauffälliges Essverhalten. Mit zunehmender Katamnesedauer steigt der Anteil dieser gesundeten Patientinnen, bei denen von einem Therapieerfolg gesprochen werden kann. Die Zahlen hierzu schwanken in verschiedenen Studien zum Teil beträchtlich (Herzog et al., 1992b). Darüber hinaus findet man aber auch einen Anteil schwerkranker Patientinnen mit chronifiziertem Verlauf in einer Größenordnung zwischen 15 und 30 %. Die Suizidrate anorektischer Patientinnen ist 200-mal höher als die der Normalbevölkerung. Die durch somatische Komplikationen und Suizide bedingte Mortalität liegt bei ca. 5,6 % pro Dekade, d.h. in einigen Katamnesen war nach 20 Jahren etwa jede fünfte Patientin gestorben (Sullivan, 1995; Deter et al., 1992; Russell, 1992; Theander, 1985).

Der Hungerkünstler in der Kurzgeschichte sieht für sich keine Alternative zum Hungern. Er findet keinen Ausweg aus seinem Käfig und stirbt schließlich. Die Mehrzahl der anorektischen und bulimischen Patientinnen erlebt ihre Lage ebenfalls als ausweglos. Bruch (1980) spricht im Zusammenhang mit der Lebenssituation dieser Frauen von einem „goldenen Käfig" und skizziert damit treffend die eingeschränkte Lebensfreude und die innere Unfreiheit der Betroffenen. Psychotherapie sollte Patientinnen ermutigen, sich auf neue Erfahrungen einzulassen. Die Aufgabe für Therapeuten besteht darin, gemeinsam mit ihnen Lösungsmöglichkeiten und Wege aus diesem „goldenen Käfig" zu finden.

Das vorliegende Buch beschreibt die Verhaltenstherapie der Anorexia und Bulimia nervosa. Der erste Teil bietet grundlegende Informationen zu Symptomatik, Diagnostik, Epidemiologie und Entstehung von Ess-Störungen. Der zweite Teil beschreibt detailliert die einzelnen Bausteine einer Verhaltenstherapie. Das Buch ist weniger als Lehrbuch für Verhaltenstherapie oder als Beitrag zur theoretischen Auseinandersetzung mit anderen Therapieschulen und Ätiologiemodellen gedacht, sondern als Therapiemanual mit konkreten Hinweisen und Hilfen für die psychotherapeutische Praxis.

2 Erscheinungsbild

2.1 Körperliche Veränderungen

Die Symptome der psychogenen Ess-Störungen umfassen körperliche wie psychische Veränderungen. Ein ausgeprägtes Untergewicht gilt oft als Leitsymptom der Anorexia nervosa. Das „schonungslose Streben nach übermäßiger Schlankheit" (Bruch, 1980, S.16) findet sich jedoch ebenso bei der Bulimia nervosa, obwohl lebensbedrohliche Ausmaße einer extremen Kachexie auf anorektische Syndrome beschränkt sind. Somatische Beschwerden treten meist erst sekundär, d. h. als Folge der unausgewogenen Ernährung, der Gewichtsabnahme oder des stark veränderten Essverhaltens mit Erbrechen und Heißhungeranfällen auf. Anfangs stehen Herz-Kreislauf-Störungen mit niedrigem Blutdruck und Puls, Durchblutungsstörungen mit Kältegefühlen in Händen und Füßen, Hormonstörungen mit unregelmäßiger oder fehlender Menstruation und Beschwerden im Magen-Darm-Bereich im Vordergrund. Im weiteren Verlauf stellen sich dann zunehmend ausgedehnte Mineral- und Vitaminmangelsyndrome und Elektrolytstörungen ein. Heute ist bekannt, dass auch schon ein vergleichsweise geringfügiger Gewichtsverlust von wenigen Kilogramm zu metabolischen und endokrinologischen Störungen führt (Laessle et al., 1987 und 1991, Goebel & Fichter, 1991).

> **ÜBERSICHT**
>
> **Häufige körperliche Beschwerden bei Anorexia und Bulimia nervosa**
> - Kreislaufregulationsstörungen mit niedrigem Blutdruck (Hypotonie, orthostatische Dysregulation)
> - Durchblutungsstörungen mit kalten Händen und Füßen (Akrozyanose); im Extremfall bis hin zu Erfrierungen an den Füßen
> - langsamer Puls (Bradykardie)
> - niedrige Körpertemperatur (Hypothermie)
> - Gicht (Hyperurikämie)
> - Wassereinlagerungen im Gewebe (Ödeme)
> - Magenfunktionsstörungen, Völlegefühle und Verdauungsstörungen (z. B. Obstipation)
> - Sodbrennen (Refluxösophagitis bei Kardiainsuffizienz)
> - Menstruationsstörungen bis hin zur Amenorrhoe
> - andere Hormonstörungen (z. B. erniedrigte T3-, Noradrenalin- und Adrenalinspiegel; erhöhte STH- und Kortisolspiegel)

> ▸ Knochenstoffwechselstörungen (Osteoporose, Osteomalazie)
> ▸ Zahnschäden (Karies)
> ▸ Trockene Haut und Haarausfall
> ▸ Verformungen der Nägel (Uhrglasnägel)
> ▸ Verbreiterungen der Endglieder (Trommelschlegelfinger oder -zehen)
> ▸ Mineral- und Vitaminmangelzustände
> ▸ Vergrößerte Speicheldrüsen (Sialose)

> **ÜBERSICHT**
>
> **Schwerwiegende Komplikationen bei Anorexia und Bulimia nervosa**
> ▸ Herzrhythmusstörungen (z. B. ventrikuläre Extrasystolen)
> ▸ Blutarmut (Anämie)
> ▸ Störungen des Säure-Basen-Haushaltes (z. B. metabolische Alkalose)
> ▸ Elektrolytstörungen (z. B. Hypokaliämie)
> ▸ Nierenfunktionsstörungen (bis hin zur chronischen Niereninsuffizienz)
> ▸ Geschwüre im Magen oder Zwölffingerdarm (Ulcera)
> ▸ Nervenschädigungen (Polyneuropathie)
> ▸ Lanugobehaarung (Flaumhaar)
> ▸ Hirnatrophie
> ▸ Untergewicht (im Extremfall bis zum Verhungern)

Für detailliertere Informationen über die Pathophysiologie und die medizinischen Komplikationen dieser Erkrankungen sei auf die umfangreiche Literatur zu diesem Thema verwiesen (Mitchell & Pomeroy, 1989; Goebel & Fichter, 1991; Kaplan & Garfinkel, 1993; Sharp & Freeman, 1993). Ein gut verständlicher, für Patientinnen und Angehörige geeigneter Informationstext über die medizinischen Komplikationen und Folgeschäden bei Anorexia und Bulimia nervosa findet sich im Anhang 10.

2.2 Psychische Veränderungen

Die psychischen Veränderungen bei Ess-Störungen sind ebenfalls vielfältig. Der Versuch, die Psychopathologie und Psychodynamik einer „typischen" Patientin gewissermaßen als Prototyp zu beschreiben, ist insofern nicht unproblematisch, als hierbei individuelle Besonderheiten vernachlässigt werden. Im Folgenden sollen dennoch die wichtigsten psychischen Symptome skizziert werden, soweit sie für die Psychotherapie relevant sind.

> **ÜBERSICHT**
>
> **Psychische Symptome bei Anorexia und Bulimia nervosa**
> Die psychischen Veränderungen gehen weit über das Essverhalten hinaus und beziehen sich auf alle wichtigen Lebensbereiche
> - Störungen des Körperbildes (body image)
> - Selbstwertprobleme (Insuffizienzgefühle, Schamgefühle und Ängste)
> - Psychosoziale und sexuelle Probleme
> - Depressionen
> - Ausgeprägte Leistungsorientierung (häufig mit asketischen Idealen)

Auffälliges Essverhalten

Von den psychischen Symptomen fällt der Umwelt als Erstes oft das veränderte Essverhalten und ein besonderer Umgang mit Nahrungsmitteln auf. Die Patientinnen befolgen besondere Diätvorschriften, bei denen meist die Kalorienreduktion dominiert. Häufig resultiert daraus eine unausgewogene Ernährung mit einem vergleichsweise hohen Eiweißanteil und wenig Fett- und Kohlenhydraten. Viele Patientinnen unterscheiden „erlaubte Nahrungsmittel" wie beispielsweise Quark oder Joghurt von „verbotenen Lebensmitteln", wie etwa Schokolade oder fetten Fleischprodukten. Einige beschäftigen sich intensiv mit Kochbüchern oder Diätempfehlungen, Kochen gerne (für andere) oder sammeln Rezepte. Bei anfallsartig auftretenden Heißhungerattacken können die Betroffenen große Mengen Lebensmittel scheinbar wie wahllos essen (sogenannte „Fressattacken" oder „Fressanfälle"; englisch: „binge eating") und dabei ihre Diätregeln überschreiten. In solchen Heißhungeranfällen können Nahrungsmengen mit bis zu zehntausend Kilokalorien aufgenommen werden. Anschließend treten Völlegefühle auf und die Patientinnen erleben meist starke Schamgefühle und Depressionen. Als Reaktion versuchen dann die Meisten, das Essen entweder direkt durch selbstinduziertes Erbrechen oder indirekt durch den Gebrauch von Abführmitteln oder andere kompensatorische Verhaltensweisen wieder auszuscheiden. Einige Patientinnen nehmen außerdem Diuretika (wassertreibende Medikamente) oder Appetitzügler ein, um ihr Gewicht niedrig zu halten.

> **ÜBERSICHT**
>
> **Häufige Verhaltensauffälligkeiten bei Anorexia und Bulimia nervosa**
> Einige der häufigsten Verhaltensauffälligkeiten von Patientinnen mit Anorexia und Bulimia nervosa stehen in direktem Zusammenhang mit dem Essen oder dem Gewicht.

> - Einhalten einer speziellen Diät zur Gewichtsreduktion (häufig mit „erlaubten und verbotenen" Lebensmitteln, sogenannte „schwarze Liste")
> - Große Angst vor einer Gewichtszunahme
> - Wahrnehmungsstörungen in Bezug auf Appetit-, Hunger- und Sättigungsgefühle
> - Ein besonderes Interesse und ein auffälliger Umgang mit Nahrungsmitteln
> - Besondere Verhaltensweisen zur Gewichtsregulation (z. B. selbstinduziertes Erbrechen, übermäßige körperliche Aktivität, oder Missbrauch von Laxantien, Diuretika, Klistieren, Appetitzüglern und Schilddrüsenhormonpräparaten)

Vielfalt des pathologischen Essverhaltens

Das pathologische Essverhalten der Patientinnen unterscheidet sich zum Teil erheblich voneinander. Einige halten über lange Zeiträume hinweg strenge Diäten ein und nehmen ab bis zur Kachexie. Andere Patientinnen behalten ein deutlich höheres Gewicht. Das Auftreten von Heißhungerattacken und Erbrechen wird in beiden Gruppen beobachtet. Auf Stress reagieren einige mit hyperaktivem Verhalten oder Hungern, bei anderen kommt es dadurch zu Heißhungerattacken. Welche Faktoren im Einzelfall für die Heterogenität dieser Symptombildung verantwortlich sind, ist bis heute unklar.

Körper-Schema-Störung

Das auffällige Essverhalten schränkt die Ausgewogenheit und Regelmäßigkeit der Nahrungsaufnahme erheblich ein, und im Laufe der Zeit verliert sich die Möglichkeit, physiologische Gefühle von Appetit, Hunger und Sättigung differenziert wahrzunehmen. Gleichzeitig verändert sich die Körperwahrnehmung. Davon betroffen ist zunächst die kognitive Wahrnehmung der Körpergrenzen; die Maße der eigenen Figur (z. B. Brust-, Hüft- und Bauchumfang) werden unverhältnismäßig überschätzt. Aber auch die emotionale Qualität, in der der eigene Körper erlebt wird, verändert sich ins Negative; die Patientinnen empfinden sich als „zu dick, schwabbelig, unförmig, hässlich und nicht akzeptabel". Diese beiden Aspekte werden im Zusammenhang mit den psychogenen Essstörungen meist als Body-Image-Störungen bezeichnet. Sie verzerren die realistische Wahrnehmung des eigenen Körpers und führen dazu, dass der Wunsch nach Gewichtsabnahme bei längerem Krankheitsverlauf schließlich Formen annimmt, deren Ausmaß allein mit Hinweis auf das in unserer Gesellschaft vorherrschende Schlankheitsideal nicht mehr ausreichend erklärt werden kann.

Selbstwertproblematik

Ein weiteres Kennzeichen und für die Entstehung der Erkrankung von zentraler Bedeutung ist die Selbstwertproblematik der Patientinnen. Sie findet ihren Ausdruck in einer ausgeprägten Selbstunsicherheit, äußert sich in dem Gefühl, „eigentlich nichts wert" zu sein und schränkt die psychosozialen und psychosexuellen Möglichkeiten und Kompetenzen ein. Die Unsicherheit der Patientinnen bezieht sich nicht nur auf die eigene Rolle im gesellschaftlichen und familiären Umfeld, sondern betrifft insgesamt die Frage nach dem „Wert" oder der „Bedeutung" der eigenen Person. Bruch spricht in diesem Zusammenhang treffend von „lähmenden Gefühlen des Unvermögens", von der „Überzeugung (der Patientinnen), so hilflos und unfähig zu sein, dass sie nichts in ihrem Leben ändern könnten" (1980, S. 17). Auch Selvini Palazzoli beschreibt „ein Gefühl von Isolierung und eine dunkle Ahnung von Hilflosigkeit und Nutzlosigkeit" (1982, S. 110). Die Selbstbewertung der Patientinnen ist übermäßig von der Figur und dem Gewicht abhängig. Unsere eigenen klinischen Erfahrungen bestätigen die Relevanz dieser Selbstwertproblematik, obwohl empirische Befunde hierzu bislang kaum vorliegen (vgl. Jacobi, 1999).

Sexualität

Als sensibler Bereich zwischenmenschlicher Beziehungen ist die Sexualität besonders betroffen. Anorektische Patientinnen haben in den meisten Fällen keine intimen sexuellen Kontakte. Sofern solche Kontakte noch bestehen, was insgesamt bei bulimischen Frauen häufiger der Fall ist, ist die sexuelle Erlebnisfähigkeit oft eingeschränkt. Das in gewisser Hinsicht kontraphobisch anmutende Verhalten besonders einiger bulimischer Patientinnen, die gelegentlich im sozialen Kontakt zunächst betont unkompliziert, offen und zugewandt wirken können, sich vielleicht sogar besonders auffällig schminken und kleiden und mit Männern flirten, sollte über das wahre Ausmaß der so abgewehrten Angst- und Insuffizienzgefühle nicht hinwegtäuschen. Wenn eine relevante Selbstwertproblematik vorliegt, wird sie in aller Regel bei der Erhebung der Anamnese, aus der Problemanalyse oder bei der Reflektion der therapeutischen Beziehung erkennbar.

Starke Leistungsorientierung

Viele Patientinnen zeigen eine ausgeprägte Leistungsorientierung, die mit asketischen Idealen einhergehen kann. Bemühungen um sehr gute Erfolge in Schule oder Beruf können ebenso wie sportliche Aktivitäten dazu dienen, das Selbstwertgefühl zu stabilisieren. Exzessives Joggen oder andere Formen körperlicher Hyperaktivität stärken sogar auf zweifache Weise das

Selbstwertgefühl; sie verschaffen das Erfolgserlebnis, ein sportliches Ziel erreicht zu haben und beschleunigen wegen des gesteigerten Energieverbrauchs die Gewichtsabnahme.

3 Diagnostik und Klassifikation

3.1 Diagnose von Ess-Störungen

Bruch (1973) nennt drei psychopathologische Veränderungen, die sie als Kernsymptome psychogener Ess-Störungen versteht: (1) Störungen des Körperbildes (body image) 2) ein lähmendes Gefühl der Hilflosigkeit und Ohnmacht sowie (3) eine gestörte Wahrnehmung innerer Reize.

Diese Symptome beziehen sich nicht auf das Essverhalten im eigentlichen Sinne sondern auf das innere Erleben. Sie beschreiben Variablen, die nach Bruch von zentraler Bedeutung sind, nicht nur für die Anorexia nervosa, sondern beispielsweise auch für die psychogene Adipositas. In der aktuellen Diskussion zur Diagnostik und Klassifikation psychischer Erkrankungen haben solche intrapsychischen Symptome jedoch an Bedeutung verloren, weil sie mit ätiologischen Hypothesen verknüpft sind und als Voraussetzung einer hohen Diagnosenreliablität nur schwer zu operationalisieren sind. Die gültigen Diagnosekriterien des DSM-IV (APA, 1994; Saß et al., 1996) sowie des Kapitel V der ICD-10 (Dilling et al., 1991) bemühen sich um eine „atheoretische" und „ätiologiefreie" Klassifikation. Deshalb liegt ihr Schwerpunkt auf einer operationalisierten Deskription der Diagnosekriterien (Freyberger & Muhs, 1993). Ihre dadurch erzielte Erhöhung der Reliabilität bedeutet einen wichtigen Fortschritt und vereinfacht die Kommunikation in Wissenschaft und Klinik. Der damit verbundene Verzicht auf traditionelle theoretisch-diagnostische Einteilungsaspekte wie beispielsweise den Begriff der Neurose oder psychodynamische Konzepte ist allerdings nicht unproblematisch. Denn es besteht die Gefahr, alle Phänomene auf vermeintlich objektiv beschreibbare Symptome zu reduzieren und andere, weniger gut beobachtbare Symptome tendenziell zu vernachlässigen. Diese Diagnosesysteme sind daher von verhaltenstherapeutischer Seite (Köhl & Broda, 1993) ebenso wie von psychoanalytischer (Janssen, 1993; Schneider & Schüssler, 1993) kritisiert worden.

Gemeinsamkeiten der Patientinnen
Die nosologische und differentialdiagnostische Abgrenzung der verschiedenen psychogenen Ess-Störungen bleibt unbefriedigend. Mehrere Autoren haben diese Frage diskutiert und darauf hingewiesen, dass die Validität einiger Diagnosekriterien bis heute noch nicht ausreichend belegt ist (Brand-Jacobi, 1984, Halmi, 1985, Fairburn & Garner, 1986; Fairburn, 1991;

> **ÜBERSICHT**
>
> **Diagnosekriterien der Anorexia nervosa**
>
> **DSM-IV (307.1)**
>
> A. Weigerung, das Minimum des für Alter und Körpergröße normalen Körpergewichts zu halten (Körpergewicht von weniger als 85 % des zu erwartenden Gewichts).
>
> B. Ausgeprägte Angst vor einer Gewichtszunahme oder davor, dick zu werden, obwohl Untergewicht besteht.
>
> C. Störungen in der Wahrnehmung der eigenen Figur und des Gewichts, übermäßige Abhängigkeit der Selbstbewertung von der Figur und dem Gewicht oder Leugnen des Schweregrades des gegenwärtig geringen Körpergewichts.
>
> D. Amenorrhoe seit mindestens 3 Monaten bei Frauen.
>
> **ICD-10 (F50.0)**
>
> 1. Körpergewicht von weniger als 85 % des zu erwartenden Essverhaltens Gewichts oder Body-Mass-Index[2] ≤ 17,5
>
> 2. Selbst herbeigeführter Gewichtsverlust durch Vermeidung von hochkalorischen Speisen und eine der folgenden Möglichkeiten:
>   ▶ selbstinduziertes Erbrechen
>   ▶ selbstinduziertes Abführen
>   ▶ übertriebene körperliche Aktivität
>   ▶ Diuretika- oder Appetitzüglergebrauch
>
> 3. Körperschema-Störung mit der Angst, zu dick zu werden
>
> 4. Endokrine Störung (bei Frauen mit Amenorrhoe; bei Männern mit Libido- und Potenzverlust)
>
> 5. Bei Beginn der Erkrankung vor der Pubertät ist die pubertäre Entwicklung verzögert.
>
> **Restriktiver Typ:** Ohne regelmäßiges Auftreten von „Fressanfällen" oder „Purging-Verhalten"[1] während der aktuellen Episode der Anorexia nervosa.
>
> **Binge-eating / Purging Typ:** Während der aktuellen Episode der Anorexia nervosa treten „Fressanfälle" oder „Purging-Verhalten"[1] regelmäßig auf.
>
> ---
>
> [1] „Purging-Verhalten" meint selbst induziertes Erbrechen oder den Missbrauch von Laxantien, Diuretika oder Klistieren
>
> [2] BMI = Body Mass Index = Gewicht [Kg] : Körpergröße (m^2)

Ehlers et al., 1993). Zum Abschluss dieser Ausführungen über Fragen der diagnostischen Klassifikation der psychogenen Ess-Störungen sei jedoch mit Fairburn auch auf deren Relativität hingewiesen: „Unabhängig davon, für welches diagnostische Schema man sich schließlich entscheiden wird, sollte betont werden, dass die Gemeinsamkeiten der Patientinnen von größerer diagnostischer und klinischer Bedeutung sind als ihre Unterschiede" (1991, S. 9).

Diagnosekriterien der Anorexia nervosa

Die heute aktuellen Diagnosekriterien definieren die Anorexia und Bulimia nervosa über Merkmale, die sich in erster Linie auf das Essverhalten und auf damit in engem Zusammenhang stehende Verhaltensweisen der Gewichtsregulation beziehen. Danach werden als Voraussetzung für die Diagnose einer Anorexia nervosa über das entsprechende Untergewicht hinaus ausgeprägte Ängste vor einer Gewichtszunahme, Körperschemastörungen, Verhaltensweisen zur Gewichtsreduktion (Diät, Hyperaktivität, Einnahme von Appetitzüglern etc.) und eine Amenorrhoe gefordert. Die Kriterien des DSM-IV und der ICD-10 unterscheiden sich nur geringfügig. Das DSM-IV unterscheidet zwischen einem „restriktivem Typ" und einem sogenannten „Binge-eating / Purging Typ" der Anorexia nervosa in Abhängigkeit davon, ob Heißhungeranfälle oder „Purging-Verhalten" (d. h. selbstinduziertes Erbrechen oder Missbrauch von Laxantien, Diuretika und Klistieren) regelmäßig auftreten. Die Diagnose einer Bulimia nervosa darf nach DSM-IV bei gleichzeitig bestehendem Untergewicht nicht mehr gestellt werden (vgl. Wilson & Walsh, 1991; APA, 1994). Neu ins DSM-IV aufgenommen wurde auch der Hinweis, dass die Figur und das Gewicht einen übermäßigen Einfluss auf die Selbstbewertung der Patientinnen haben.

Diagnosekriterien der Bulimia nervosa

Die Diagnosekriterien der Bulimia nervosa betonen die Heißhungeranfälle der Patientinnen und fordern darüber hinaus Ängste vor der Gewichtszunahme sowie Verhaltensweisen zur Gewichtsreduktion (Erbrechen, Diäten, Laxantien-, Diuretika- oder Appetitzüglerabusus). Ein Vergleich dieser Kriterien verdeutlicht die Unterschiede der Diagnosesysteme. Stärker als die ICD-10 betont das DSM das Gefühl der Patientinnen, keine Kontrolle über die Heißhungerattacken zu haben. Auch für die Bulimia nervosa findet sich im DSM-IV jetzt ein Hinweis auf den übermäßigen Einfluss von Figur und Gewicht auf die Selbstbewertung der Patientinnen. Ein weiterer Unterschied besteht darin, dass die ICD-10 im Gegensatz zum DSM für die Bulimia nervosa ausdrücklich ein weit unter dem prämorbiden Optimal-

> **ÜBERSICHT**
>
> **Diagnosekriterien der Bulimia nervosa**
>
> **DSM-IV (307.51)**
> A. Wiederholte Episoden von „Fressattacken" (binge eating) mit folgenden Merkmalen:
>   - Verzehr einer Nahrungsmenge in einem bestimmten Zeitraum (z. B. 2 Stunden), die definitiv größer ist als die Menge, die die meisten Menschen in einem ähnlichen Zeitraum unter ähnlichen Umständen essen würden.
>   - Ein Gefühl des Kontrollverlustes über das Essen während der Episode (z. B. ein Gefühl, weder mit dem Essen aufhören noch die Art und Menge der Nahrung kontrollieren zu können.)
> B. Wiederholte kompensatorische Verhaltensweisen gegen eine Gewichtszunahme:
>   - Selbstinduziertes Erbrechen
>   - Missbrauch von Laxantien, Diuretika, Klistieren oder anderen Medikamenten
>   - Fasten
>   - exzessive körperliche Aktivität
> C. Die „Fressattacken" und die kompensatorischen Verhaltensweisen treten seit mindestens drei Monaten durchschnittlich zweimal pro Woche auf.
> D. Die Selbstbewertung ist übermäßig von der Figur und dem Gewicht abhängig.
> E. Die Störung tritt nicht ausschließlich während Episoden einer Anorexia nervosa auf.
>
> **ICD-10 (F50.2)**
> 1. Andauernde Beschäftigung mit Essen, eine unwiderstehliche Gier nach Nahrungsmitteln und Essattacken, bei denen große Mengen Nahrung in sehr kurzer Zeit konsumiert werden.
> 2. Versuch, dem dickmachenden Effekt der Nahrung durch verschiedene Verhaltensweisen entgegenzusteuern:
>   - selbstinduziertes Erbrechen
>   - Abführmittelmissbrauch
>   - zeitweiliges Hungern
>   - Gebrauch von Appetitzüglern, Schilddrüsenhormonen oder Diuretika
>
>   Bei Diabetikerinnen kann es zur Vernachlässigung der Insulinbehandlung kommen.
> 3. Krankhafte Furcht davor, dick zu werden.
>   Die selbst gesetzte Gewichtsgrenze liegt weit unterhalb des prämorbiden, vom Arzt als optimal oder „gesund" betrachteten Gewichts.
> 4. Häufig findet sich in der Vorgeschichte eine frühere Episode einer Anorexia nervosa.
>
> **Das DSM-IV unterscheidet 2 Typen:**
>
> **Purging Typ:** Während der aktuellen Episode der Bulimia nervosa treten regelmäßig selbstinduziertes Erbrechen oder der Missbrauch von Laxantien, Diuretika oder Klistieren auf.
>
> **Nicht-Purging Typ:** Ohne regelmäßiges Auftreten von selbstinduziertem Erbrechen oder dem Missbrauch von Laxantien, Diuretika oder Klistieren während der aktuellen Episode der Bulimia nervosa.

gewicht liegendes Untergewicht fordert. Patientinnen mit Heißhungeranfällen und unauffälligem Gewicht („Bulimie mit Normalgewicht"), die die DSM-IV-Kriterien einer Bulimia nervosa erfüllen, werden nach der ICD-10 wegen des fehlenden Untergewichts als sogenannte „atypische Bulimia nervosa" (F50.3) klassifiziert. Das DSM-IV unterscheidet bei der Bulimia nervosa einen „Purging Typ" mit regelmäßigem Laxantienabusus oder selbstinduziertem Erbrechen von einem „Nicht-Purging Typ". Das Auftreten von selbstinduziertem Erbrechen ist also für die Diagnose einer Bulimia nervosa nicht obligat.

Binge-Eating-Störung

Als neue nosologische Einheit wird im DSM-IV die sogenannte „Binge-Eating-Störung" (englisch: binge eating disorder, BED) eingeführt. Diagnostische Kriterien und die Kodierung sind zwar noch nicht abschließend definiert, für weitere Studien werden jedoch Forschungskriterien zur Verfügung gestellt. Als Binge-Eating-Störung (BED) sollen diejenigen Syndrome klassifiziert werden, bei denen zwar regelmäßig Verhaltensweisen mit Heißhungeranfällen auftreten, bei denen aber die Kriterien der Anorexia oder Bulimia nervosa nicht erfüllt sind. Der wesentliche Unterschied zur Bulimia nervosa besteht darin, dass bei der BED keine regelmäßigen kompensatorischen Verhaltensweisen wie selbstinduziertes Erbrechen oder Laxantienabusus infolge der Heißhungeranfälle auftreten. Die meisten Patienten mit einer BED sind daher übergewichtig. Etwa 20–50 % der Übergewichtigen erfüllen die BED-Kriterien; diese Gruppe profitiert offensichtlich auch weniger von verhaltenstherapeutisch orientierten Gewichtsreduktionsprogrammen als die übrigen adipösen Patientinnen und unterscheidet sich in psychopathologischer Hinsicht von diesen (Marcus, 1993). Diese Charakteristika waren für die Formulierung von Forschungskriterien für eine eigene diagnostische Kategorie entscheidend.

> **ÜBERSICHT**
>
> **Diagnosekriterien der Binge-Eating-Störung (Forschungskriterien nach DSM-IV)**
>
> A. Wiederholte Episoden von „Fressanfällen" (binge eating). Eine Episode von „Fressanfällen" ist durch die beiden folgenden Kriterien charakterisiert:
>   (1) Essen einer Nahrungsmenge in einem abgrenzbaren Zeitraum (z. B. 2 Stunden), die definitiv größer ist als die meisten Menschen in einem ähnlichen Zeitraum unter ähnlichen Umständen essen würden.
>   (2) Ein Gefühl des Kontrollverlustes über das Essen während der Episode (z. B. ein Gefühl, dass man mit dem Essen nicht aufhören kann bzw. nicht kontrollieren kann, was und wieviel man isst).

> B. Die Episoden von „Fressanfällen" treten gemeinsam mit mindestens 3 der folgenden Symptome auf:
> (1) Wesentlich schnelleres Essen als normal.
> (2) Bis zu einem unangenehmen Völlegefühl essen.
> (3) Essen großer Nahrungsmengen, wenn man sich körperlich nicht hungrig fühlt.
> (4) Alleine essen aus Verlegenheit über die Menge, die man isst.
> (5) Ekelgefühle sich selbst gegenüber, Depressionen oder große Schuldgefühle nach dem übermäßigen Essen.
> C. Es besteht deutliches Leiden wegen der „Fressanfälle".
> D. Die „Fressanfälle" treten im Durchschnitt seit 6 Monaten an mindestens 2 Tagen in der Woche auf.
> E. Die „Fressanfälle" sind nicht mit dem regelmäßigen Einsatz unangemessener kompensatorischer Verhaltensweisen (z. B. „Purging-Verhalten"[1], Fasten, exzessive körperliche Aktivität) assoziiert und sie treten nicht ausschließlich während einer Anorexia oder Bulimia nervosa auf.
>
> ---
> 1) „Purging-Verhalten" meint selbstinduziertes Erbrechen oder den Missbrauch von Laxantien, Diuretika oder Klistieren.

3.2 Differentialdiagnose

Die Differentialdiagnose der Leitsymptome Appetitmangel, Gewichtsverlust und Erbrechen erfordert den Ausschluss verschiedener endokrinologischer und gastrointestinaler Erkrankungen. Wegen der notwendigen medizinischen Untersuchung ist daher eine enge Zusammenarbeit von Psychotherapeuten und Ärzten erforderlich (Goebel & Fichter, 1991; Kaplan & Garfinkel, 1993). Anorektische und bulimische Syndrome können auch im Rahmen depressiver Syndrome oder wahnhafter Störungen auftreten. Außerdem werden sie gelegentlich als Reaktion nach Belastungssituationen, d. h. als Symptom einer Anpassungsstörung beobachtet und können im Rahmen von dissoziativen und somatoformen Störungen oder Borderline-Persönlichkeitsstörungen vorkommen (Fairburn, 1991). Zum Ausschluss anderer psychiatrischer Erkrankungen ist daher eine umfassende psychopathologische Befunderhebung notwendig. Bei ausreichender klinischer Erfahrung bereitet die Diagnose dieser Ess-Störungen im praktischen Alltag allerdings kaum Schwierigkeiten (Ehlers et al., 1993), zu typisch sind in aller Regel die Anamnese und Psychopathologie der Patientinnen.

> **ÜBERSICHT**
>
> Psychiatrische Differentialdiagnosen bei Anorexia und Bulimia nervosa:
> - Anorektische oder bulimische Reaktionen im Rahmen von Belastungs- und Anpassstörungen, somatoformen Störungen oder dissoziativen Störungen
> - Borderline-Persönlichkeitsstörungen
> - Zwangstörungen
> - Andere depressive Syndrome (z. B. depressive Episode)
> - Schizophrene Psychosen oder andere wahnhafte Störungen

> **ÜBERSICHT**
>
> Somatische Differentialdiagnosen bei Anorexia und Bulimia nervosa:
> - Malabsorptionssyndrome (z. B. Sprue)
> - Maldigestionssyndrome (z. B. chronische Pankreatitis)
> - Dysphagie (neuromuskulär oder mechanisch bedingt)
> - Funktionelle Störungen des Magen-Darm-Traktes
> - Gastritis
> - Ulcus ventriculi oder Ulcus duodeni
> - Maligne Erkrankungen des Magen-Darm Traktes
> - Hepatitis
> - Diabetes mellitus
> - Colitis ulcerosa
> - Morbus Crohn
> - Hypophysenvorderlappeninsuffizienz (Morbus Simmonds)
> - Hypo- oder Hyperthyreose
> - Nebennierenrindeninsuffizienz (Morbus Addison)
> - Hyperparathyreodismus
> - Unerwünschte Wirkung von Medikamenten oder Drogen
> - Intrakranielle Raumforderungen

3.3 Standardisierte diagnostische Instrumente

Für die Kontrolle von Therapieeffekten bei einzelnen Patientinnen oder größeren Gruppen gibt es verschiedene standardisierte Fragebögen und halbstrukturierte Interviews, die unterschiedliche Aspekte der Symptomatik psychogener Ess-Störungen beschreiben. Zur Erfassung der spezifischen Psychopathologie der Anorexia und Bulimia nervosa stehen mehrere standardisierte Instrumente zur Verfügung.

Instrumente zur Erfassung von Ess-Störungen

Eating Disorder Inventory. Das Eating Disorder Inventory EDI (Garner et al., 1983; deutsche Version von Thiel & Paul, 1988) umfasst verschiedene, für Patientinnen mit Anorexia und Bulimia nervosa typische psychologische Charakteristika. Die acht Skalen des EDI lauten Schlankheitsstreben, Bulimie, Körperliche Unzufriedenheit, Ineffektivität, Perfektionismus, zwischenmenschliches Misstrauen, Interozeption und Angst vor dem Erwachsenwerden. Die neuere, inzwischen auch für den deutschen Sprachraum standardisierte Version des EDI-2 (Garner, 1991b; deutsche Version von Thiel et al., 1997) ist um drei zusätzliche Skalen Askese, Impulsregulation und soziale Unsicherheit ergänzt worden.

Eating Attitudes Test. Der Eating Attitudes Test EAT (Garner & Garfinkel, 1979) beschreibt das Ausmaß des gestörten Essverhaltens und der übermäßigen Beschäftigung mit Essen, Figur und Gewicht und war ursprünglich als Screening-Instrument für Risikogruppen bzw. zur Feststellung von auffälligem (anorektischen) Essverhalten und anderer anorektischer Symptome konstruiert worden.

Anorexia-nervosa-Inventar zur Selbstbeurteilung. Das Anorexia-nervosa-Inventar zur Selbstbeurteilung ANIS (Fichter & Keeser, 1980) wurde ebenfalls als Instrument zur Erfassung von anorektischen Verhaltensweisen und Einstellungen entwickelt. Es besteht aus den Skalen Figurbewusstsein, Überforderung, Anankasmus, negative Auswirkung des Essens, sexuelle Ängste und Bulimie.

Fragebogen zum Essverhalten. Der Fragebogen zum Essverhalten FEV (Pudel & Westenhöfer, 1989) ist eine deutschen Version des Three-factor Eating Questionnaire von Stunkard & Messick (1985) und erlaubt die Erfassung von drei grundlegenden psychologischen Dimensionen menschlichen Essverhaltens: (1) kognitive Kontrolle des Essverhaltens (gezügeltes Essen), unterteilbar in rigide und flexible Kontrolle; (2) Störbarkeit und Labilität des Essverhaltens bei Enthemmung durch situative Faktoren und (3) Hungergefühle und deren Verhaltenskorrelate. Ihm liegt das Konzept des „restrained eating" (Herman & Polivy, 1975) zugrunde, das eine wesentliche Voraussetzung für gestörtes (anorektisches und bulimisches) Essverhaltens bilden kann.

Eating Disorder Examination. Als zusätzliches Fremdbeurteilungsverfahren zur genauen Erfassung der spezifischen Merkmale einer Anorexia oder Bulimia nervosa wird derzeit v.a. im englischen Sprachraum das auf den DSM-IV-Kriterien basierende Eating Disorder Examination EDE (Cooper & Fairburn, 1987) eingesetzt. Das EDE ist ein halbstrukturiertes Interview und berücksichtigt u.a. auch die typischen kognitiv verzerrten Einstellungen der Patientinnen ihrer Figur und ihrem Gewicht gegenüber. Eine deutschsprachige Validierung dieses Interviews liegt z.Z. noch nicht vor.

Strukturiertes Interview für Anorektische und Bulimische Ess-Störungen (SIAB). Mit dem Strukturierten Interview für Anorektische und Bulimische Ess-Störungen (SIAB) haben Fichter und Quadflieg (1999) erst kürzlich ein ausgezeichnetes deutschsprachiges Instrument für die Untersuchung von Patienten mit psychogenen Ess-Störungen vorgelegt. Es besteht aus einem Selbsteinschätzungsfragebogen für den Patienten (SIAB-S) sowie einem Interviewteil für den Untersucher (SIAB-EX) und beinhaltet die Diagnosekriterien des DSM-IV und der ICD-10. Die jeweils 87 Fragen des Interviews bzw. des Fragebogens berücksichtigen neben der typischen anorektischen und bulimischen Symptomatik auch Depressionen, Ängste, Zwänge sowie andere, für eine klinisch valide Untersuchung relevante Symptombereiche. Die Autoren haben mit dem SIAB ein sehr ausführliches und umfassendes Untersuchungsinstrument vorlegt, zu dem es im deutschen Sprachraum nichts Vergleichbares gibt.

Instrumente zur Beschreibung anderer Symptomatik
Neben den genannten Skalen zur Erfassung der spezifischen Symptomatik anorektischer oder bulimischer Patientinnen gibt es eine Reihe weiterer Instrumente, die sich zur Erfassung der allgemeinen Psychopathologie eignen und daher auch zur Verlaufsbeobachtung während einer Therapie eingesetzt werden können:
Fragebogen zum Körperbild. Der Fragebogen zum Körperbild FBK-20 (Clement & Löwe, 1996) ist ein kurzer Fragebogen zur Diagnose von Körperbildstörungen und zur Erfassung subjektiver Aspekte des Körpererlebens. Er besteht aus den beiden Skalen (1) Ablehnende Körperbewertung und (2) Vitale Körperdynamik.
Beck-Depressions-Inventar. Das Beck-Depressions-Inventar BDI (Hautzinger et al., 1993) kann zur Erfassung der oft mit einer Ess-Störung assoziierten depressiven Symptomatik eingesetzt werden.
Self-Control-Schedule. Das Self-Control-Schedule SCS (Rosenbaum, 1980; deutsche Standardisierung von Jacobi et al., 1986) deckt verschiedene Aspekte und Fähigkeiten von allgemeinem Selbstkontrollverhalten (Anwendung von Problemlösestrategien, Kognitionen und Selbstverbalisationen, Fähigkeit zum Bekräftigungsaufschub, wahrgenommene persönliche Kompetenz) ab und kann als Veränderungsmaß der Selbstkontrollfähigkeiten hilfreich sein.
Unsicherheitsfragebogen. Anhand des Unsicherheitsfragebogens (Ullrich & Ullrich, 1977; de Muynck & Ullrich, 1998) können verschiedene Bereiche sozialer Kompetenz (z. B. Forderungen stellen, „Nein" sagen, Kritik- und Kontaktangst), die für essgestörte Patientinnen häufig problematisch sind, genauer abgebildet werden.

Fragebogen zur Beurteilung des eigenen Körpers. Zur Erfassung der Körperwahrnehmung eignet sich der von Strauss & Appelt (1983) entwickelte Fragebogen zur Beurteilung des eigenen Körpers mit den drei Skalen (1) Unsicherheit – Missempfinden, (2) Attraktivität – Selbstvertrauen und (3) Akzentuierung des Körpers – Sensibilität.

Frankfurter Körperkonzeptskalen. Die Frankfurter Körperkonzeptskalen FKKS (Deusinger, 1998) decken verschiedene Ebenen des Körperkonzeptes relativ umfassend ab anhand der Skalen Gesundheit und körperliches Befinden, Pflege des Körpers und der äußeren Erscheinung, körperliche Effizienz, Körperkontakt, Sexualität, Selbstakzeptanz des Körpers, Akzeptanz des Körpers durch andere, Aspekte der körperlichen Erscheinung und dissimilatorische Körperprozesse.

4 Epidemilogie

4.1 Verbreitung einzelner Symptome

Die Bulimia nervosa ist erst Ende der 70er Jahre als ein von der Anorexia nervosa unabhängiges Krankheitsbild beschrieben worden (Russell, 1979; Garfinkel et al., 1980; Beumont et al., 1976; Casper et al., 1980, 1982). Anfang der 80er Jahre folgten daraufhin mehrere epidemiologische Studien, die übereinstimmend eine überraschend hohe Prävalenz bulimischer und anorektischer Verhaltensweisen in der Normalbevölkerung auch außerhalb klinischer Stichproben beschrieben. Die Mehrheit der Frauen und Männer ist demnach mit der eigenen Figur unzufrieden. Ein großer Teil besonders der Frauen möchte abnehmen und befolgt Diätvorschriften. Auch Heißhungerattacken, selbstinduziertes Erbrechen sowie die gelegentliche oder regelmäßige Einnahme von Appetitzüglern und Laxantien sind weit verbreitet. Je nach Studie bestätigen etwa 5–35 % der untersuchten Frauen selbstinduziertes Erbrechen und etwa 30–80 % Heißhungeranfälle (Clarke & Palmer, 1983, Cooper & Fairburn, 1983; Halmi et al., 1981; Hawkins & Clement, 1980; Pope et al., 1984; Fairburn, 1984). Auch Untersuchungen männlicher Adoleszenten ergaben eine Prävalenz für selbstinduziertes Erbrechen und Laxantien- bzw. Diuretika-Abusus von 1–2 % sowie für Heißhungerattacken mit Kontrollverlust von 10–24 % (Kagan & Squires, 1984, Moore, 1990). Über die weite Verbreitung von anorektischen und bulimischen Einzelsymptomen besteht in der Fachliteratur also insgesamt Einigkeit.

4.2 Bulimia häufiger als Anorexia nervosa

Die Frage, wie häufig solche Syndrome so vollständig ausgeprägt sind, dass eine Anorexia oder Bulimia nervosa diagnostiziert werden kann, ist schwieriger zu beantworten. Toro et al. (1989) untersuchten Jugendliche zwischen 12 und 19 Jahren (n=1250) mit dem Eating Attitudes Test EAT (Garner & Garfinkel, 1979) und fanden nicht nur bei 9,8 % der Mädchen, sondern auch bei 1,2 % der Jungen pathologische EAT-Scores (>30), die mit denen anorektischer Patienten vergleichbar sind. Die von Leichner et al. (1986) berichteten Daten einer ähnlichen Untersuchung (n=4651) ergaben sogar bei 22 % der Mädchen und 5 % der Jungen entsprechend hohe EAT-Scores.

Alle vorliegenden Ergebnisse deuten allerdings darauf hin, dass die Bulimia nervosa im Vergleich zur Anorexia nervosa deutlich häufiger vorkommt, und dass beiden Krankheiten die geschlechtsspezifische Verteilung gemeinsam ist; weniger als 10% der Betroffenen sind Männer (Misek & Kehrer, 1981; Fichter & Hoffmann, 1989). Wahrscheinlich kann man davon ausgehen, dass die Häufigkeit der Anorexia nervosa in der besonders betroffenen Altersgruppe der Frauen zwischen 15 und 30 Jahren ungefähr 1% und die der Bulimia nervosa mindestens 2–3% beträgt (Szmukler, 1985; Fairburn & Begin, 1990; APA, 1994). Diese Zahlen sind niedriger als die entsprechenden Daten einiger anderer psychischer Störungen; so beträgt die Lebensprävalenz der Angststörungen etwa 13–15 %, die Prävalenz für einen 6-Monate-Zeitraum etwa 8–9 %. Für affektive Störungen ergibt sich eine Lebensprävalenz von 9–13 % und eine Prävalenz für einen 6-Monate-Zeitraum von 5–7 %, schizophrene Psychosen sind allerdings deutlich seltener (Wittchen et al., 1992; Wittchen, 1993).

Probleme der epidemiologischen Forschung

Die empirischen Ergebnisse zur Epidemiologie der Anorexia und Bulimia nervosa schwanken in Abhängigkeit von der untersuchten Stichprobe und den Diagnosekriterien ganz erheblich; für die Inzidenz der Anorexia nervosa bewegen sich die Zahlen in einer Größenordnung zwischen 0,46 und 14,5 pro 100.000 Einwohner und für die Prävalenz im Bereich zwischen 130 bis 270 pro 100.000 Einwohner. Die Inzidenz der Bulimia nervosa wird zwischen 5,5 und 9,9 pro 100.000 Einwohner angegeben, die Daten zur Prävalenz reichen hier von 70 bis 1500 pro 100.000. Vergleiche hierzu Hoeck 1991; Theander 1970; Hall & Hay, 1991; Lucas et al., 1991; Joergensen, 1992; Moller-Madsen & Nystrup, 1992; de Azevedo & Ferreira, 1992; Whitehouse et al., 1992; Rathner & Messner, 1993.

Hinweise zu den besonderen Problemen dieser epidemiologischen Forschung finden sich beispielsweise bei Szmukler (1985), Fichter & Fouki (1981) und Warheit et al. (1993). Die erhebliche Varianz der epidemiologischen Daten erschwert die Beantwortung der Frage, ob die Inzidenz dieser Erkrankungen in den letzten Jahrzehnten gestiegen ist. Obwohl viele Autoren dieser Meinung sind (so etwa Russel, 1985), fehlen prospektive Untersuchungen hierzu bislang.

Risikogruppen

In bestimmten Risikopopulationen liegt die Prävalenz allerdings höher, denn eine bulimische oder anorektische Symptombildung wird begünstigt, wenn gruppeninterne Regeln oder Traditionen den schon außerhalb der Gruppe bestehenden gesellschaftlichen Druck nach einer schlanken Idealfigur noch verstärken. Als typisch weibliche Risikogruppen sind beispielsweise Balletttänzerinnen und Modells beschrieben worden (Garner & Garfinkel, 1980; Garner et al., 1984; Joseph et al., 1982; Striegel-Moore et al., 1986). Mehrere Studien belegen zudem, dass sowohl für Frauen als auch für Männer bestimmte Sportarten ebenfalls ein erhöhtes Risiko mit sich bringen, sofern die Regeln der speziellen Sportart ein niedriges Maximalgewicht nahe legen, wie es beispielsweise bei Ringern und Jockeys der Fall ist (Moore, 1990; Striegel-Moore et al., 1986; Enns et al., 1987; Thiel et al., 1993). Garner et al. (1984) konnten zeigen, dass einige der Mitglieder einer solchen Risikogruppe psychisch relativ unauffällig sind, wogegen andere ausgeprägte „subklinische Ess-Störungen" zeigen.

5 Erklärungsansätze

5.1 Große individuelle Unterschiede

Viele Faktoren sind für ein Verständnis der Ursache von Anorexia und Bulimia nervosa bedeutsam. Diese Hypothese einer sogenannten multifaktoriellen Ätiologie ist eigentlich trivial – gilt sie doch für die meisten psychischen Erkrankungen. Dennoch kommt es nicht selten vor, dass dieser Gesichtspunkt im Verlauf einer Therapie vernachlässigt und Unterschiede etwa zwischen prädisponierenden, auslösenden und aufrechterhaltenden Faktoren zu wenig berücksichtigt werden. Zur Anschauung sei ein – zugegebenermaßen schlichtes – Beispiel erlaubt:

> *Man stelle sich vor, jemand möchte eine Kanufahrt auf einem Fluss machen. Motive dafür sind viele denkbar. Bald nach Beginn dieser Bootsfahrt erreicht der Kanut – beabsichtigt oder unbeabsichtigt – ein Gebiet mit reißenden Strömungsverhältnissen, und die zunächst wenig aufregende Kanufahrt verwandelt sich plötzlich in eine sehr gefährliche. Die freiwillig begonnene Bootstour verliert zunehmend ihren vormals harmlosen Charakter und endet vielleicht sogar in einer Gefahrensituation, aus der heraus sich der Kanut ohne fremde Hilfe nicht mehr retten kann. Der ursprüngliche Anlass für die Bootsfahrt tritt vorübergehend völlig in den Hintergrund, weil vorrangig der dem Wildwasser hilflos ausgelieferte Kanut aus der Gefahr gerettet werden muss. Erst später wird man dann auch sorgfältig darüber nachdenken müssen, wie es zu einer derartig bedrohlichen Lage kommen konnte, um künftig ähnlichen Entwicklungen vorzubeugen.*

Dieses Beispiel soll als Analogie für die Entwicklung einer psychogenen Ess-Störung dienen: Die Einzelheiten der biographischen Situation, die genaue Art der biologischen Faktoren und die psychodynamischen Hintergründe dieser Krankheit können individuell sehr unterschiedlich sein. Hat eine Patientin aber einmal begonnen, mit Hungern oder Erbrechen auf Konflikte zu reagieren, so kann daraus unabhängig vom individuellen Ausgangspunkt und nicht zuletzt aus physiologischen Gründen ein Kreislauf entstehen, den zu durchbrechen mit fortschreitender Zeit immer schwieriger wird.

Das Zauberlehrlingssyndrom
Die komplexe Interaktion von auslösenden und aufrechterhaltenden Faktoren stabilisiert die Symptomatik und begünstigt somit zunehmend eine Chronifizierung. In Anspielung auf Goethe's Ballade „Der Zauberlehrling", in der es dem Lehrling (auch) nicht gelingt, die einmal gerufenen Geister wieder los zu werden, haben Solyom et al. (1982) diesen Verlust der persönlichen Freiheit von Patienten mit Ess-Störungen treffend als „Zauberlehrlings-Syndrom" bezeichnet.

Die Vielzahl der Faktoren, die in der Diskussion über die Ätiologie der Anorexia und Bulimia nervosa immer wieder genannt werden, lassen sich im wesentlichen zu fünf übergeordneten Begriffen zusammenfassen: Soziokulturelle Faktoren, individuelle Faktoren, familiäre Belastungen, biologische Faktoren und die Bedeutung von Diäten, die unten beschrieben werden. Gemeinsam ist ihnen die fehlende Spezifität für psychogene Ess-Störungen. Deshalb können sie allenfalls als unspezifische Risikofaktoren eingeordnet werden. Die Annahme von spezifischen Kausalfaktoren im engeren Sinne lässt sich durch empirische Daten bislang kaum belegen. Zwar können Therapeuten und Patienten gemeinsam im Einzelfall häufig retrospektiv ein Verständnis für die individuelle Krankheitsgeschichte erarbeiten, prospektive und valide Aussagen zu der Frage, wann und warum genau eine Patientin in einer Lebenssituation eine psychogenen Ess-Störung entwickelt, und warum eine andere Frau in einer vergleichbaren Situation vielleicht völlig anders reagiert, sind bislang nicht möglich. Daran wird deutlich, wie wenig wir heute tatsächlich von der Ätiologie verstehen.

Zwei-Faktoren-Modell
Connors (1996) hat sich in einem sehr lesenswerten Artikel ausführlicher mit Risikofaktoren und Ätiologiemodellen von Ess-Störungen beschäftigt. Sie betont in diesem Zusammenhang, notwendige Voraussetzung für die Entstehung einer Ess-Störung sei das Zusammenspiel von zwei Faktoren: (1) Eine notwendige Komponente sei die Unzufriedenheit mit dem eigenen Körper („body dissatisfaction") und ein daraus resultierendes Bemühen, das Gewicht durch Diät oder ein in anderer Weise verändertes Essverhalten zu beeinflussen. Connors spricht von „negative body image, weight preoccupation and dieting". (2) Die zweite notwendige Komponente kann als interpersonale Problematik oder Störung der Selbst-Regulation („self-regulatory difficulties") mit unzureichender Affektstabilität, niedrigem Selbstwertgefühl und Bindungsunsicherheit beschrieben werden. Connors spricht von „affective dysregulation, low self-esteem and insecure attachment". Abbildung 1 zeigt in Anlehnung an Connors (1996) dieses Zwei-Fak-

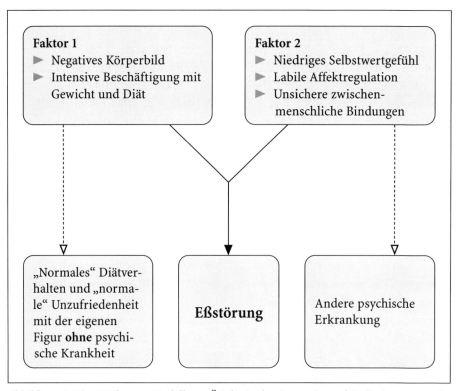

Abbildung 1. Ein 2-Faktoren-Modell zur Ätiologie der Anorexia und Bulimia nervosa (in Anlehnung an Connors 1996)

torenmodell zur Ätiologie der Anorexia und Bulimia nervosa. Beide Faktoren sind nicht spezifisch für Ess-Störungen. Mit ihrem Äußeren unzufrieden sind viele Menschen. Ein negatives Körperbild findet sich nicht allein bei Patientinnen mit Anorexia oder Bulimia nervosa, sondern auch bei vielen psychisch Gesunden. Ähnliches gilt für den zweiten genannten Faktor: auch Selbstwertprobleme etwa sind weit verbreitet und nicht spezifisch für Frauen mit Ess-Störungen. Ein Mensch kann mit seinem Körper unzufrieden sein und regelmäßig eine Diät einhalten oder unter einer ausgeprägten Selbstunsicherheit leiden, ohne dass deshalb immer eine Ess-Störung oder andere psychische Krankheit diagnostiziert werden kann. Erst das Zusammentreffen und die Überschneidung beider Faktoren führen zur Ausbildung einer Ess-Störung.

Es wurde bereits erwähnt, dass für die beiden in Abb. 1 genannten Faktoren mehrere Risikofaktoren diskutiert werden. Obwohl viele dieser Hypothesen bislang nicht gesichert sind, sollen im folgenden einige Anmerkungen hierzu gemacht werden.

5.2 Soziokulturelle Faktoren

Das in den westeuropäischen und nordamerikanischen Ländern vorherrschende Schlankheitsideal verlangt von den meisten Frauen eine Gewichtsabnahme. Das Streben nach der vermeintlichen Traumfigur wird durch Modezeitschriften und andere Medien unterstützt. Dabei hat die Diskrepanz zwischen dem Stereotyp der weiblichen Traumfigur einerseits und den tatsächlichen Körpermaßen der Mehrheit der Frauen andererseits in den letzten Jahren zugenommen. Dieses Ideal begünstigt eine anorektische oder bulimische Symptombildung in Konfliktsituationen.

Hohe gesellschaftliche Erwartungen
Die soziokulturellen Faktoren beschränken sich jedoch nicht auf dieses Schlankheitsideal, sondern umfassen darüber hinaus die gestiegenen Erwartungen, die sich aus den Veränderungen der Geschlechterrollen ergeben. Die „ideale Frau" sieht sich einem zunehmenden Druck ausgesetzt, als berufstätige Frau, als Hausfrau und Mutter, als Partnerin und Geliebte sowie als interessierte Freundin auf vielen Gebieten gleichzeitig erfolgreich zu sein, was in der Realität so kaum gelingen kann. Die zum Teil sogar widersprüchlichen Erwartungen der modernen Industriegesellschaft können im Einzelfall zu erheblichen Konflikten führen. Da viele Jugendliche die körperlichen und psychischen Veränderungen der Pubertät auch als verunsichernd erleben, sind solche Probleme in dieser Lebensphase häufig besonders aktuell (Garner, 1991a; Garner & Garfinkel, 1980; Garner et al., 1980, 1985, Striegel-Moore et al., 1986; Wiseman et al., 1992).

Das Streben nach der Idealfigur
Selbstbewusste Frauen ohne wesentliche Selbstwertprobleme unterliegen zwar den gleichen soziokulturellen Einflüssen wie die Patientinnen, erleben diese jedoch als subjektiv weniger bedrohlich, sofern sie psychisch stabiler sind. Je mehr das Selbstwertgefühl einer Frau beeinträchtigt ist, desto wichtiger kann der Versuch für sie werden, Defizite im Bereich der psychosozialen Kompetenzen mit Hilfe einer Gewichtreduktion zu kompensieren. Für diese Frauen gewinnt das Streben nach einer idealen Figur eine unverhältnismäßig große und insofern zentrale Bedeutung, weil dieser Wunsch eben nicht nur ein Wunsch neben anderen ist, sondern weil das Ziel der Gewichtsabnahme die Funktion erhält, als wesentlicher Faktor die Stabilität des brüchigen Selbstwertgefühls zu sichern. Typisch für die Entstehung einer psychogenen Ess-Störung ist also nicht die Selbstwertproblematik allein, sondern die Kombination einer Selbstwertpro-

blematik mit dem Versuch der Patientin, Gewicht und Figur mit Hilfe einer Diät zu manipulieren.

5.3 Individuelle Belastungsfaktoren

Persönliche Probleme und Konflikte können für die Genese einer Ess-Störung von Bedeutung sein, wenn sie das psychische Gleichgewicht einer Person in relevanter Weise belasten. Ob es sich dabei im Einzelfall um besondere Schwierigkeiten in der Partnerschaft, in der Schule oder am Arbeitsplatz oder um Probleme anderer Art handelt, ist von Fall zu Fall unterschiedlich, wird sich jedoch bei genauer Erhebung der Anamnese ergeben; Verallgemeinerungen sind hier nicht möglich.

Bulimische oder anorektische Verhaltensweisen können ein Indikator für Probleme aus unterschiedlichen Lebensbereichen sein, wofür Vanderlinden et al. (1992) verschiedene Möglichkeiten aufzählen: (1) Die Patientin wird subjektiv oder objektiv von der Familie oder anderen wichtigen Bezugspersonen überfordert und befürchtet, deren Erwartungen nicht gerecht zu werden. (2) Die Symptomatik ist ein Ausdruck von Ärger oder Enttäuschung, die die Patientin im direkten zwischenmenschlichen Kontakt beispielsweise in der Familie oder am Arbeitsplatz anders nicht artikulieren kann. (3) Die Symptomatik kann Ängste vor zwischenmenschlichen Kontakten und Sexualität ausdrücken. (4) Die Symptomatik kann Grenzüberschreitungen (Inzest, jede Form der Gewalt) im sozialen Umfeld signalisieren. (5) Die Symptomatik resultiert aus Ängsten der Patientin, sich von der Familie zu lösen und unabhängig zu werden.

Ältere psychoanalytische Autoren haben die Nahrungsverweigerung, die Heißhungeranfälle und das Erbrechen zunächst als Ausdruck sogenannter „oraler Konflikte" verstanden. Neuere Arbeiten zeigen, dass keiner Entwicklungsphase eine bevorzugte ätiologische Bedeutung zugemessen werden kann. Hierfür spricht auch die große Heterogenität der Persönlichkeit dieser Patientinnen, von denen einige eine vergleichsweise „unreife" Borderline-Persönlichkeitsstörung mit vielfältiger psychischer Symptomatik zeigen, wohingegen sich bei anderen relativ „reife" und vergleichsweise umschriebene Symptombildungen finden (Reich, 1992; Diebel-Braune, 1991; Mester, 1981; Thomä, 1961; Schulte & Böhme-Bloem, 1990; Schüßler et al., 1990).

Traumata
Belastende psychische Erlebnisse beispielsweise aufgrund aggressiver Übergriffe werden manchmal erst im Verlauf der Psychotherapie thematisiert. Viele Patientinnen berichten auch von sexuellem Missbrauch, die

Häufigkeitsangaben der Literatur hierzu bewegen sich zwischen 25 und 50% der untersuchten Patientinnen (Oppenheimer et al., 1985; Hall et al., 1989; de Groot et al., 1992). Traumata dieser Art müssen zwar als erhebliche Risikofaktoren gelten, sind jedoch weit verbreitet, weshalb sie bei sorgfältiger Exploration in nahezu allen klinischen und nicht-klinischen Stichproben gefunden werden und daher für die Entstehung einer Anorexia oder Bulimia nervosa nicht spezifisch sind (Pope & Hudson, 1992; Waller 1993).

5.4 Die Bedeutung der Familie

Auf die Bedeutung familiärer Faktoren hat Lasegue bereits 1873 hingewiesen. In seiner Kasuistik einer anorektischen Patientin schrieb er: „Die Patientin und ihre Familie bilden ein eng verknüpftes Ganzes, und wir erhalten ein falsches Bild der Krankheit, wenn wir unsere Beobachtung auf die Patientinnen beschränken" (zitiert nach Selvini Palazzoli 1982, S.20). Auch andere Autoren verschiedener Therapieschulen haben auf besondere Probleme dieser Familien hingewiesen. Die Mutter oder eine andere weibliche Person nehme häufig eine sehr dominierende Stellung ein. Die sich daraus ergebenden Auseinandersetzungen belasteten die für eine normale psychische Entwicklung notwendige Identifikation der Patientinnen mit ihrer Mutter und verhinderten so, diese als Vorbild zumindest partiell zu akzeptieren. Weiterhin zeige das Zusammenleben der Familienmitglieder Besonderheiten, die auch aus Untersuchungen von Familien mit anderen Erkrankungen bekannt seien. Die Familien regulierten und definierten ihr Zusammenleben mit Hilfe regider Regelsysteme. Es falle ihnen schwer, auf neue Situationen angemessen zu reagieren und in Konfliktsituationen angemessene Problemlösungen zu erarbeiten. Die Familien empfänden Außenkontakte und eine beginnende Loslösung der heranwachsenden Kinder vom Elternhaus oft als bedrohlich und entwickelten einen hochgradig engen Zusammenhalt, der auch als „Vermaschung" bezeichnet wird. Die Individualität des Einzelnen verliere dabei gegenüber dem Kollektiv der Familie an Bedeutung. Die Normen und Wertvorstellungen dieser Familien seien meist asketisch und leistungsorientiert (vgl. Liebman et al., 1974; Minuchin, 1981; Sargent et al., 1985; Schwartz et al.,1985; Selvini Palazzoli, 1982; Sperling, 1965; Sperling & Massing, 1972; Sperling et al., 1982; Stierlin, 1980, 1982; Vanderlinden & Vandereycken, 1991).

Diese Befunde finden sich bei vielen Familien essgestörter Patientinnen, allerdings nicht bei allen. Sie sind jedoch weder obligat noch spezifisch für diese Diagnosegruppen. Im Einzelfall kann zudem oft nur schwer entschieden werden, ob pathologische Beziehungsmuster einer Familie schon vor der Manifestation einer Ess-Störung vorhanden waren, oder ob sie erst sekundär, d.h. als Reaktion auf diese Krankheit entstanden sind. Die Erkenntnisse der Familientherapie können dennoch helfen, einige Gesichtspunkte der Ess-Störungen besser zu verstehen. Die Integration familientherapeutischer Bausteine in ein modernes Therapiekonzept ist daher sinnvoll (Vandereycken, 1987).

5.5 Biologische Faktoren

Schon in der Diskussion der Entstehung der psychogenen Ess-Störungen zu Beginn dieses Jahrhunderts spielten biologische Faktoren eine Rolle. Der Pathologe Simmonds hatte 1914 ein später nach ihm benanntes Syndrom beschrieben, bei dem es infolge einer Unterfunktion des Hypophysenvorderlappens zu einer Amenorrhoe, zu einer starken Gewichtsabnahme und einer zunehmenden Antriebslosigkeit kommt. In der Folgezeit wurde immer wieder diese endokrine Störung als Ursache der Anorexia nervosa vermutet und über angeblich erfolgreiche Behandlungen durch Hypophysentransplantationen berichtet. Die differentialdiagnostische Abgrenzung gegenüber der Anorexia nervosa gelang erst in den dreißiger Jahren, sodass sich der Gedanke an eine im wesentlichen psychogen bedingte Ätiologie der Ess-Störung durchsetzen konnte; weitere Ausführungen zur Medizingeschichte der Anorexia nervosa finden sich bei Schadewaldt (1965) und Selvini Palazzoli (1982).

Heute stützt sich die Hypothese einer biologischen Ätiologie auf verschiedene Überlegungen, von denen an dieser Stelle nur die beiden wichtigsten kurz skizziert werden sollen: die Frage nach der Beziehung zwischen Depressionen, Serotonin und Ess-Störungen sowie die Ergebnisse der Zwillingsforschung.

Serotoninmangel
Der Neurotransmitter Serotonin scheint in diesem Zusammenhang besonders wichtig zu sein. Denn ein Serotoninmangel könnte bei der Entstehung oder Aufrechterhaltung von Depressionen und psychogenen Ess-Störungen eine wesentliche Rolle spielen. Hierfür sprechen auch die Ergebnisse mehrerer kontrollierter Studien, die positive Effekte antidepressiv wirkender Psychopharmaka bei Patientinnen mit Bulimia nervosa berichten. Weiterhin ist bekannt, dass Patientinnen mit Ess-Störungen oft zeitgleich ausgeprägte depressive Syndrome zeigen, und dass sie häufig ähnliche endokrinologische Auffälligkeiten zeigen wie depressive Patienten.

Zudem wurde ein gehäuftes Vorkommen von affektiven Störungen in den Familien dieser Patientinnen berichtet. Ob das gemeinsame Auftreten von Depressionen und Ess-Störungen allerdings tatsächlich auf einen verbindenden biologischen Faktor zurückgeführt werden kann, darf bislang noch bezweifelt werden. Denn depressive Syndrome dieser Patientinnen lassen sich auch psychodynamisch erklären und die Gewichtsreduktion alleine reicht aus, um die meisten der endokrinologischen und psychopathologischen Veränderungen zu erklären (vgl. hierzu Hüther et al., 1983; Laessle et al., 1987, 1991; O`Rourke et al., 1988; Robinson et al., 1985; Wurtmann et al., 1981). In der Praxis konnte sich eine ausschließlich psychopharmakologische Behandlung der Anorexia und Bulimia nervosa als Methode der ersten Wahl alternativ zur Psychotherapie nicht durchsetzen, obwohl im Einzelfall eine Kombination beider Verfahren durchaus sinnvoll sein kann (Garfinkel & Garner, 1987; Thiel, 1997; Fichter, 1993).

Zwillingsstudien
Die überzeugensten Hinweise auf eine zumindest zum Teil auch biologisch determinierte Genese der Ess-Störungen haben die Untersuchungen von Zwillingspaaren ergeben, bei denen mindestens einer der Partner an einer Ess-Störung erkrankt war. Mehrere solcher Zwillingsstudien haben übereinstimmend bei monozygoten Zwillingspaaren eine signifikant höhere Konkordanzrate als bei dizygoten ergeben, was einen relevanten genetischen Faktor belegt (Nowlin, 1983; Fichter, 1985; Holland et al., 1988; Kendler et al., 1991; Schepank, 1992, Treasure & Holland, 1991). Die Bedeutung dieser Befunde für die Genese und Therapie ist gegenwärtig noch völlig unklar.

5.6 Hungern und Ess-Störungen

Für die Aufrechterhaltung einer psychogenen Ess-Störung hat die Gewichtsreduktion eine besondere Bedeutung. Oft markiert eine Diät den Zeitpunkt, von dem an eine Ess-Störung klinisch relevant und die typische Symptomatik deutlich wird. Die initiale Gewichtsabnahme wird zunächst als positiv erlebt, bedeutet sie doch ein subjektiv wichtiges Erfolgserlebnis, weil die Patientin ein erstes Ziel erreicht hat und das Gefühl bekommt, sich der vermeintlichen „Idealfigur" zu nähern. Und wenn Freunde die Gewichtsabnahme ebenfalls anerkennend registrieren, so ist dies eine zusätzliche Motivation, die begonnene Diät fortzusetzen. Trotz ihrer zunächst als positiv erlebten Effekte bringt eine Diät längerfristig jedoch erhebliche Probleme mit sich, deren Stellenwert als aufrechterhaltene Faktoren einer Ess-Störung von Patienten und Therapeuten oft unterschätzt wird.

Die Set-Point-Theorie

Erzwingt eine Diät die Gewichtsreduktion unter das für die Betreffende optimale Körpergewicht, dessen Höhe wahrscheinlich biologisch determiniert ist (und das daher auch als Set-Point bezeichnet wird), so kann daraus eine erhebliche Störung der normalerweise vorhandenen Gefühle für Appetit, Hunger und Sättigung resultieren. Häufig werden als Reaktion hierauf auch bei bislang psychisch Gesunden Heißhungeranfälle und selbstinduziertes Erbrechen beobachtet, und es kann zu Einschränkungen der psychischen Befindlichkeit im Sinne schwerer Ängste und Depressionen kommen. Die Einzelheiten dieser zusammenfassend als Set-Point-Theorie bezeichneten Befunde sind das Ergebnis systematischer experimenteller Untersuchungen zur Frage der Auswirkungen von Reduktionsdiäten und hochkalorischen Diäten auf die Gesundheit junger Männer. Die beiden wichtigsten Arbeiten hierzu sind von Keys et al. (1950) und Sims et al. (1968) veröffentlicht worden und daher schon relativ lange bekannt, haben aber außerhalb der Verhaltenstherapie bis heute kaum Eingang in klinische Behandlungskonzepte für Ess-Störungen gefunden, obwohl sie für deren Verständnis bedeutsam sind. Eine gute deutschsprachige Übersicht hierzu findet sich bei Garner et al. (1991) sowie in Anhang 9.

Aufrechterhaltende Faktoren

Patientinnen, die abnehmen wollen, erleben das Auftreten von Heißhungeranfällen oft als „Versagen" und fühlen sich anschließend „schlecht, fett und hässlich". In dieser Situation bringt selbstinduziertes Erbrechen zwar zunächst Erleichterung, weil die „verbotene Nahrung" ausgeschieden und das „Versagen" rückgängig und insofern „ungeschehen" gemacht wird, am Ende empfinden die meisten Patientinnen jedoch Gefühle der Schuld und Scham. Das Selbstwertgefühl wird daher zusätzlich labilisiert, und die Patientin reagiert mit verstärktem Bemühen um konsequentes Diätverhalten. Früher oder später entsteht so ein Kreislauf, in dessen Verlauf die Frequenz von Heißhungerattacken und Erbrechen ebenso zunimmt wie das Ausmaß depressiver Affekte. Auch bei denjenigen Patientinnen, die keine bulimische Symptombildung zeigen und es schaffen, „konsequent" bis auf ein extremes Untergewicht abzunehmen, entstehen schwere depressive Syndrome, die längerfristig das Lebensgefühl mehr und mehr bestimmen. Die Ergebnisse der Set-Point-Theorie zeigen, dass das niedrige Gewicht und das pathologische Essverhalten (z. B. eine Diät) nicht alleine sekundär als Folgen psychischer Konflikte eingeordnet werden können, sondern auch primär als Ursache für pathologisches Essverhalten (z. B. Heißhungerattacken) und psychische Symptome verstanden werden müssen; diese Wechselwirkung bedingt einen Kreislauf, der die

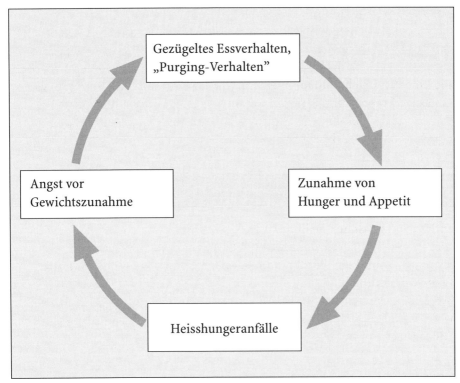

Abbildung 2. Modell zur Aufrechterhaltung des pathologischen Essverhaltens mit Heisshungeranfällen

Chronifizierung von Ess-Störungen begünstigt. Abbildung 2 zeigt dieses Modell zur Aufrechterhaltung der bulimischen Symptomatik bei Ess-Störungen.

Der Weg in den goldenen Käfig

Je länger eine Ess-Störung besteht, umso höheren Stellenwert nimmt sie im Alltag der Patientin ein. Überlegungen und Handlungen, die direkt oder indirekt mit Essen und Diät im Zusammenhang stehen, dominieren zunehmend vor allen anderen Interessen. Das brüchiger werdende Selbstwertgefühl schränkt die Pflege und den Ausbau sozialer und sexueller Kontakte ein. Kurzfristig werden so zwar Probleme vermieden, die im Kontakt mit anderen Menschen wegen der eigenen Unsicherheit auftreten können, längerfristig begünstigt dieses Verhalten jedoch die Tendenz zur Isolation. Viele Patientinnen zeigen gleichzeitig eine vermehrte Leistungsorientierung; ein gesteigertes Engagement auf sportlichem oder intellektuellem Gebiet kann ebenfalls zur Kompensation psychosozialer Defizite dienen.

Auch diese Entwicklung ebnet den Weg in den goldenen Käfig und fördert schließlich jene verhängnisvolle Rückkopplung, die einer Chronifizierung der Ess-Störung Vorschub leistet und deren Kreislauf in der Therapie oft so schwer zu durchbrechen ist.

6 Stand der Therapieforschung zur Anorexia und Bulimia Nervosa

Die Therapieforschung zur Behandlung der Anorexia nervosa ist gekennzeichnet durch einen Mangel an kontrollierten Studien sowie eine Vielfalt methodischer Probleme. Die Zahl der Studien zur Behandlung der Bulimia nervosa ist deutlich größer, die inhaltliche Ausrichtung jedoch überwiegend verhaltenstherapeutisch oder pharmakologisch.

6.1 Verhaltenstherapie und Pharmakotherapie

Verhaltenstherapie bei Anorexia Nervosa

Verhaltenstherapeutische Ansätze zur Behandlung der Anorexia nervosa reichen zurück bis in die Mitte der 60er Jahre (Bachrach et al., 1965; Agras et al., 1974). Zu den damals in erster Linie angewandten Techniken gehörten die systematische Desensibilisierung, Informationsfeedback, Contract-Management-Techniken und operante Verfahren. Vor allem die letzten beiden Behandlungselemente werden auch heute noch eingesetzt, allerdings meist eingebettet in ein stationäres Behandlungskonzept.

Die Bewertung der verhaltenstherapeutischen Anorexie-Behandlung ist ausgesprochen schwierig, weil nur sehr wenige kontrollierte Studien vorliegen (vgl. Jacobi et al., 1997). Gründe dafür sind vermutlich der Schweregrad der Störung und die größere Notwendigkeit stationärer Behandlung. Eine kontrollierte Anwendung verhaltenstherapeutischer Prinzipien (z. B. in Form exakt definierter Therapiebausteine oder einer Zufallszuweisung zu verschiedenen Behandlungsbedingungen) ist dadurch erschwert oder gar nicht möglich. Eine ausführlichere Beschreibung der Studien und ihrer Ergebnisse finden sich in den Übersichten bei Jacobi (1994), Schmidt (1998) und Williamson et al. (1993).

Ingesamt ist die kurzfristige Wirksamkeit operanter Methoden zur Gewichtssteigerung gut belegt. Zu ihrer langfristigen Wirksamkeit lässt sich aus Mangel an kontrollierten Therapiestudien wenig sagen. Verhaltenstherapeutische Behandlungskonzepte scheinen zu einer schnelleren Gewichtszunahme mit kürzerem stationärem Aufenthalt zu führen als andere Behandlungskonzepte (Agras, 1987). Die zu einseitige Betonung dieses Aspekts kann jedoch problematisch sein, denn Rate und Geschwindigkeit der Gewichtszunahme bilden keinen Prädiktor für den langfristigen Erfolg. Unklar ist, inwieweit es gegenüber einem eher „behavioral" orientierten Vorgehen einen Vorteil bringt, zur Korrektur der verzerrten Einstellungen und Überzeugungen zusätzlich kognitive Techniken anzuwenden (Channon et al., 1989).

Psychodynamisch orientierte Autoren betonen neuerdings stärker als bisher die Notwendigkeit einer (auch) symptomorientierten Behandlungskomponente und Gewichtsnormalisierung. Herzog et al. (1996) fanden, dass diejenigen Patientinnen, deren stationäre psychoanalytisch orientierte Behandlung auch eine strukturierte, auf Gewichtssteigerung abzielende Behandlungskomponente enthielt, signifikant besser hinsichtlich der Gewichtsrestitution abschnitten als Patientinnen, deren stationäre Behandlung diese Komponente nicht enthielt. Nach unseren eigenen Erfahrungen geht das Erreichen des vereinbarten Mindestgewichts während einer stationären verhaltenstherapeutischen Behandlung mit einer besseren Prognose einher.

Pharmakotherapie bei Anorexia nervosa
Die Bewertung kontrollierter pharmakologischer Studien bei Anorexia nervosa ist ähnlich schwierig (vgl. Fichter, 1993; Jacobi, 1994, Jacobi et al., 1997; Kennedy & Goldbloom, 1991; Thiel, 1997). In der Regel wurde pharmakologische Behandlung während eines stationären Aufenthaltes vorgenommen. Die Patientinnen erhielten dabei fast immer umfangreiche zusätzliche psychosoziale Behandlungsangebote, so dass unklar ist, worauf mögliche Effekte zurückzuführen sind. Die Dauer der medikamentösen Behandlung ist gegenüber der Behandlungsdauer in den Psychotherapiestudien sehr viel kürzer. Die Effekte der verschiedenen untersuchten Medikamente sind überwiegend schwach bis nicht nachweisbar. Eine neuere Studie (Kaye et al., zit. nach Ferguson et al., 1999) liefert erste Hinweise dafür, dass eine pharmakologische Behandlung mit Fluoxetin im Anschluss an eine stationäre Behandlung mit Gewichtsrestitution das langfristige Ergebnis sowohl hinsichtlich des Essverhaltens als auch hinsichtlich Depressivität und Zwanghaftigkeit ein Jahr nach Beendigung der stationären Behandlung verbesserte. Insgesamt sprechen aber die Ergebnisse der pharmakologischen Studien mit unterschiedlichen Medikamenten weder für eine kurz- noch langfristige Wirksamkeit pharmakologischer Behandlung hinsichtlich der Beeinflussung des Gewichts, der spezifischen Einstellungen zu Körper und Gewicht und der Stimmung.

Verhaltenstherapie bei Bulimia nervosa
Im Gegensatz zur Anorexia nervosa gibt es für Bulimia nervosa eine relativ große Zahl kontrollierter Studien mit klareren Schlussfolgerungen. Inner-

halb der Gruppe psychotherapeutischer Behandlungsansätze sind von Beginn an vor allem verhaltenstherapeutische (behavior therapy, BT) bzw. kognitiv-verhaltenstherapeutische (cognitive-behavior therapy, CBT) Ansätze ausführlich auf ihre Wirksamkeit im Verhältnis zu verschiedenen Kontrollbedingungen untersucht worden (vgl. zusammenfassend Fairburn et al., 1992; Cox & Merkel, 1989; Mitchell, 1991; Jacobi et al., 1997). Die zentralen Therapiebausteine eines kognitiv-verhaltenstherapeutischen Vorgehens sind meist Selbstbeobachtung des Essverhaltens (einschließlich der Heißhungeranfälle und des Erbrechens), das Erkennen von Auslösern für Heißhungeranfälle und Erbrechen, die Vermittlung von Informationen, der Aufbau geregelter Mahlzeiten (einschließlich Abbau der „verbotenen" Nahrungsmittel), die Korrektur der verzerrten Einstellungen und Überzeugungen zu Körper und Gewicht und die Verhinderung von Rückfällen. In den strenger behavioral orientierten Konzepten (BT) wird auf die spezifischen kognitiven Techniken meist verzichtet.

Vergleiche der kognitiven Behandlungselemente mit eher behavioralen Techniken ergaben uneinheitliche Ergebnisse (Wilson, 1986; Leitenberg et al., 1988; Agras et al., 1989). Die kontrollierten Therapiestudien zur Bulimia nervosa ergaben: 61 % der Patientinnen waren nach dem Ende meist ambulanter Behandlungen symptomfrei im Hinblick auf Heißhungerattacken, bei 51 % hatte das Erbrechen aufgehört. Darüber hinaus gingen Heißhungerattacken und Erbrechen um durchschnittlich 76 % zurück (Jacobi et al., 1997). Positive Veränderungen zeigen sich auch in im Hinblick auf Depressivität und spezifische Einstellungen zu Körper und Gewicht. Diese Effekte gelten sowohl im einzel- wie auch gruppentherapeutischen Setting. Mehrere Studien mit Katamnesen zwischen 6 und 12 Monaten (Fairburn et al., 1986, 1991; Freeman et al., 1988; Agras et al., 1989) deuten darauf hin, dass die Effekte kognitiver Verhaltenstherapie auch langfristig stabil bleiben.

Pharmakotherapie bei Bulimia nervosa
Von den verschiedenen Medikamenten, die während einer pharmakologischer Behandlung der Bulimia nervosa untersucht wurden (z. B. Antikonvulsiva, Opiatantagonisten, Lithium etc.), hat sich nur die Gruppe der Antidepressiva bewährt (Walsh, 1991; Thiel, 1991; Thiel, 1997). Am häufigsten wurden trizyklische Antidepressiva (Imipramin, Desipramin, Amitriptylin) verwendet; darüber hinaus MAO-Hemmer (Phenelzin, Isocarboxazid). Neuerdings spielen die selektiven Serotonin-Wiederaufnahmehemmer (z. B. Fluoxetin) u.a. wegen ihres deutlich geringeren Nebenwirkungsspektrums eine zunehmend größere Rolle. Die durchschnittliche Behandlungsdauer im Rahmen kontrollierter pharmakologischer Studien ist mit ca. 8 Wochen – ähnlich wie bei der Anorexie – kürzer als für verhaltenstherapeutische Behandlung

(durchschnittlich ca. 14 Wochen). Zusammenfassend erzielen pharmakologische Behandlungen mit Antidepressiva deutlich geringere Effekte als verhaltenstherapeutische Behandlung; sie sind, trotz Verbesserungen auch unter Plazebo, der reinen Plazebowirkung jedoch signifikant überlegen. Der Anteil der Patientinnen, die bei Behandlungsende symptomfrei sind, liegt bei 32 % für Heißhungeranfälle und bei 38 % für Erbrechen. Darüber gehen Heißhungerattacken um 63 % und Erbrechens um 51 % zurück (Jacobi et al., 1997). Diese Effekte treten unabhängig vom Ausmaß der depressiven Eingangssymptomatik auf. Der Wirkmechanismus der Antidepressiva bleibt letztlich allerdings unklar.

Die Langzeitwirkung ist jedoch in den Pharmakotherapiestudien bislang kaum nachgewiesen. Ein Nachteil besteht auch in ihren Nebenwirkungen sowie den meist höheren drop-out-Raten in den Studien. Unklarheit besteht teilweise noch über die notwendige Dauer der Einnahme und die optimale Dosis.

Nach einer neueren Untersuchung könnte eine pharmakologische Behandlung die Rückfallhäufigkeit nach einer Behandlung verringern. Fichter et al. (1996, 1997) fanden bei bulimischen Patientinnen, die im Anschluss an eine stationäre Verhaltenstherapie 15 Wochen lang den Serotoninwiederaufnahmehemmer Fluvoxamin erhielten, eine verringerte Häufigkeit des Wiederauftretens von primären bulimischen Symptomen (Heißhungeranfällen und Erbrechen) und damit größere langfristige Stabilität der stationär erzielten Veränderungen.

Nur wenige Untersuchungen gingen bislang der Frage nach, inwieweit eine Kombination aus Psychotherapie und Pharmakotherapie mit Antidepressiva den jeweils „reinen" Formen überlegen ist (Agras et al., 1992; Fichter et al., 1991; Mitchell et al., 1990; Leitenberg et al. 1994; vgl. Übersicht bei

---

ÜBERSICHT

Empfohlene Medikamente bei Bulimia nervosa
Für die medikamentöse Behandlung bulimischer Symptome kommen Antidepressiva aus der Gruppe der SSRI (Selektive Serotonin-Rückaufnahmehemmer) in Frage. Die Wirksamkeit dieser vergleichsweise nebenwirkungsarmen Substanzen ist nachgewiesen.

SSRI (Substanzname)	Beispiele deutscher Handelsnamen
Citalopram	Cipramil®, Sepram®
Fluoxetin	Fluctin®, Fluoxetin-ratiopharm®, Motivone®
Fluvoxamin	Fevarin®, Fluvoxamin-neuraxpharm®
Paroxetin	Seroxat®, Tagonis®
Sertralin	Gladem®, Zoloft®

Thiel, 1997). Zwei Studien (Agras et al., 1992; Mitchell et al., 1990) sprachen für eine leichte Überlegenheit der Kombinationsbehandlungen (in Bezug auf Symptomfreiheit und sekundäre Merkmale wie Angst und Depressivität). Die Studie von Leitenberg et al. (1994) stellt diese Überlegenheit wieder in Frage. Insgesamt ist die Zahl der Studien mit Kombinationsbehandlungen für weiter reichende Schlussfolgerungen allerdings zu klein.

6.2 Andere psychotherapeutische Verfahren

Interpersonale Psychotherapie
Ähnliche Ergebnisse wie mit kognitiv-verhaltenstherapeutischen und verhaltenstherapeutischen Verfahren werden mit der non-direktiven Interpersonalen Psychotherapie (IPT) erzielt. Der Schwerpunkt dieses Behandlungsansatzes, der ursprünglich aus der Depressionsbehandlung stammt (Klerman & Weissman, 1984) und mittlerweile für Bulimie und „Binge Eating Disorder" (Wifley et al., 1993) adaptiert worden ist, liegt auf der Verbesserung der aktuellen interpersonalen Beziehungen der Patientinnen. Auf das Essverhalten und die verzerrten Einstellungen zu Körper und Gewicht wird nicht eingegangen. In einem Vergleich von kognitiver Verhaltenstherapie, einer strenger behavioral orientierten Verhaltenstherapie und interpersonaler Psychotherapie (Fairburn et al., 1991; Fairburn et al., 1995) schnitt die interpersonale Psychotherapie zu Therapieende annähernd, vor allem aber zum langfristigen follow-up-Zeitpunkt vergleichbar mit kognitiver Verhaltenstherapie ab, obwohl die Veränderung von Essverhalten und Gewicht keine direkten Ansatzpunkte der Behandlung waren.

In einer nachfolgenden Replikation in einer Multicenter-Studie verglichen Agras et al. (in press) IPT und CBT zu Behandlungsende und zum 1-Jahres-follow-up. Zum Behandlungsende erwies sich der Anteil der als „geheilt" eingestuften Patientinnen in der CBT-Bedingung als signifikant größer, als in der IPT-Bedingung. Die Ergebnisse näherten sich jedoch zum 1-Jahres-follow-up einander an, die Unterschiede waren nicht mehr signifikant. Kognitive Verhaltenstherapie scheint damit der interpersonalen Therapie vor allem im Hinblick auf ein schnelleres Erreichen von Verbesserungen überlegen zu sein und wird daher von den Autoren nach wie vor als „first choice treatment" angesehen.

Familientherapie
Die Bedeutung bzw. die Wirksamkeit von Familientherapie ist zur Zeit schwer zu beurteilen, weil es hier kaum kontrollierte Studien gibt. In der Untersuchung von Russel et al. (1987) zum Vergleich von Familien- und

Einzeltherapie bei Anorexia und Bulimia nervosa erwies sich das familientherapeutische Vorgehen nur bei Patientinnen, deren Erkrankung vor dem Alter von 19 Jahren begonnen und maximal 3 Jahre gedauert hatte, gegenüber der Einzeltherapie als überlegen. Le Grange et al. (1992) untersuchten die Wirksamkeit von „family therapy" (gemeinsame Familiensitzungen) im Vergleich zu „family counselling" (separate Sitzungen für die Patientin und Beratung für die Familie) bei anorektischen Patientinnen. Es fanden sich – kurzfristig betrachtet – nur geringe Unterschiede zwischen den Behandlungen bezogen auf die Symptomatik im engeren Sinne.

Selbstbehandlungsmanuale für Patienten
Abschließend ist zu erwähnen, dass kognitive Verhaltenstherapie mittlerweile auch in Form von Selbstbehandlungsmanualen für bulimische Patientinnen als alleinige Therapieform oder als Vorstufe einer, falls nötig, nachfolgenden therapeutengeleiteten CBT eingesetzt worden ist (Schmidt et al., 1993; Treasure et al., 1996). Die Effekte dieser Selbstbehandlung sind zwar meist geringer als die von CBT, dennoch erreicht ein nicht zu unterschätzender Anteil der Patientinnen damit Symptomfreiheit. Erste Erfahrungen mit entsprechenden Manualen mit begleitender Kurzzeittherapie liegen inzwischen auch im deutschen Sprachraum vor (Thiels et al., 1998a; Thiels et al., 1998b).

6.3 Mangel an aussagekräftigen Studien

Zusammenfassend ist der aktuelle Stand der Therapieforschung wie folgt zu beurteilen: Im Bereich der Therapieforschung zur Anorexia nervosa gibt es ein ausgeprägtes Defizit an kontrollierten Therapiestudien. Verhaltenstherapeutische (operante) Methoden scheinen – zumindest kurzfristig – hinsichtlich der Gewichtszunahme wirksam zu sein. Die Wirksamkeit anderer psychotherapeutischer Verfahren ist aus Mangel an entsprechenden Studien zur Zeit nicht einzuschätzen. Kontrollierte Therapiestudien zu tiefenpsychologisch orientierter Behandlung liegen nicht vor. Erste Ergebnisse sprechen noch am ehesten für die Wirksamkeit eines familientherapeutischen Vorgehens, obwohl genauere Befunde zu differentiellen Indikationsstellung (z. B. bezüglich des Alters der Patientin und der Art des Vorgehens) sowie eine Replikation noch ausstehen. Die pharmakologische Behandlung der Anorexie hat sich im Hinblick auf die Beeinflussung der primären Symptomatik (Körpergewicht) als nicht wirksam erwiesen.

Bei der Bulimia nervosa ist die kurz- und langfristige Wirksamkeit von kognitiv-verhaltenstherapeutischen Methoden gut belegt. Von anderen psychotherapeutischen Verfahren ist u.a. die Interpersonale Psychotherapie ähnlich wirksam. Kontrollierte Studien mit tiefenpsychologischem Vorgehen liegen nicht vor. Pharmakologische Behandlung mit Antidepressiva ist der CBT zwar unterlegen, führt aber dennoch – zumindest kurzfristig – bei einem Teil der Patientinnen zu Besserung und Symptomfreiheit. Für die Verbesserung der Wirksamkeit der Effekte kognitiver Verhaltenstherapie durch eine Kombination mit Antidepressiva liegen derzeit allenfalls schwache Hinweise vor.

THERAPIE

Wegweiser

Die im folgenden beschriebenen Bausteine eines kognitiv-verhaltenstherapeutischen Vorgehens orientieren sich in ihren wesentlichen Bestandteilen an Konzepten, deren Wirksamkeit empirisch belegt ist (z. B. Fairburn, 1985; Agras et al., 1987). Bei der *Beschreibung* der Behandlung gehen wir in zwei Schritten vor: Zuerst erfolgt eine separate Darstellung der wichtigsten Elemente der Behandlung, quasi als „Bausteine" des Gesamtkonzepts. Anschließend wird das Vorgehen, wie es sich in der Praxis im Rahmen einer Behandlung vollziehen *kann*, in chronologischen Schritten dargestellt. Wir beschreiben also ein „Standardvorgehen", das sich an vergleichbaren Standardbehandlungen für bulimische Patientinnen (Fairburn, 1985; Agras et al., 1987), außerdem an empirischen Ergebnissen im Hinblick auf die Wirksamkeit einzelner Therapiebausteine (s. u.) und – nicht zuletzt – an eigenen praktischen Erfahrungen orientiert.

Die Beschreibung eines Standardvorgehens oder einer Manualtherapie spiegelt eine Entwicklung im Rahmen der Psychotherapieforschung, die sich innerhalb der letzten Jahre vollzogen hat (vgl. Margraf & Schneider, 1990) und ausführlich diskutiert worden ist (Schulte, 1991). Dahinter verbirgt sich der Anspruch, psychotherapeutisches Geschehen möglichst vollständig transparent und operationalisierbar zu machen und damit eine bessere Übertragbarkeit und Anwendbarkeit – unabhängig vom einzelnen Therapeuten – zu gewährleisten. Die Therapie entfernt sich damit immer mehr von der individuellen Betrachtung eines Problems und geht über zur Anwendung von Therapieelementen, die bei einem Störungsbild oder einer Diagnosegruppe gefunden und empirisch abgesichert wurden. Dazu passt auch die Entwicklung innerhalb der Diagnostik psychischer Erkrankungen der letzten 15 Jahre, nämlich die zunehmende Operationalisierung diagnostischer Kategorien.

Dennoch bleibt es in der Verantwortung des einzelnen Therapeuten, inwieweit dieses Vorgehen der einzelnen Patientin gerecht wird oder im Einzelfall verändert und an die individuellen Gegebenheiten adaptiert werden muss.

Im Hinblick auf das hier vorgestellte, standardisierte Vorgehen wollen wir jedoch folgendes vorausschicken: Die dargestellte Abfolge therapeutischer (einschließlich diagnostischer) Schritte ist vor allem als Orientierung gedacht, die, auf dem Gebiet der Ess-Störungen relativ unerfahrene Therapeuten eine Hilfe bei der Behandlung sein *kann*. Sie stellt eine u.E. sinnvolle und bewährte Abfolge dar, die bei vielen Patientinnen in dieser Form durchgeführt werden kann. Sie schließt jedoch eine individuelle Anpassung nicht aus und ermöglicht durchaus auch eine *flexible* Anwendung, falls dies indiziert erscheint. Wir verstehen sie also eher als Empfehlung denn als starres Vorgehen.

2 Schwerpunkte der Therapie

> Die Kognitive Verhaltenstherapie soll den Kreislauf von verzerrtem Gewichtsideal, diätetischem Essverhalten und mangelnden alternativen Konfliktbewältigungsstrategien durchbrechen, indem sie das Essverhalten normalisiert, verzerrte Einstellungen zu Körper und Gewicht systematisch in Frage stellt, Auslöser, Hintergründe und die Funktion des gestörten Essverhaltens deutlich macht und neue Bewältigungsstrategien anwendet. Sie soll die Patientinnen ermutigen, mit neuen Verhaltensweisen Erfahrungen zu sammeln, um mit Problemen in Zukunft anders und möglicherweise besser zurechtzukommen. In der Regel ist der Ausgangspunkt in der Verhaltenstherapie die Analyse des problematischen (Symptom)-Verhaltens, also in diesem Fall das gestörte Essverhalten. Dies hat jedoch nichts mit der tatsächlichen inhaltlichen oder kausalen Bedeutsamkeit dieser verschiedenen Therapieelemente zu tun. Der inhaltliche Schwerpunkt wird sich im Laufe der Therapie fast immer verlagern, die Reihenfolge und Bedeutung der Therapieelemente können im Einzelfall sehr unterschiedlich sein.

Das Genese- und Aufrechterhaltungsmodell der kognitiven Verhaltenstherapie nimmt an, dass andauernde Nahrungsrestriktion und einseitiges Essverhalten mit Meidung spezifischer (in der Regel höherkalorischer, oft kohlenhydratreicher) Nahrungsmittel eine wesentliche Bedingung sowohl für die Entstehung als auch für die Aufrechterhaltung von Ess-Störungen darstellt (Agras, 1991; Wilson & Fairburn, 1993). Hinzu kommen typische kognitive Muster wie bestimmte Einstellungen zu Figur und Gewicht und ein verzerrtes Gewichtsideal: die Patientin setzt sich selbst eine unrealistisch niedrige bzw. im Verhältnis zu ihrem individuellen Set-Point (Garner et al., 1985) zu niedrige Gewichtsgrenze.

Die beiden Ebenen des Essverhaltens und der Konflikte und spezifischen Kognitionen können – wie nachfolgend dargestellt – an der Entstehung und Aufrechterhaltung der Ess-Störung beteiligt sein:

Chronisches Diäthalten mit rigiden Essensregeln und niedrigem Gewicht führen bei Patientinnen mit bulimischen Symptomen entweder über den Konsum sogenannter „verbotener" (hochkalorischer) Nahrungsmittel zur Verletzung dieser selbstgesetzten Regeln und in Verbindung mit spezifischen Einstellungen („jetzt ist sowieso alles egal") zu einer Heißhungerattacke (**HA**). Dies hat dann, um der drohenden Gewichtszunahme zu begegnen, Erbrechen (**E**) oder ähnliche kompensatorische Maßnahmen zur Folge.

Im anderen Fall entdecken Patientinnen, für die Gewicht und Schlanksein bereits eine übermäßig große Bedeutung haben, „zufällig" oder über andere Personen das Erbrechen als Methode der Gewichtsregulation ohne Hungern. Die Heißhungeranfälle stellen sich dann teilweise erst später, infolge des andauernden körperlichen Mangelzustands ein. Zusätzlich können Essen und Erbrechen eine spannungregulierende Funktion haben oder im weiteren Verlauf der Erkrankung bekommen. Es dient z. B. bei vielen Patientinnen in Situationen von starker innerer Anspannung (z. B. Ärger, Wut, Enttäuschung, Traurigkeit) der Regulierung dieser Gefühlszustände und wirkt im weitesten Sinne angst- und spannungslösend.

Gleichzeitig fehlen den Patientinnen andere Möglichkeiten des Umgangs mit den entsprechenden Konfliktsituationen. Das Erbrechen zur Verhinderung von Gewichtszunahme wirkt angstmindernd und führt damit zur Zunahme der Symptomatik. Veränderungen auf physiologischer Ebene sowie weiterhin bestehendes diätetisches Essverhalten halten die Symptomatik zusätzlich aufrecht. Gleichzeitig werden die entsprechenden Konfliktsituationen immer häufiger über Heißhungeranfälle und Erbrechen reguliert.

Bei Patientinnen ohne bulimische Symptome werden meist die extreme Kontrolle des Essverhaltens und der Gewichtsverlust selbst als in hohem Maße verstärkend erlebt. Mehr zu essen oder weniger kontrolliert zu essen und dadurch wieder ein höheres Gewicht zu erlangen wird umgekehrt als Zeichen von Schwäche und Versagen erlebt. Das Essverhalten wird zu einem der wenigen Bereiche, den die Patientinnen direkt und autonom beeinflussen können. Hinzu kommen die körperlichen und psychischen Effekte der Mangelernährung, die die Störung ebenfalls aufrechterhalten.

Auf der Ebene der spezifischen Kognititionen betonen kognitiv-behaviorale Modelle häufig kognitive Defizite (z. B. Verleugnung des kachektischen Zustandes, spezifische irrationale Ideen), Körperwahrnehmungsstörungen (verzerrte Wahrnehmung von Körper und Gewicht) und mangelnde Konfliktbewältigungsstrategien. Die im Zusammenhang mit der Pubertät eintretenden körperlichen Veränderungen können – auf dem Hintergrund bereits zuvor bestehender Konflikte – Anlass sein, mit dem Hungern zu beginnen. Es können jedoch auch andere Belastungssituationen allein zur Auslösung führen. Hungern kann dann zur (Problemlösungs-)Strategie werden, mehr Kontrolle über die (z. B. durch die Pubertät) zunehmenden körperlichen Veränderungen und die damit verbundenen Affekte zu erlangen.

Gleichzeitig sind damit häufig auch Möglichkeiten der Einflussnahme auf andere Personen (Familie, Partnerschaft), z. B. im Sinne von vermehrter Aufmerksamkeit (aus Sorge oder Ärger über die bedrohliche Symptomatik und den Umgang der Patientin damit) Verbunden. Es kann für die Pat. die einzige, ihr zur Verfügung stehende Möglichkeit sein, sich belastenden familiären (z. B. massiver überprotektiver Haltung, einer bestimmten Rolle innerhalb der Familie) oder anderen für sie angstauslösenden Situationen (z. B. Sexualität) zu entziehen (vgl. Otte et al., 1978).

ÜBERSICHT

Schwerpunkte der Verhaltenstherapie von Anorexia und Bulimia nervosa

Ziele	Behandlungselemente
Stabilisierung des Gewichts und Normalisierung des Essverhaltens	▶ Informationsvermittlung ▶ Selbstbeobachtung ▶ Maßnahmen zur Gewichtsstabilisierung ▶ Einhalten vorgeschriebener Mahlzeiten ▶ Stimuluskontrolle ▶ Spezielle Techniken zur Reduktion von Heißhungeranfällen (HA) und Erbrechen (E) ▶ Kognitive Techniken

Bearbeitung der zugrunde liegenden Konflikte	▶ Selbstbeobachtung
	▶ Problemanalyse
	▶ „goal-attainment-scaling"
	▶ Spezifische Techniken, z. B.:
	  – Soziales Kompetenztraining
	  – Einbezug von Familie/Familientherapie/Familienberatung
	  – Einbezug des Partners/Partnertherapie/Paarberatung

Verbesserung der Körperwahrnehmung und -akzeptanz	▶ Körperübungen, Körpererfahrung ▶ Kognitive Techniken

3 Beginn der Behandlung

Vor dem eigentlichen Beginn der Behandlung müssen einige Fragen geklärt werden, auf die wir zuerst eingehen wollen: die Frage der Indikationsstellung, die Motivationsabklärung bzw. die Motivierung der Patientin und das Erheben der Vorgeschichte.

3.1 Klärung der Motivation

Vor Beginn der eigentlichen Therapie sollten ein oder mehrere ausführliche Vorgespräche stattfinden, die der ersten Erhebung der Anamnese, dem Einschätzen von Art und Schwere der Symptomatik und der Motivationsabklärung bzw. Motivierung dienen sollen.

Wichtig ist für diese Gespräche eine therapeutische Haltung, die es der Patientin ermöglicht, offen über ihre Schwierigkeiten mit dem Essen zu reden. Die Patientin soll das Gefühl haben, dass sie trotz ihres möglicherweise sehr bedrohlichen körperlichen Zustands mit ihrer verzerrten Wahrnehmung und ihrer Unfähigkeit, anders zu handeln, verstanden wird. Die meisten Patientinnen werden häufig genug von ihrer Umwelt damit konfrontiert, wie „unsinnig" und „gefährlich" ihr Verhalten sei, und sind sich dessen selbst durchaus bewusst. Wichtiger ist daher für sie zu erleben, dass jemand sie trotz ihres offensichtlich „sinnlosen Verhaltens" akzeptiert und ihr Handeln zu verstehen versucht. Wenn hier eine gemeinsame Basis geschaffen ist, kann der Therapeut langsam versuchen, bestimmte Überzeugungen zu hinterfragen.

Im einzelnen sollten im Rahmen der Vorgespräche folgende Punkte abgeklärt bzw. mit der Patientin besprochen werden:

- Aktuelle Beschwerden
- Aktueller Behandlungsanlass (warum kommt die Pat. gerade jetzt in die Therapie?)
- Vorgeschichte der Ess-Störung (Entstehungsbedingungen und Weiterentwicklung); aktuelle Folgeerscheinungen bzw. Komplikationen (körperlich, psychisch, sozial etc.)
- Vorliegen weiterer Problembereiche (Alkohol, Drogen, Suizidalität etc.)
- Genaue Diagnose- und Differentialdiagnosestellung
- Vorerfahrungen mit bisherigen Therapien (Bewertung dieser, Gründe für eventuelles Abbrechen etc.)

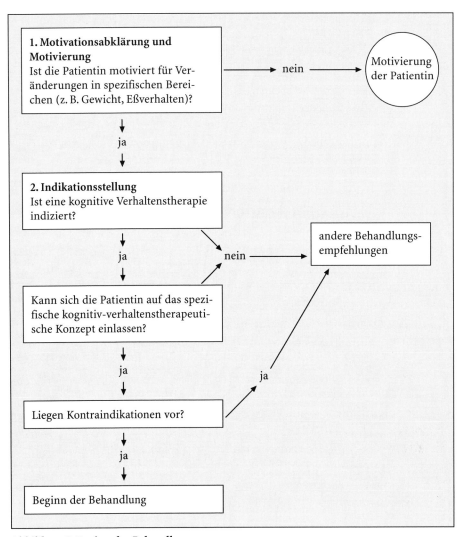

Abbildung 3. Beginn der Behandlung

- Verständnis der Patientenrolle (aktive vs. passive Veränderungserwartung)
- Erwartungen an die Therapie (Therapieziele)
- Beschreibung des Therapiekonzeptes
- Notwendigkeit einer Gewichtszunahme (falls deutliche Abweichung zum Zielgewicht).

Vorbereitung der Patientin
Die Vorbereitung der Patientinnen auf die Therapie im Sinne einer Abklärung der aufgeführten Punkte und der Förderung einer ausreichenden

Motivation sind wichtige Therapiebestandteile. Es erscheint uns sinnvoll, bereits im Vorgespräch die Patientin auf die Bedeutung der körperlichen und physiologischen Bedingungen, die z. B. für das Auftreten von Heißhungerattacken und Erbrechen mitverantwortlich sind, hinzuweisen. Dazu kann man die wichtigsten Informationen (s. u.) kurz zusammenfassen, um eine möglicherweise indizierte Gewichtszunahme zu begründen; eine ausführliche Vermittlung und Diskussion diese Informationen und Hintergründe im einzelnen findet später im Rahmen der Behandlung statt.

Sachliche Information
Um die Patientin für eine Gewichtszunahme und/oder eine Veränderung des Essverhaltens zu motivieren, kann es sinnvoll sein, sie auf die bei ihr im Einzelfall vorliegenden Folgeerscheinungen der Ess-Störung (z. B. ständige Beschäftigung mit Essen, depressive Stimmung, Konzentrationsstörungen, körperliche Veränderungen) hinzuweisen bzw. sie mit den am häufigsten auftretenden Folgen zu konfrontieren, da viele Patientinnen dazu neigen, diese zu bagatellisieren oder in einen an deren Kontext zu stellen. Hier kann es jedoch nicht darum gehen, mit bestimmten Folgeschäden zu „drohen", sondern darum, die Patientinnen sachlich über körperliche und psychische Erscheinungen zu informieren, die mit dem gestörten Essverhalten und dem Untergewicht in Zusammenhang stehen, und mit deren Veränderung nicht ohne eine Gewichtsstabilisierung zu rechnen ist. Eine weitere Hilfe kann die Erinnerung an Zeiten sein, in denen noch keine Ess-Störung bestand. Sie kann es der Patientin erleichtern, ihre Sichtweise zu relativieren.

Falls eine Gewichtszunahme indiziert ist, sollte u. E. – im Sinne größtmöglicher Transparenz – das notwendige „gesunde" Gewicht, das sogenannte **Mindestgewicht** bereits im Vorgespräch festgelegt und begründet werden. Geschieht dies erst nach mehreren Stunden oder während der Therapie, besteht die Gefahr dass die Patientin dies als mangelnde Offenheit oder sogar Vertrauensbruch erlebt. Geht es der Patientin infolge ihres Untergewichts körperlich so schlecht, dass sie vital gefährdet ist, muss überlegt werden, ob andere Behandlungsmaßnahmen zu diesem Zeitpunkt Vorrang haben. Für Patientinnen mit normalem oder höherem Gewicht kann auch bereits im Vorgespräch der Hinweis wichtig sein, dass eine Gewichtsabnahme mit der Etablierung eines ungestörten Essverhaltens – zumindest zu diesem Zeitpunkt – nicht vereinbar ist.

Hat eine Patientin auch nach sorgfältiger Information und Vorbereitung auf die Behandlung immer noch große Vorbehalte (z. B. in Bezug auf eine notwendige Gewichtszunahme), so wird eine längere Phase der Motivierung erforderlich sein, in der es primär um die Hintergründe diese Ängste und Befürchtungen geht, bevor konkrete Veränderungsschritte geplant werden können.

3.2 Indikation

Die Frage der Indikationsstellung für eine verhaltenstheoretische Behandlung bei Patientinnen mit Ess-Störungen lässt sich aus Mangel an klaren, empirisch abgesicherten Kriterien eher auf dem Hintergrund pragmatischer Überlegungen beantworten.

Für praktisch alle der nachfolgend aufgeführten zentralen Bestandteile der kognitiv-verhaltenstheoretischen Vorgehens gilt, dass sie bei Patientinnen anwendbar sind, die die entsprechenden intellektuellen Voraussetzungen für eine (auch) stark verbal und kognitiv orientierte Therapiemethode erfüllen. Bei der Empfehlung einer spezifischen Therapieform sind daher eher – wie bei anderen Störungsbildern auch – die individuellen Krankheits- und Veränderungskonzepte der Patientinnen ausschlaggebend. Entsprechend stellen wir die Indikation für das kognitiv-verhaltenstherapeutische Vorgehen dann, wenn eine Patientin sich auf ein gleichermaßen symptom- wie auch konfliktzentriertes Vorgehen einlassen kann.

Eindeutige empirische Hinweise zur Indikation für ein familientherapeutisches Vorgehen existieren nicht. Sofern es sich bei den Patientinnen um Jugendliche handelt, ist es u. E. allerdings unerlässlich, die Eltern in die Therapie miteinzubeziehen. Generell dürfte das Einbeziehen der Familienmitglieder besonders bei Patientinnen, die noch in der Ursprungsfamilie leben, eine größere Bedeutung haben, ohne dass man von einer bestimmten Altersgrenze ausgehen kann. Dies kann auch als zusätzliches Behandlungsangebot erfolgen und sollte – je nach Konfliktlage und Therapieverlauf – flexibel gehandhabt werden. Bei erwachsenen Patientinnen wird das Einbeziehen von Familienmitgliedern in stärkerem Maße von der Funktionalität der Ess-Störung abhängen und daher im Einzelfall zu entscheiden sein.

Schweregrad der Störung

Im Zusammenhang mit der Indikationsstellung sollte berücksichtigt werden, ob der Schweregrad der Symptomatik ein bestimmtes Maß überschreitet (gemessen am Gewichtsverlust, dem Vorhandensein schwerer körperlicher Folgeerscheinungen), ob gravierende komorbide Diagnosen vorliegen (z. B. Schwierigkeiten im Bereich der Impulskontrolle in Form einer Borderline-Persönlichkeitsstörung, andere schwerwiegende Persönlichkeitsstörungen, Depressivität mit Suizidgefahr, Alkohol- oder Drogenprobleme), oder ob die psychosoziale Situation der Patientin besonders problematisch ist.

Daraus muss sich jedoch nicht zwingend eine Kontraindikation für ein verhaltenstherapeutisches Vorgehen ergeben. Die dann häufig entscheidendere Frage als die nach der Indikation für eine spezifische Methode (CBT) ist die Frage nach ambulanter versus stationäre Behandlung bzw. die Frage nach der Kombination psychotherapeutischer verhaltenstherapeutischer mit medikamentöser Behandlung.

Für die Behandlung eines massiven Untergewichts wird häufig eine stationäre Aufnahme mit anschließender ambulanter Nachbetreuung erforderlich sein. Zwar fanden Crisp et al. (1991) in einer neueren Untersuchung keine Überlegenheit des erheblich aufwendigen stationären Vorgehens zum follow-up-Zeitpunkt nach einem Jahr gegenüber der ambulanten Kurzzeittherapie in bezug auf die Gewichtsstabilisierung. Insgesamt gibt es jedoch kaum Studien zur Frage der Indikation ambulanter vs. stationärer Therapie, so dass diese Befunde einer Replikation bedürfen, bevor daraus weiterreichende therapeutische Schlüsse abgeleitet werden können.

Kriterien für eine stationäre Behandlung

Unserer Meinung nach sollte eine **stationäre Behandlung** in Anlehnung an die folgenden Kriterien erwogen werden:

- **Medizinische Kriterien:**
  Kritischer Gewichtsverlust (BMI < 16,5)
  Schlechter oder akut bedrohter körperlicher Zustand (im allgemeinen im Zusammenhang mit schweren Elektolytstörungen)
  Schwangerschaft, v. a. erstes Drittel, mit der Gefahr eines Schwangerschaftsabbruchs aufgrund eines extrem gestörten Essverhaltens
  Massiver Laxantien-, Diuretika- oder Appetitzüglerabusus, den die Pat. nicht alleine unter Kontrolle bekommt
  Komorbidität mit Diabetes mellitus; die Pat. versucht, durch verringerte Insulinapplikation ihr Gewicht zu reduzieren („Insulin-Purging") und gerät dadurch immer wieder in eine bedrohliche Hyperglykämie.

- **Psychosoziale Kriterien:**
  Hierzu gehören alle psychosozialen Belastungsfaktoren, die an der Aufrechterhaltung der Symptomatik beteiligt sind und die Pat. derart belasten, dass eine Symptomreduktion bzw. -veränderung nicht möglich erscheint. Dazu können beispielsweise bestimmte familiäre oder partnerschaftliche Interaktionsmuster gehören, eine spezifische berufliche Belastung oder soziale Isolation.

▶ **Psychotherapeutische Kriterien:**
Vorliegen akuter Suizidalität
Zusätzlich vorhandene Störungen wie Depressivität, Störungen der Impulskontrolle oder Persönlichkeitsstörungen
Starke gedankliche Einengung auf Essen und Gewicht, die z. B. zu massiver Vernachlässigung sozialer oder beruflicher Bereiche führt
Starke Hyperaktivität (die Pat. ist z. B. innerlich so unruhig und gespannt, dass sie sich in ständiger Bewegung befindet; eine Gewichtszunahme ist dadurch im ambulanten Bereich nicht möglich, u. U. ist eine unterstützende medikamentöse Behandlung erforderlich)
Scheitern bisheriger ambulanter Behandlungsversuche
Wunsch der Pat., stationär behandelt zu werden, da sie der festen Überzeugung ist, dass ihr nur auf diesem Wege geholfen werden kann.

3.3 Anamnese

Die Erhebung der Krankheitsvorgeschichte ist im Rahmen des oder der Vorgespräche meist nur in groben Zügen möglich. Zu Beginn der eigentlichen Behandlung sollte diese daher in ausführlicher Form nachvollzogen werden und ist dann auch Teil der individuellen Problemanalyse. Neben Fragen zur Vorgeschichte der Ess-Störung im speziellen sowie typischen, eher medizinisch orientierten Anamnesefragen sollten v. a. auch Fragen über die biographischen Bedingungen der Entstehung der Ess-Störung Berücksichtigung finden.

4 Bausteine der Therapie

Gegenstand dieses Kapitels sind die einzelnen Bausteine der Verhaltenstherapie. Manche dieser „Bausteine" (z. B. die Selbstbeobachtungstechniken) sind mehreren Zielen zugeordnet und können damit verschiedene Funktionen erfüllen, die dann jeweils im einzelnen erläutert werden.

4.1 Informationsvermittlung

Die Patientinnen sollten im Rahmen der Therapie über einige wichtige Hintergrundfaktoren der Ess-Störung informiert werden, die in der Therapie ausführlich besprochen und diskutiert werden sollten (vgl. hierzu auch Garner et al., 1985). Dazu gehören:
▶ Verständnis der Ess-Störung
▶ Soziokulturelle Beeinflussungsfaktoren von Ess-Störungen
▶ Zusammenhänge zwischen Diäthalten und Ess-Störung
▶ Die Bedeutung eines bestimmten Körpergewichts
▶ Folgeschäden im Zusammenhang mit Ess-Störungen

Die einzelnen Punkte sind nachfolgend ausführlicher beschrieben, die wichtigsten Informationen für die Patientinnen sind in schriftlicher Form als Patienteninformation zusammengefasst. Da die Vermittlung dieser Informationen erheblich zur Motivierung der Patientin beitragen kann, erscheint es uns sinnvoll, die entsprechenden Informationen relativ früh in der Behandlung zu vermitteln und mit der Patientin bzw. in der Gruppe zu besprechen.

Verständnis der Ess-Störung
Das den Patientinnen zu vermittelnde Wirkprinzip der kognitiven Verhaltenstherapie ist, dass gestörtes (bulimisches und/oder anorektisches) Essverhalten im wesentlichen auf dem Hintergrund von zwei Bedingungen der Entstehung und Aufrechterhaltung zu verstehen ist: Zum einen durch Schwierigkeiten im Umgang mit individuell vorhandenen Konfliktsituationen, zum anderen durch ein ständiges gezügeltes Essverhalten (restrained eating, Polivy & Herman, 1985) und ein häufig im Verhältnis zum individuellen Set-Point zu niedriges Gewicht (Garner et al., 1985, s. u.). Hinzu kommt der Einfluss einer sozialen Umgebung (kulturell vorherrschendes

Schlankheitsideal), in der Körper und Gewicht bei Frauen eine große Bedeutung haben. Entsprechend baut das gesamte Therapiekonzept auf der gleichzeitigen Veränderung dieser Aspekte auf: dem Abbau des chronischen Diätverhaltens und dem veränderten Umgang mit Konflikten bzw. der Verbesserung der generellen Problemlösefähigkeiten.

Soziokulturelle Einflüsse

Auf die Bedeutung des kulturell vorherrschenden Schlankheitsideals für die Entstehung und Aufrechterhaltung von Ess-Störungen ist in Kap. I, 5.2 bereits hingewiesen worden. Inwieweit eine Auseinandersetzung damit für die einzelne Patientin wichtig und notwendig ist, variiert relativ stark und das Erkennen dieser Zusammenhänge ist im Einzelfall unterschiedlich hilfreich. Möglichkeiten der konkreten Auseinandersetzung sind in Kap. 7.2, Sitzung 5 beschrieben.

Hungern und Ess-Störungen

Eine Vielzahl von Befunden spricht dafür, dass Heißhungerattacken körperlich mitbedingt sind (zusammenfassend dargestellt bei Garner et al., 1985, deutsch Garner et al., 1991; Laessle et al., 1991).

Ständige langanhaltende Diätversuche und Gewichtsverluste scheinen auch bei Menschen mit völlig ungestörtem Essverhalten das Auftreten von Symptomen analog zu bulimischen und anorektischen Verhaltensweisen zu begünstigen. Dies belegt eindrucksvoll eine ältere, als „Minnesota-Study" bekannt gewordene Arbeit von Keys et al. (1950). Normalgewichtige Männer mussten im Rahmen dieses Experiments ihre tägliche Kalorienaufnahme über einen Zeitraum von sechs Monaten um etwa die Hälfte reduzieren. Neben einem durchschnittlichen Gewichtsverlust von etwa 25 % des früheren Körpergewichts traten eine Reihe auffallender Veränderungen ein: Neben dem Auftreten von Heißhungeranfällen und einer ständigen Beschäftigung mit Essen wurden auch zahlreiche psychische, körperliche, kognitive und soziale Veränderungen beobachtet, die charakteristischerweise bei Patientinnen mit Anorexia und Bulimia nervosa zu beobachten sind (z. B. Depression, Angst, Reizbarkeit, starke Stimmungsschwankungen, Konzentrationsstörungen etc.).

Da weiterhin bei etwa 80 % der bulimischen Patienten vor dem erstmaligen Auftreten von Heißhungerattacken eine längerdauernde Diätperiode mit meist größerem Gewichtsverlust beobachtet wird (Paul & Pudel, 1985; Pyle et al., 1981), ist das Vermitteln dieser Zusammenhänge ein zentraler Bestandteil der Therapie. Eine weitere Schlussfolgerung aus der Minnesota-Studie betrifft das Konzept des „Set-Point" (Nisbett, 1972), als ein biologisch festgelegter individueller Gewichtsbereich, der nicht beliebig veränderbar zu sein scheint. Der Körper reagiert auf Veränderungen in der Energiezufuhr auch mit entsprechenden metabolischen Veränderungen (s. a. Pirke et al., 1988; Laessle et al., 1991).

Berücksichtigt man weiterhin die Befunde zum Zusammenhang zwischen Serotonin und Essverhalten und zur Nahrungszusammensetzung und Veränderungen im serotonergen System, so ergeben sich daraus neben dem besseren Verständnis der Störung auch entscheidende therapeutische Schlussfolgerungen – bezogen auf die Veränderung des Essverhaltens. Das Vermitteln dieser psychobiologischen Zusammenhänge als Bestandteil der Therapie soll den Patientinnen die notwendigen Verhaltensänderungen transparenter machen und damit erleichtern (vgl. Patienteninformation AB 9).

Die Bedeutung des Mindestgewichts
Eine weitere therapeutische Schlussfolgerung betrifft die Bedeutung eines bestimmten Körpergewichts bzw. die Notwendigkeit einer Gewichtszunahme bis zu einem „gesunden" Gewicht, das im folgenden als *Mindestgewicht* bezeichnet wird. Hat eine Patientin deutliches Untergewicht oder liegt ihr Gewicht unter ihrem individuellen Set-Point, so ist nach den dargestellten Befunden auch bei therapeutisch erarbeiteter Einsicht in die der Ess-Störung zugrundeliegenden Probleme nicht damit zu rechnen, dass sich viele der anorektischen/bulimischen Symptome bzw. Folgeerscheinungen bessern und langfristig stabilisieren.

Generell gibt es kein eindeutiges medizinisch begründbares Kriterium für die Festlegung des Mindestgewichts. Der beste Prädiktor für das Mindestgewicht ist das prämorbide Gewicht, das eine Patientin nach Abschluss der Wachstumsperiode und vor Beginn der Ess-Störung über längere Zeit hatte. Die Patientin sollte in dieser Zeit keine Schwierigkeiten mit Essen und Gewicht gehabt haben. Da ein derartiger Zeitraum (z. B. bei jugendlichen Patientinnen) häufig nicht rekonstruierbar ist, setzen manche Autoren als erforderliches Gewicht 85 % des sog. MPMW (matched population mean weight; Metropolitan Life Insurance Company, 1959) fest. Die zugrundeliegenden Gewichtstabellen sind jedoch methodisch problematisch, scheinen außerdem zur Festlegung eines eher zu niedrigen Zielgewichts zu führen (Drewnowsky & Garn, 1987) und sollten deshalb nicht mehr verwendet werden.

Der Body-Mass-Index. Wenn sich aus der Anamnese der Patientin kein Hinweis auf ein prämorbides Gewicht ergibt, muss die Entscheidung auf statistische Normen gestützt werden. Eine mögliche Alternative stellt der heute häufig verwendete **Body Mass Index (BMI)** dar. Dieser dient als ein einheitliches Kriterium des individuellen Set-Point-Gewichts und ist auch die Berechnungsgrundlage für das kritische Gewicht bei anorektischen Patientinnen anhand der ICD 10. Er errechnet sich nach der Formel: Körpergewicht (kg) / Körpergröße (m)².

> **ÜBERSICHT**
>
> **Vorschläge zur Festlegung des Mindestgewichts**
> - Wenn anamnestisch aus der Zeit vor Beginn der Ess-Störung ein stabiles Gewicht als Hinweis für den individuellen Set-Point bekannt ist, kann dieses als Mindestgewicht verwendet werden.
> - Wenn aus der Anamnese von früher kein stabiles Gewicht bekannt ist oder wenn dieses Gewicht zu niedrig ist, weil die Patientin damals noch nicht ausgewachsen war, sollte das vorläufige Mindestgewicht anhand statistischer Regeln definiert werden. Die folgende altersabhängige Festlegung hat sich bewährt:
>   - Mindestgewicht = BMI von 20 für Frauen ab 18 Jahre
>   - Mindestgewicht = BMI von 19 für Frauen von 17 bis 18 Jahre
>   - Mindestgewicht = BMI von 18 für Frauen von 15 bis 17 Jahre
>   - Bei jungen Männern liegt das Mindestgewicht jeweils um einen BMI-Punkt höher
> - Zeigt eine Patientin auch nach Erreichen des Mindestgewichtes ein deutlich auffälliges Essverhalten, so könnte der individuelle Set-Point höher liegen und das Mindestgewicht muss unter Umständen in kleinen Stufen weiter angehoben werden. Ein weitgehend unauffälliges Essverhalten wird jedoch nicht allein durch die notwendige Gewichtszunahme erreicht, sondern die Normalisierung des Essverhaltens (z. B. Abbau der „schwarzen Liste", Einnahme warmer Mahlzeiten, Essen in Gesellschaft) muss als Bestandteil neben der Bearbeitung anderer Problembereiche während der Therapie schrittweise erarbeitet werden.

Eine BMI-Tabelle für die Körpergrößen 1,50 m bis 2,00 m befindet sich im Anhang. Letzten Endes bleiben Empfehlungen zum Mindestgewicht, soweit sie auf statistischen Regeln und Normen beruhen, immer willkürlich. Sie können nur eine Ausgangsbasis darstellen, auf der ein geregeltes Essverhalten erprobt werden kann. Sollte eine Patientin auch nach Erreichen ihres Mindestgewichts (nach den genannten Kriterien) und längerer Therapiephase nicht in der Lage sein, ihr Essverhalten zu normalisieren, so muss immer auch daran gedacht werden, dass ihr Mindestgewicht möglicherweise noch zu niedrig ist. Bei den wenigsten Patientinnen wird das Mindestgewicht tatsächlich exakt bei einem BMI von 20 liegen; für manche wird ein BMI von 22 oder mehr das entsprechende Set-Point-Gewicht sein. Wenngleich dies nicht für die Mehrzahl der Patientinnen der Fall sein dürfte, kann das Set-Point Gewicht einer Patientin unterhalb des BMI von 20 liegen. Es scheint uns aber wichtig, mit der Patientin zu Beginn der Therapie

AB 11

kein niedrigeres Mindestgewicht festzulegen. Entscheidendes Kriterium ist die Frage, ob sich das Essverhalten der Patientin normalisiert hat.

Folgeschäden von Ess-Störungen

Untersuchungen an gesunden Menschen belegen die vielfältigen, körperlichen und psychischen Folgeerscheinungen im Zusammenhang mit chronischer Nahrungsrestriktion (Keys et al., 1950), die auch typische Symptome bei Anorexia und Bulimia nervosa sind. Alle Patientinnen werden über die am häufigsten vorkommenden Symptome informiert und darauf hingewiesen, dass der größte Teil davon mit der Normalisierung von Gewicht und Essverhalten verschwinden wird.

Zu den häufigsten körperlichen Folgeschäden zählen Menstruations- und Fertilitätsstörungen bzw. Amenorrhoe, Kreislaufstörungen, Kopfschmerzen, Müdigkeit, Sodbrennen, Störungen des Elektrolythaushaltes sowie daraus resultierende Probleme, Parästhesien, Herzrhythmusstörungen, Zahnschäden, Vergrößerung der Ohrspeicheldrüsen, Störungen des Knochenstoffwechsels. Hinzukommen können die Folgen der Einnahme von Appetitzüglern, Abführmitteln und Diuretika, die die bereits bestehenden Symptome teilweise noch verschlimmern können. Typische psychische Begleit- und Folgeerscheinungen sind Konzentrationsstörungen, depressive Stimmung bzw. häufige Stimmungsschwankungen, erhöhte Reizbarkeit, Angst, innere Unruhe, sozialer Rückzug, Interessenverlust und ständige gedankliche Beschäftigung mit Essen (vgl. auch Goebel & Fichter, 1991).

4.2 Veränderung von Essverhalten und Gewicht

Anamnestische Gewichtskurve

Jede Patientin sollte zu Beginn der Therapie eine **anamnestische Gewichtskurve** vom Beginn ihrer Ess-Störung an bis zum aktuellen Zeitpunkt führen. Dabei soll sie versuchen, die jeweiligen Veränderungen im Gewicht mit entsprechenden auslösenden Ereignissen in Beziehung zu setzen. Dies können Veränderungen der sozialen Situation sein (z. B. Umzug, Trennung vom Partner, Auszug aus dem Elternhaus) oder bestimmte gefühlsmäßige Verfassungen (z. B. starke Verunsicherung, Enttäuschung, Einsamkeit). Hieraus lassen sich dann erste Anhaltspunkte über auslösende und aufrechterhaltende Bedingungen der Ess-Störung ableiten. Ein Beispiel einer solchen Gewichtskurve ist in der Übersicht dargestellt. Patientinnen, die im Rahmen der Therapie an Gewicht zu nehmen müssen, sollten während der gesamten Therapiedauer eine **akute Gewichtskurve** führen (s. u.), die zu festgelegten Zeitpunkten besprochen wird.

ÜBERSICHT

Beispiel einer anamnestischen Gewichtskurve

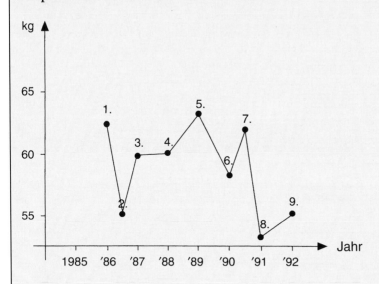

Erläuterung zur Gewichtskurve:

1. „Vor 1986 hatte ich auch schon ein sehr gestörtes Verhältnis zu meinem Körper; ich fand mich aufgrund meiner geringen Körpergröße (164 cm) immer viel zu fett.
   Anfang 1986 habe ich meinen ersten Freud kennengelernt. Es wurde schnell deutlich, dass ich mich ihm total unterordnete, er wollte mich immer anders als ich bin: schlanker und dunkelhaarig. Mitte 1986 war ich bereits so abhängig von ihm, dass ich ihn ewig vor meinen Eltern verteidigte und ziemlichen Ärger mit ihnen hatte. Außerdem musste ich eine Klasse wiederholen, da ich die Schule total vernachlässigte.
2. Etwas später bekam ich am ganzen Körper Ausschlag und musste 3 Wochen ins Krankenhaus, wo ich von 63 kg auf 56 kg runterkam. 3 Monate später trennte ich mich von meinem Freund.
3. Allmählich kamen die Kilos wieder rauf, ich befand mich zu der Zeit in der „Egal-Phase".
4. Ich hielt mein Gewicht ziemlich konstant, obwohl ich nicht sonderlich Diät machte. Allerdings hatten meine Mutter und ich diverse Versuche gemacht, trotzdem „abzunehmen": Hypnose, wodurch einem neues Essverhalten eingetrichtert werden sollte und mehrere Sitzungen, wo mit sogenannten Strommanschetten das Fett an Problemzonen weggeschmolzen werden sollte.
5. Mein Gewicht ging wieder nach oben und ich verliebte mich und war trotzdem glücklich. Bis mein neuer Freund anfing, des öfteren rumzumeckern. Als er einen Monat wegfuhr, schloss er mit mir eine Wette ab, dass ich es nicht schaffe, in dieser Zeit von 62 kg auf 56 kg runterzukommen.

4.2 Veränderung von Essverhalten und Gewicht

> 6. Ich verlor sowohl die Wette als auch meinen Freund. Mir war dermaßen schlecht, dass ich mich von selbst übergeben musste. Hierbei merkte ich, dass ich nicht zunahm, obwohl ich vorher gegessen hatte, sondern eher abnahm. So kam ich dann zufällig zu dieser „Möglichkeit", mein Gewicht zu kontrollieren. Anfangs war ich total euphorisch, da ich mehr oder weniger immer schlanker wurde. Allerdings hatte ich zu der Zeit bereits seit fast 6 Monaten, nachdem ich die Pille abgesetzt hatte, meine Tage nicht mehr.
> 7. Anfang 1990 bekam ich dann vom Frauenarzt Hormone und ging auf wie ein Hefeteig. Um dagegenzusteuern, wurde meine Bulimie immer stärker und die ersten starken Heißhungeranfälle traten auf.
> 8. Trotz der Hormone und meiner Fress-Brech-Orgien habe ich es irgendwie geschafft, auf 53 kg runterzukommen.
> 9. August 1991 fing ich mit meiner Lehre an und durch das Sitzen nahm ich allmählich wieder 3–4 kg zu, was ich wiederum seitdem hatte. Mein damaliger Freund und ich trennten uns und ich stürzte mich nach und nach in immer wieder wechselnde „Liebschaften", die ich aber, sobald sie ein bisschen näher wurden, beendete. Zur Zeit wiege ich zwischen 55 kg und 57 kg, bin aber nicht zufrieden damit, sondern würde gerne 5 kg abnehmen. Seit etwa 4–6 Monaten befinde ich mich in meiner bis jetzt schlimmsten Phase meiner Bulimie."

Selbstbeobachtung des Ess-Verhaltens

Die Beobachtung der dem pathologischen Essverhalten vorauslaufenden, vermittelnden und nachfolgenden Bedingungen (also das Erheben einer individuellen Problemanalyse) bzw. das Erkennen der Bedingungen, die das problematische Essverhalten steuern und aufrechterhalten ist ein zentraler Bestandteil des kognitiv-verhaltenstherapeutischen Vorgehens. Die Patientinnen sollen ein möglichst genaues Bild ihres Essverhaltens bekommen sowie die individuellen, spezifischen Auslöser für Heißhungerattacken, Nicht-Essen und Diäthalten identifizieren lernen. Dies können sowohl innere (Gedanken, Gefühle, Erwartungen) wie auch äußere (Anblick von Nahrungsmitteln etc.) Auslöser sein.

Protokolle zur Selbstbeobachtung. Als Hilfe dazu dienen in der Verhaltenstherapie häufig verwendete Selbstbeobachtungsprotokolle, in denen die Patientinnen von Beginn der Therapie an täglich Aktivitäten Ereignisse, Auftreten von Heißhungerattacken und Erbrechen, Laxantiengebrauch, konsumierte Nahrung, vorauslaufende, begleitende und nachfolgende Gedanken und Gefühle im Zusammenhang mit dem Essverhalten bzw. mit Heißhungerattacken und Erbrechen notieren. Ein entsprechender Vordruck mit genauer Instruktion befindet sich im Anhang.

Die Selbstbeobachtungsprotokolle können im Rahmen der Behandlung zu verschiedenen Zeitpunkten jedoch mit unterschiedlicher Zielsetzung verwendet werden. Während sie zu Beginn vor allem der **Bestandsaufnahme des Essverhaltens** und der **Auslösebedingungen** dienen, können sie im Verlauf der Therapie stärker zum **Erkennen der individuell bestehenden Konflikte** hilfreich sein; hierfür eignet sich v. a. die Spalte, in der die Patientinnen ihren Gefühle und Erwartungen niederschreiben. Zusätzlich sind sie in der mittleren Therapiephase bei der Überprüfung konkreter Veränderungen des Essverhaltens und ihrer Stabilisierung eine Hilfe.

Die Art und Weise, in der die Selbstbeobachtungsprotokolle ausgefüllt werden, kann oft wichtige Hinweise auf die Motivation bezüglich Veränderungen oder die Introspektionsfähigkeit geben. Während manche Patientinnen dies sehr ausführlich und genau tun, füllen andere die Protokolle nur knapp aus oder bestimmte Teile der Protokolle ausführlich und andere eher oberflächlich. Sofern sich in dieser Hinsicht ein durchgängiges Muster abzeichnet, sollte dies durchaus Teil der Gesamtproblembearbeitung werden.

> **ÜBERSICHT**
>
> **Ziele der Selbstbeobachtung in verschiedenen Phasen der Behandlung**
>
> **Anfangsphase:**
> - „Bestandsaufnahme", genaue Beschreibung der Ess-Störung
> - Erkennen (innerer und äußerer) Auslösebedingungen für das spezifische Essverhalten (Nicht-Essen, HA, E, LAX etc.)
> - Aufschluss über Introspektionsfähigkeit und Motivation
>
> **Therapieverlauf:**
> - Erkennen zugrundeliegender Konflikte
> - Beobachtung und Bewertung von Veränderungsschritten
> - Veränderung des Essverhaltens
>
> **Endphase:**
> - Identifikation noch bestehender „kritischer" Situationen
> - Identifikation von neu auftretenden Auslösebedingungen

> **THERAPIEBEISPIEL**
>
> **Angst, Gefühle wahrzunehmen**
>
> Frau A. war auch nach vier Wochen intensiver Gruppentherapie nicht in der Lage, Gedanken oder Gefühle im Zusammenhang mit ihrem Essverhalten zu notieren, trotz mehrfacher Instruktion zur Selbstbeobachtung und Modellvorgaben durch andere Patientinnen. In Verbindung mit dem Verhalten der Patientin in der Gruppe (betont sachliches, distanziertes, unnahbare Auftreten, beruflich erfolgreiche Managerin, perfektes Äußeres) lieferte die Art des Ausfüllens der Protokolle eine Hypothese über Konflikte der Patientin. Offenbar ist sie nicht in der Lage oder hat Angst davor, Gefühle wahrzunehmen.

SELBSTBEOBACHTUNGSPROTOKOLL FRAU A.

Name: Frau A. .... Datum: ....

Zeit	Ort, Aktivität	Nahrung	HA	E	LAX/DIU	Gedanken, Gefühle, Empfindungen
10:00	Hotel, Frühstück	5 Scheiben Käse 2 Scheiben Wurst 2 Portionen Müsli 2 Tassen Kaffee		1		
14:00	Fahrt in die Firma, Bahnhofsrestaurant	1x Gyros 2x Frikadelle 2 x Pommes Frites mit Mayonnaise 1 Fl. Selters 4 Stücke Kuchen 1x Sahne 2 Kugeln Eis	1	1		
18:00	Abendessen Zuhause	1 Dose Erbsensuppe		1		
20:00	Fernsehen mit Mann	100 g Chips 2 Gläser Wein				

HA = Heißhungeranfall,   E=Erbrechen,   LAX=Abführmitteleinnahme,   DIU=Diuretika (Entwässerungstabletten)

SELBSTBEOBACHTUNGSPROTOKOLL FRAU B.

Name: *Frau B.* ....   Datum: ....

Zeit	Ort, Aktivität	Nahrung	HA	E	LAX/DIU	Gedanken, Gefühle, Empfindungen
8.15	zu Hause, Frühstück in der Küche	1 Brötchen mit Käse 1 Ei, 1 Becher Kaffee				*Großen Hunger*
10.00	nach dem Einkaufen	150 gr Joghurt				*1. Zwischenmahlzeit, damit ich bis zum Mittag durchhalte*
11.00	beim Kochen	2 Kekse, 2 Riegel Schokolade				*mußte ich unbedingt essen, trotz Zwischenmahlzeit; Kind ist total quengelig, bin angespannt und gereizt*
12.00	zu Hause, Küche	1 Gebackenes Fischfilet mit Kartoffeln und Salat, Weintrauben (200 gr)				*hatte Lust auf den Fisch, obwohl es eigentlich zu viele Kalorien sind*
16.00	lesen					*hoffentlich schläft E. jetzt ein bißchen*
16.30		1 Eis, Kaffee				*wollte mir etwas „gönnen"*
18.00	Küche	Kekse, 2 Eis, Nougat, 1 Cola, 2 stck. Kuchen, 1 großes Stck. Käse, 2 Sch. Brot. 2 Würstchen, 1 Pg. Negerküsse	1	1		*frustriert, weil ich heute abend wieder mit E. allein Zuhause sitze, wie schon den ganzen Tag, Langweile mich, ärgere mich, dass ich es wieder nicht „geschafft" habe*

HA = Heißhungeranfall,   E=Erbrechen,   LAX=Abführmitteleinnahme,   DIU=Diuretika (Entwässerungstabletten)

Verständnis für Funktionalität der Ess-Störung. Nachdem die Patientinnen die Protokolle über einige Zeit (4 Wochen) ausgefüllt haben, sollen sie versuchen, anhand ihrer Aufzeichnungen über das Essverhalten und die vorauslaufenden, begleitenden und nachfolgenden Gedanken, Gefühle und Verhaltensweisen die wichtigsten und häufigsten Auslöser zusammenzufassen. Sie sollen dabei sowohl auf äußere Auslösebedingungen (externe situationale Merkmale) wie auch auf innere Bedingungen (bestimmte Gefühlszustände) achten und – falls sich hierfür ein wiederkehrendes Muster abzeichnet – auch darauf achten, welche Personen typischerweise in diese Situationen involviert sind. Nachfolgend ist ein Beispiel für die Auslösebedingungen einer Patientin abgebildet (vgl. AB 8).

Nach der Identifikation der Auslösebedingungen anhand der Selbstbeobachtungsprotokolle können dann gezielt Alternativmöglichkeiten für die beobachteten „kritischen" Situationen erarbeitet werden. Jede Patientin soll durch die Selbstbeobachtung also auch die Funktionalität der Ess-Störung begreifen und ein Verständnis ihrer Erkrankung entwickeln. Dadurch nimmt unseres Erachtens die Wahrscheinlichkeit einer längerfristigen Besserung und Stabilisierung zu. Mit zunehmender Besserung der Symptomatik haben die Protokolle v. a. die Funktion, noch bestehende „kritische" Situationen (Rückfallsituationen) zu identifizieren und hierfür Alternativverhalten zu planen. Die Selbstbeobachtungsprotokolle sollten während der gesamten Therapie ausgefüllt werden. Die Patientinnen sollten nach Möglichkeit mehrfach am Tag (alle 2–3 Stunden) ihre Beobachtungen darin eintragen.

Veränderung des Essverhaltens
Die Veränderung des pathologischen Essverhaltens im ambulanten wie stationären Setting umfasst den Abbau von Diäthalten bzw. den Aufbau eines „normalen" Essverhaltens, darüber hinaus den Umgang mit spezifischen Symptomen wie Heißhungerattacken, Erbrechen und Laxantienabusus.

Grundlage eines normalen Essverhaltens ist eine Ernährungsweise, die in ausgewogenem Verhältnis aus Kohlenhydraten, Fetten und Eiweißen zusammengesetzt ist und nicht, wie häufig bei Patientinnen mit Ess-Störungen beobachtbar, hochselektiv mit Bevorzugung von fettarmer, eiweißreicher Nahrungsmittel. Ein wichtiger Aspekt ist dabei die Regelmäßigkeit der Nahrungsaufnahme, um längere Nahrungskarenzen zu vermeiden und eine ausreichende Nährstoff- und Energieversorgung zu gewährleisten. Den Patientinnen wird als Hilfestellung empfohlen, täglich drei Haupt- und zwei Zwischenmahlzeiten einzunehmen. Eine starre Vorgabe i. S. eines genauen Diätplans halten wir dabei allerdings nicht für sinnvoll; hingegen sollte der Essensplan gemeinsam mit der Patientin erarbeitet werden.

PROTOKOLL

Selbstbeobachtungsprotokoll von Auslösebedingungen für Heißhungeranfälle, Erbrechen und Abführmitteleinnahme

Name: _____ Code-Nr.: _____

AUSLÖSEBEDINGUNGEN FÜR HEISSHUNGERANFÄLLE, ERBRECHEN UND ABFÜHRMITTELEINNAHME (EINNAHME VON ENTWÄSSERUNGSTABLETTEN)

Notieren Sie nachfolgend die für Sie persönlich typischen Auslöser für das Auftreten von Heißhungeranfällen und Erbrechen oder Abführmitteleinnahme. Unterscheiden Sie „äußere" Auslöser (z. B. der Anblick von Essen, der Anblick des Bäckerladens) und „innere" Auslöser (bestimmte Gefühle wie z. B. Enttäuschung, Wut, Ärger über eine Situation oder Person aber auch körperliche Zustände wie Hunger). Überlegen Sie auch, ob es Gemeinsamkeiten zwischen den Situationen gibt: treten die Heißhungeranfälle z. B. immer im Zusammenhang mit bestimmten Gefühlen wie Einsamkeit oder Enttäuschung auf, immer in Verbindung mit einem bestimmten Umgang mit anderen Menschen (z. B. immer dann, wenn Sie Ihre Meinung gegenüber anderen nicht vertreten können) und/oder bevorzugt dann, wenn Sie nicht genügend gegessen haben etc.?

„Typische" Auslösesituationen:

Typische Situationen (äußere Auslöser):

alleine zu Hause, Essensgeruch, Anblick von Essen, zu viel Arbeit, Einladungen, unangenehme Arbeiten, Stadtbummel, Diskussionen, Entscheidungen treffen

Typische Gefühle (innere Auslöser):

Einsamkeitsgefühle, Angst zu versagen, Schuldgefühle, Enttäuschung durch meinen Freund, Angst, meine Meinung zu vertreten, „Im-stich-gelassen-fühlen".

Personen, die häufig beteiligt sind:

Eltern, Freund, Geschwister, Unidozenten, Arbeitskollegen

Orientierung am eigenen Appetit. Zur Etablierung eines geregelten Essverhaltens ist es wichtig, dass die Patientinnen lernen, die zuvor geplanten Mahlzeiten einzuhalten, und zwar unabhängig von vorangegangenen Heißhungeranfällen und Erbrechen. Dadurch soll verhindert werden, dass Heißhungerattacken durch Hungergefühle oder überkontrolliertes Essverhalten provoziert werden. Neben einer energetisch ausreichenden Ernährung ist dabei die Berücksichtigung einer vielfältigen Nahrungsmittelauswahl von besonderer Bedeutung. Schrittweise sollen die Patientinnen auch gemiedene Nahrungsmittel der „Schwarzen Liste" einbeziehen und langfristig lernen, sich wieder stärker an ihrem Appetit auf bestimmte Nahrungsmittel zu orientieren, statt sich – wie eher typisch – in erster Linie von diätetischen Gesichtspunkten leiten lassen.

Viele Patientinnen essen häufig nicht das, worauf sie eigentlich Lust haben (z. B. ein Eis oder ein Stück Kuchen), sondern stattdessen etwas anderes, was weniger Kalorien enthält und als „gesünder" gilt (z. B. Salat oder einen Apfel). Diese Einseitigkeit und der Verzicht auf Genuss tragen jedoch häufig zum Auftreten von Heißhungeranfällen bei. Grundsätzlich sollten die Patientinnen in der Lage sein, ohne Angst alle Nahrungsmittel zu essen; dies muss jedoch nicht bedeuten, dass sie sich – sofern sich ihr Essverhalten normalisiert hat – nicht langfristig bewusst gegen bestimmte Nahrungsmittel entscheiden können.

Bei ausgewogener Ernährung liegt der tägliche Kalorienbedarf – je nach Grundumsatz und Art der Tätigkeit – zwischen 2 000 und 3 000 kcal. Empfehlungen von Tagesplänen mit einer Energiezufuhr von beispielsweise 1 300 kcal zur Erhaltung eines bestimmten (niedrigen) Gewichts dienen daher nur dem Fortsetzung des Diäthaltens und nicht einer Änderung der Essgewohnheiten. Bei Patientinnen mit deutlichem Untergewicht kann die o. g. Kalorienvorgabe während bestimmter Phasen der Gewichtszunahme zu niedrig sein. Der individuelle Energiebedarf jeder Patientin kann in jedem Fall erst langfristig, nach Normalisierung des Essverhaltens entschieden werden.

Kein Kalorienzählen. Die Patientinnen sollen bei der Zusammenstellung der täglich verzehrten Nahrungsmittel weder zu exaktem Kalorienzählen noch zu detailliertem Abwägen hinsichtlich ernährungsphysiologischer Kriterien angehalten werden, da dies die ständige, übermäßige Beschäftigung mit Essen weiter fördern würde. Daher halten wir grundsätzlich Diätunterricht oder Kochunterricht mit dieser Zielsetzung für Essgestörte Patientinnen für nicht erforderlich oder sinnvoll. Manche Patientinnen verfügen über ein fundiertes Wissen bezüglich der Zusammensetzung der Nahrungsmittel, insbesondere des Energie- und Fettgehaltes, während andere in dieser Hinsicht völlig „mystische" Vorstellungen haben, die sich dann auch in ihrem Essverhalten niederschlagen (z. B. „von Fett werde ich fett"). Im Rahmen eines gemeinsamen Zubereitens von warmen Mahlzeiten (v. a. mit „verbotenen" Nahrungsmitteln) können die Patientinnen daher lernen, sowohl ihre irrationalen Vorstellungen zu korrigieren als auch durch gezieltes Genusstraining das Essen wieder genussvoller und ohne Berücksichtigung des Energie- und Fettgehaltes zu erleben. Die Betreuung durch eine Fachkraft (Oecotrophologin, Diätassistentin) kann dabei hilfreich sein.

Für manche Patientinnen kann eine vorübergehende, zusätzliche Hilfe zur Etablierung eines geregelten Essverhaltens sein, sich einen genauen Essensplan für einen bestimmten Zeitraum im voraus (z. B. eine Woche) zu erstellen (Jacobi & Paul, 1991b). Dadurch soll das Essen vorübergehend einen eher „funktionalen" Stellenwert bekommen; das v. a. für untergewichtige Patientinnen typische zeit- und gedankenaufwendige Abwägen und Verhandeln bzgl. der Art der Nahrung soll damit reduziert werden. Gleichzeitig wird häufig viel deutlicher, in welchen anderen Lebensbereichen die Patientinnen Schwierigkeiten haben.

Reduktion von Heißhungeranfällen und Erbrechen

Die Etablierung eines geregelten, ausgewogenen Essverhaltens kann als generelle Strategie zum Umgang mit Heißhungeranfällen und Erbrechen oder Laxantien angesehen werden. Zusätzlich können jedoch spezifische Aktivitäten geplant werden, die das Auftreten von Heißhungeranfällen verringern bzw. verhindern. Diese Strategien sind in der Regel vor allem kurzfristig wirksam und können auch unabhängig von den möglicherweise zugrunde liegenden Konflikten hilfreich sein, wenngleich sie Lösungsansätze für die spezifischen Konflikte nicht ersetzen. Letztere stellen quasi die langfristigen Strategien zur Bewältigung der Symptomatik dar. Zu den spezifischen Techniken gehören: Stimuluskontrolltechniken, andere Strategien, die sich aus der Analyse der Selbstkontroll- oder erfolgreichen Selbsthilfemöglichkeiten ergeben haben oder die Planung von Alternativverhalten.

Stimuluskontrolltechniken als eine Methode der Selbststeuerung dienen hier dazu, das Problemverhalten (z. B. Heißhungeranfälle) unter Stimuluskontrolle zu bringen, also die Stimulusbedingungen systematisch zu beseitigen oder einzugrenzen, unter denen das problematische Verhalten auftreten darf. Diese Techniken wurden ursprünglich im Rahmen der Adipositastherapie verwendet (Paul & Jacobi, 1989) und werden heute in unterschiedlichem Ausmaß in kognitiv-verhaltenstherapeutischen Konzepten eingesetzt, um ein geregeltes Essverhalten zu etablieren (Fairburn, 1985).

So könnte man mit einer bulimischen Patientin in der Anfangsphase der Therapie z. B. die Vereinbarung treffen, dass Heißhungeranfälle nur noch mittags und abends, nicht mehr vormittags auftreten dürfen (Stimuluskontrolle der zeitlichen Bedingungen des Auftretens).

Vorübergehende Hilfe. Diese Techniken sind als vorübergehende Hilfe gedacht, von der die einzelnen Patientinnen in ganz unterschiedlichem Maße Gebrauch machen können. Sie sind v. a. während der Phase (als kurzfristige Kontrollstrategie) von Bedeutung, weil sie Patientinnen helfen können, wieder Kontrolle über ihr Essverhalten zu erleben. Sie sind jedoch nicht als dauerhafte Maßnahme gedacht und sollten im weiteren Verlauf der Therapie mit zunehmender Autonomie entbehrlich werden (bzw. als kurzfristige „Wiederauffrischungsstrategien" dienen). So ist es z. B. in der Normalisierung des Essverhaltens und im Umgang mit Rückfällen der letzten Therapiephase wichtig, dass die Patientinnen sich in realistischer Weise mit Essen und Nahrungsmitteln auseinandersetzen, also auch Vorräte im Haus haben und in der Lage sein müssen, hungrig einkaufen zu gehen, ohne dabei gleich für einen Heißhungeranfall einzukaufen.

> **ÜBERSICHT**
>
> **Essensregeln**
> Die folgenden Regeln sollen Ihnen dabei helfen, wieder ein ungestörtes Essverhalten zu erlernen:
> - Verteilen Sie das Essen täglich auf 3 *Hauptmahlzeiten* und 2 *kleinere Mahlzeiten* (Snacks) zwischendurch.
> - Nehmen Sie sich *Zeit* beim Essen. Sie sollten für jede Mahlzeit mindestens eine halbe Stunde aufwenden.
> - Richten Sie sich einen *festen* Platz ein, wo Sie regelmäßig Ihre Mahlzeiten einnehmen. Essen Sie *nur dort*. Essen Sie *nicht* im Stehen, vor dem Kühlschrank etc.
>
> Decken Sie sich den Tisch, an dem Sie essen wollen, immer schön und setzen Sie sich an den Tisch zum Essen.
> - Wenn Sie essen, tun Sie *nichts anderes* als essen – also weder lesen, fernsehen, arbeiten etc.
> - Essen Sie *langsam* und kauen Sie jeden Bissen gründlich, bevor Sie ihn hinunterschlucken.
> - Planen Sie *vor dem Essen*, was Sie essen wollen; überlegen Sie dies nicht erst, wenn Sie angefangen haben zu essen. Bereiten Sie sich die entsprechende Menge vorher zu und essen Sie nur diese Menge.
> - Überlegen Sie sich vor dem Essen, was Sie im *Anschluss* daran tun werden.
> - Legen Sie sich *keine Vorräte* zu. Kaufen Sie maximal für 2 Tage ein und nur die Mengen und Nahrungsmittel, die Sie in dieser Zeit essen wollen.
> - Machen Sie sich vor dem Einkaufen eine *Liste* mit Lebensmitteln, die Sie benötigen. Kaufen Sie nur die Lebensmittel ein, die auf der Liste stehen und nehmen Sie eventuell auch nur soviel Geld mit, wie Sie dafür benötigen.

Strategien zur Vorbeugung. Zusätzlich sind natürlich Strategien nötig, die die Wahrscheinlichkeit des Auftretens von Heißhungeranfällen und Erbrechen verringern. Diese lassen sich teilweise aus der Analyse der Selbstkontrolle der Patientin entwickeln (z. B. gelingt es ihr immer dann, einen Heißhungeranfall zu verhindern, wenn sie eine wichtige Verabredung hat), oder müssen teilweise neu entwickelt werden. Die Patientinnen sollten sich danach möglichst konkrete Strategien für den Umgang mit kritischen Situationen im voraus überlegen. Die Strategien können sowohl direkt bei den Heißhungeranfällen als auch beim Erbrechen ansetzen.

> **ÜBERSICHT**
>
> **Strategien für kritische Momente**
> ▶ Eine Freundin oder einen Freund besuchen oder anrufen, wenn ein Heißhungeranfall bevorsteht
> ▶ Sich nach dem Essen mit jdm. zu einem Spaziergang verabreden (um Erbrechen zu verhindern)
> ▶ Freizeitaktivitäten für eine bestimmte Zeit (v. a. für „kritische" Tageszeiten) genau im voraus planen
> ▶ Ein Bad nehmen in Situationen der Anspannung

Die individuell wirksamen Strategien lassen sich in der Regel nach einigen Wochen der Selbstbeobachtung anhand der Protokolle von den Patientinnen selbst zusammenfassen. Sie sollten jedoch im Rahmen der Therapie nochmals ausführlich im Hinblick auf ihre Vor- und Nachteile diskutiert werden. Ähnliches trifft für „Kontrolle des Essverhaltens" zu, was ja eher eine Maßnahme zur Förderung und nicht zur Reduktion von Heißhungeranfällen darstellt.

Je genauer die Analyse der auslösenden Bedingungen durchgeführt wurde, desto konkreter können die jeweiligen Aktivitäten geplant werden. Ergibt die Analyse der Auslösebedingungen bzw. der Funktionalität der Ess-Störung (s. u.) jedoch schwerwiegende zugrunde liegende Konflikte (wie z. B. eine massive Störung im Bereich der Partnerschaft, Abgrenzungsprobleme von den Eltern, Probleme im Beruf) so sind diese Strategien möglicherweise nur kurzfristig wirksam. Der Umgang mit den Konflikten hat dann Vorrang (siehe nachfolgendes Beispiel). Die genannten Strategien können jedoch zumindest die Funktion erfüllen, das häufig vorherrschende Gefühl von Ausgeliefertsein und Kontrollverlust zu verändern und wirken damit motivierend.

> **THERAPIEBEISPIEL**
>
> **Funktion des bulimischen Verhaltens**
> Bei Frau C., 27 J., besteht seit dem 14. Lebensjahr eine Ess-Störung, die mit einer längeren anorektischen Phase begonnen hatte. Mehrfache Klinikaufenthalte in der Vorgeschichte, häufig von ihr vorzeitig abgebrochen. Aktuell ist sie normalgewichtig und hat zweimal täglich Heißhungeranfälle mit anschließendem Erbrechen. Die Problemanalyse ihres bulimischen Verhaltens weist auf massive Abgrenzungs- und Durchsetzungsprobleme gegenüber ihren sehr auf ein harmonisches Familienleben bedachten Eltern hin. Die Patientin ist extrem darum bemüht, die Erwartungen ihrer Eltern („eine liebe Tochter sein, ihnen nicht noch mehr Ärger machen, ihnen zuliebe mit eigenen, andersartigen Ansichten zurückstecken" etc.) zu erfüllen, und nimmt dabei ihre eigenen Bedürfnisse häufig gar nicht wahr.
>
> Das bulimische Verhalten ist einer der wenigen Bereiche, die sie ohne Einflussnahme der Eltern selbständig steuert. In der Therapie waren das Verdeutlichen der Funktionalität des bulimischen Verhaltens und die Förderung von Autonomie und Durchsetzungsvermögen vorrangig vor der Veränderung des Essverhaltens. Es war zu befürchten, dass die Patientin ansonsten den für sie letzten Bereich persönlicher Autonomie verloren hätte, bevor sie in der Lage gewesen wäre, sich neue Bereiche der Autonomie zu erschließen.

Sich selbst belohnen. Eine weitere Möglichkeit zum Aufbau konkreten Alternativverhaltens liegt in der Betonung positiver Aktivitäten und ihrer gezielten Anwendung als Strategien zum Umgang mit dem problematischen Essverhalten. Als Folge der Ess-Störung haben Patientinnen häufig viele, ihnen ursprünglich sehr wichtige Dinge und Aktivitäten vernachlässigt. Da die Beschäftigung mit dem Essen ständig im Vordergrund steht, sind diese auch häufig für sie gar nicht mehr präsent. Entsprechend negativ kann dann auch die Wahrnehmung der eigenen Person sein (i. S. von Kognitionen wie „ich bringe ja doch nichts anderes zustande, als zu fressen", „ich bin für andere Menschen ja sowieso uninteressant und langweilig", „ich kann mich einfach nicht allein beschäftigen"). Viele im weitesten Sinne „genussvolle" Aspekte sind aus dem Leben der Patientinnen verschwunden.

Eine Aufgabe im Rahmen der Therapie kann daher z. B. darin bestehen, sich derartige „positive Aktivitäten" wieder in Erinnerung zu rufen. Dies kann entweder unter Zuhilfenahme entsprechender „Verstärkerlisten" (z. B. LEV, Schulte, 1974; Liste angenehmer Ereignisse, Hautzinger et al., 1992) durchgeführt werden oder die Patientinnen stellen eine eigene „persönliche" Liste auf. Ein entsprechendes (individuelles) Beispiel ist in Tabelle 13 dargestellt. Ein Teil dieser Aktivitäten kann dann als direkte Alternativstrategien in „kritischen" Situationen verwendet werden.

PROTOKOLL

Umgang mit Heißhungeranfällen und Erbrechen

▶ Welche Möglichkeiten haben Sie zur Zeit zur Verfügung, das Auftreten von Heißhungeranfällen zu verhindern?
– Zum Beispiel immer so reichhaltig zu essen, dass Hunger bzw. HA nicht durch ewigen Verzicht auftreten.
– Ich nehme mir möglichst viel vor.
– Einladungen und Unternehmungen.
– Möglichst nicht „dafür" einkaufen.

▶ Wodurch unterscheiden sich Tage, an denen Sie keine Heißhungeranfälle haben, von Tagen, an denen diese auftreten?
– An Tagen, wo keine HA auftreten, bin ich nicht gestresst, genervt von etwas, dass ich tun muss, obwohl ich keine Lust dazu habe und nicht so erschöpft und unter Zeitdruck bin. Einem HA geht all das voraus, als Ventil sozusagen kommt dann der HA/E.
– Ich erledige mehr Dinge, wenn ich ohne HA auskomme.
– Widme mich mehr meiner Familie, wenn ich ohne HA auskomme.
– Komme eher ins Bett, wenn ich ohne HA auskomme.
– Bin leider auch manchmal unausgeglichen und aggressiv, ohne HA.

▶ Welche Strategien zur Verhinderung von Heißhungeranfällen und Erbrechen haben sich in der Vergangenheit als hilfreich erwiesen?
– Das, was eigentlich getan werden muss, nicht zu tun, liegen zu lassen. Einfach weggehen. Allerdings war mein Gewissen dann immer schlecht denen gegenüber, die ja etwas erwarten.
– Ein total verplanter Tag.

▶ Wie ist es Ihnen gelungen, in Zeiten in denen Sie keine Heißhungeranfälle hatten (z. B. im Urlaub), diese zu verhindern?
– Ich war nicht gestresst, konfrontiert mit Leistungsdruck, übermüdet usw. Es trat also nichts auf, was sonst HA und E begünstigt.
– Kontrolle meines Essverhaltens.

▶ Welche neuen Strategien wollen Sie in Zukunft ausprobieren?
– Positiv denken. Das Leben in Tagen zu leben und nicht immer an das denken, was in einer Woche, einem Monat bzw. getan werden muss. Mir mehr gönnen, das Positive an mir sehen.
– Essen worauf ich Lust habe.

▶ Welche konkreten Möglichkeiten der Ablenkung haben sich bei Ihnen als wirkungsvoll erwiesen?
– Entspannung
– Besuch bei mir zuhause oder jemanden besuchen
– Allgemein: menschliche Gesellschaft

> **PROTOKOLL**
>
> **Liste von Belohnungen**
>
> WAS ICH LIEBE ...
>
> - eine Wärmflasche im Bett, wenn mich friert
> - Kastanien als Handschmeichler
> - an meinem Parfum riechen
> - klare, eindrucksvolle Formen
> - schöne Materialien (Holz, Leinen, Leder, Seide, Wolle usw.)
> - Kerzenlicht
> - ein frisch bezogenes Bett
> - umhergehen und betrachten (Menschen, Häuser, Natur usw.)
> - in einem ruhigen See ganz weit hinausschwimmen und mich dort treiben lassen
> - anregende Gespräche
> - ein Picknick mit Freunden
> - Handwerken, basteln
> - die Ausstrahlung von Menschen und Dingen auf mich wirken lassen
> - von einem sommerlichen Platzregen total durchnässt werden
> - Spiele spielen
> - abwaschen, Musik hören und laut mitsingen
> - am Strand entlanggehen, die Füße im Wasser
> - öfter einmal mein Zimmer umstellen
> - meine Aufmerksamkeit ganz bei dem haben, was ich gerade tue
> - ein aufgeräumtes Zimmer, eine saubere Küche, weil ich dadurch das Gefühl habe, frei zu sein für etwas anderes oder für spontane Unternehmungen
> - ausführlich Zeitung lesen
> - Musik mit dem Walkman hören
> - Blumen im Garten pflanzen und wachsen sehen
> - allein in Hagenbeck spazieren gehen
> - vorlesen und vorgelesen bekommen
> - ein Buch lesen, was mich total fesselt oder inspiriert
> - ausgelassen sein (dürfen)

Bei der Erarbeitung von Alternativen zum symptomatischen Verhalten ist es wichtig, die Verantwortung dafür bewusst zu machen. Die Patientinnen fühlen sich der Symptomatik oft hilflos ausgeliefert. Auch noch vorhandene Möglichkeiten der Kontrolle werden nicht mehr adäquat wahrgenommen oder bewusst aufgegeben. Dies äußert sich z. B. in Aussagen wie „Ich kann nichts dagegen tun, es passiert einfach" (der Heißhungeranfall); „Ich musste essen und erbrechen"; „Ich kann es überhaupt nicht steuern".

Die folgenden Fragen können dazu beitragen, die den Hilflosigkeitsgefühlen zugrundeliegenden Einstellungen auf verschiedenen Ebenen zu korrigieren:

▶ **Selbstkontrolle:**
Wo finden sich im Rahmen der Problemanalyse Bedingungen, unter denen das symptomatische Verhalten gar nicht oder deutlich seltener auftritt oder aufgetreten ist (z. B. im Urlaub)? Was hat die Pat. selbst dazu beigetragen, wie hat sie es geschafft? Was sind (noch vorhandene) erfolgreiche Strategien?
Würden die Heißhungerattacken auch auftreten, wenn das Erbrechen nicht möglich wäre?

▶ **Eigenverantwortung:**
Wann beginnt ein Heißhungeranfall? Mit dem Gedanken an Essen oder möglicherweise schon viel früher, z. B. morgens beim Aufwachen („schlechter Tag") oder beim Einkaufen. Wer steuert das Einkaufen, wer trifft die Entscheidung zu essen **und** zu erbrechen?

▶ **Ausnahmen:**
Was passiert, wenn Heißhungerattacken z. B. durch bestimmte Umstände oder unerwartete Ereignisse verhindert, aufgeschoben oder begonnene Heißhungeranfälle abgebrochen werden? Wie fühlt sie sich anschliessend, wie stark ist das Bedürfnis zu erbrechen noch?

Gute Beziehung ist Voraussetzung. Bei den meisten Patientinnen gelingt es, anhand der o. g. Fragen die noch vorhandene Selbstkontrolle deutlich zu machen und darauf neue Selbstkontrollstrategien aufzubauen. Es darf dabei jedoch nicht darum gehen, Patientinnen zu „beweisen", dass sie sich ja eigentlich kontrollieren können; die Wahrnehmung der Pat. soll stattdessen auf die Anteile ihres Verhaltens gerichtet werden, die aktiv und nicht passiv sind. Dazu gehören auch die klärenden Fragen zur Verdeutlichung der Eigenverantwortung. Wichtig ist, den Patientinnen dabei beide Aspekte zu vermitteln: einerseits ihre Eigenverantwortlichkeit für die Heißhungeranfälle und andererseits ihre Schwierigkeiten, entsprechende Problemsituationen zum jetzigen Zeitpunkt anders zu lösen. Dies kann sich z. B. auch in einem veränderten sprachlichen Umgang ausdrücken: die Pat. spricht nicht mehr davon, dass sie erbrechen musste, sondern erbrechen wollte.

Die oben formulierten Fragen setzen immer eine gute Beziehung zwischen Patientin und Therapeut voraus, sonst besteht die Gefahr, dass sie als pädagogische Maßregelung missverstanden werden. Das Ziel dabei ist, dass erzielte Veränderungen langfristig i. S. einer Erhöhung der „self-efficacy"

(Bandura, 1977) auf eigene Anstrengung zurückgeführt werden können und damit neue Kontrollerfahrungen gemacht werden.

Maßnahmen zur Gewichtszunahme

Das Erreichen des Mindestgewichts ist ein zentrales Ziel der kognitiven Verhaltenstherapie anorektischer und häufig auch bulimischer Patientinnen. Gleichzeitig kann es eine der größten Schwierigkeiten im therapeutischen Prozess darstellen. Eine zu *einseitige* Betonung der Gewichtszunahme bei gleichzeitiger Vernachlässigung der übrigen Problembereiche kann leicht dazu führen, dass die ohnehin meist sehr leistungsorientierten Patientinnen zwar schnell zunehmen, aber genauso schnell wieder abnehmen. Auf den besonderen Stellenwert nicht nur einer Gewichtszunahme und -stabilisierung sondern auch der damit ursächlich in Zusammenhang stehenden Problem in der Therapie hat schon Hilde Bruch hingewiesen:

„Es ist allgemein bekannt, dass von einem echten Erfolg im Zusammenhang mit einer solchen Gewichtszunahme nur dann auszugehen ist, wenn dies Teil eines ausgewogenen Behandlungsprogramms ist, das die zugrundeliegenden individuellen und familiären Probleme bearbeitet" (Bruch 1974, S. 1419; eigene Übersetzung).

In diesem Sinne stellen gewichtsstabilisierende Maßnahmen heute *einen* Schwerpunkt in einem verhaltenstherapeutischen Gesamtbehandlungskonzept dar, das gleichermaßen die Bearbeitung der zugrunde liegenden und aufrechterhaltenden Problembereiche berücksichtigt. Für die Behandlung des massiven Untergewichts wird häufig zuerst eine **stationäre** Behandlung erforderlich sein, die dann ambulant fortgesetzt werden sollte. Bislang publizierte Behandlungskonzepte zum Umgang mit dem Untergewicht sind in der Regel an einen stationären Rahmen gebunden. Empirische Berichte über ambulante Maßnahmen zur Behandlung des Untergewichts sind uns nicht bekannt.

Verträge über die Gewichtszunahme. Als spezifische Techniken zur Normalisierung des Gewichts haben operante Maßnahmen (s. u.) häufig in Verbindung mit Contract Management-Techniken (Verträge mit Patientinnen über die zeitliche und inhaltliche Gestaltung der Gewichtszunahme) innerhalb kognitiv-verhaltenstherapeutischer Behandlungskonzepte nach wie vor große Bedeutung. Nach dem operanten Modell des Lernens beeinflusst die Art der Konsequenzen die Auftretenswahrscheinlichkeit eines Zielverhaltens. Bei der Anwendung dieser Konzepte bei Patientinnen mit Ess-Störungen wird die Gewichtszunahme (z. B. wöchentlich mindestens 700 g) kontingent mit der Gewährung bestimmter Freiheiten (positive bzw. negative Verstärkung verknüpft. In früheren Konzepten wurden die Verstärker teilweise auch direkt an das Essverhalten (Kalorienzufuhr, Anzahl der gegessenen Bissen) gekoppelt, was u. E. zu einer zu einseitiger Betonung des Essverhaltens führt.

Operante Konzepte sind im Rahmen einer stationären Behandlung leichter umsetzbar; die entsprechend gewährten Freiheiten (Aktivitäten außerhalb der Klinik, Besuche etc.) werden meist zuvor eingeschränkt und ihre Einhaltung kann besser kontrolliert und gewährleistet werden.

Prinzipiell – v. a. im Falle einer nicht zu großen Gewichtszunahme – ist dieses Vorgehen jedoch auch **ambulant** möglich. Nach Festlegung des Mindestgewichts wird mit der Patientin gemeinsam die wöchentliche Gewichtszunahme festgelegt, die 500 g nicht unterschreiten sollte, da sonst Veränderungen kaum noch nachvollziehbar sind. Die Gewichtszunahme wird an bestimmte vorher festgelegte Verstärker (positive Aktivitäten oder Belohnungen) gekoppelt (z. B. Kinobesuch nach erfolgter Gewichtszunahme). Die Patientin führt eine Gewichtskurve, in die sie ihr Gewicht wöchentlich einträgt und bringt diese in die Therapiestunde mit. Das Gewicht kann dann – je nach Vereinbarung mit der Patientin – zu festgelegten Zeiten (z. B. einmal wöchentlich) von therapeutischer Seite zusätzlich kontrolliert werden.

Abbau der „Schwarzen Liste"

Jede Patientin sollte zu Beginn der Therapie eine sog. „Schwarze Liste" von erlaubten und verbotenen Nahrungsmitteln (also solchen, die sie sich zugesteht zu essen und solchen, die sie sich vorenthält bzw. erbricht) aufstellen.

Ein Ziel bei der Normalisierung des Essverhaltens besteht darin, die „verbotene" Seite schrittweise abzubauen. Zu festgelegten Zeitpunkten (z. B. alle 14 Tage innerhalb eines Teils der Therapiestunde) werden dann bereits vollzogene Veränderungen sowie mögliche Schwierigkeiten damit besprochen und weitere Schritte (neue Nahrungsmittel) geplant. Gehören bestimmte Nahrungsmittel im Verlauf der Therapie zu den „erlaubten", so können sie von der „verbotenen" Seite gestrichen werden. Voraussetzung dafür ist jedoch, dass sie nicht nur einmal „ausprobiert" wurden, sondern dass die Patientin sie regelmäßig und angstfrei in ihre normale Ernährung integrieren kann. Sie hat so auch am Ende der Therapie einen Überblick darüber, welche Veränderungen sie hinsichtlich des Essverhaltens auch weiterhin eigenständig durchführen muss.

Ein Teil des zu verändernden Essverhaltens kann auch das Einbeziehen warmer Mahlzeiten betreffen, die ebenfalls häufig zu den gemiedenen Nahrungsmitteln gehören. Während Patientinnen im Rahmen einer stationären Behandlung sich z. B. eine normale Mittagessenportion (Tablettmahlzeit), wie sie dort üblicherweise angeboten wird, als ungefähren Richtwert nehmen können, ergeben sich hier in der ambulanten Therapie Probleme und Möglichkeiten der Vermeidung. Gemeinsam mit den Patientinnen muss dann versucht werden, entsprechend den örtlichen Gegebenheiten, Lösungen zu finden (z. B. Essen in der Uni-Mensa).

PROTOKOLL

Eine „Schwarze Liste" vor der Therapie

Datum: _____   Name: _____
                         Code-Nr.: _____

„SCHWARZE LISTE"

Notieren Sie in dieser Liste Ihre sogenannten „erlaubten" und „verbotenen" Nahrungsmittel. „Erlaubte" sind diejenigen Nahrungsmittel, die sie sich erlauben zu essen, ohne Sie danach wieder zu erbrechen. „Verbotene" sind diejenigen Nahrungsmittel, bei denen sie der Meinung sind, dass Sie sie eigentlich nicht essen sollten (z. B. weil sie zu viele Kalorien haben oder Ihrer Ansicht nach „ungesund" sind). „Verbotene" Nahrungsmittel werden häufig wieder erbrochen.

„Erlaubte" Nahrungsmittel	„Verbotene" Nahrungsmittel
Tomaten	Nudel/Reis
Gewürzgurken	Wurst, Bratwurst
Salat /Rohkost	Eier
Joghurt (mager)	Schokolade, Kekse
Müsli	Kuchen
Käse unter 40 % i. d. Tr.	Erdnüsse, Chips
Gemüse	Salatdressing, Mayonnaise
Obst	Fleisch
Fisch	Räucherfisch
Fruchteis	Sahneeis, Sahne
Klare Suppe	Eintopf
Vollkornbrot	Weißbrot
Säfte (ohne Zucker)	Cola, Kakao
	fetter Käse
	Butter, Margarine
	Kartoffeln, Pommes
	Pizza
	Saucen
	Fast Food

PROTOKOLL

Eine „Schwarze Liste" nach der Therapie

Name: _____   Datum: _____   Code-Nr.: _____

Liebe Patientin,
bitte betrachten Sie noch einmal Ihre persönliche Liste „verbotener" und „erlaubter" Nahrungsmittel, wie Sie sie zu Beginn der Therapie aufgestellt hatten. Entscheiden Sie für jedes der Nahrungsmittel einzeln, ob es nach wie vor „verboten" bzw. inzwischen „erlaubt" ist, indem Sie diejenigen Nahrungsmittel, die Sie mittlerweile in den normalen Speiseplan miteinbeziehen, von der Seite „verboten" deutlich sichtbar (!!!) **streichen**.

Vielen Dank!

„Erlaubte" Nahrungsmittel	„Verbotene" Nahrungsmittel
Salate, Gurke, Tomaten	~~Schokolade, alle Arten~~
Gemüse	~~Süßwaren~~
Obst	alle salzigen Knabbereien
Brot (Knäckebrot, Vollkornbrot)	~~Nudeln~~
Joghurt, Quark (mager)	Braten mit Soße, ~~Würstchen~~
Gewürzgurken	~~Kuchen, Pudding~~
magere Salatsoßen	Nutella
Putenfleisch, Huhn	Majonnaise, Remoulade
Fisch	~~Butter, Zucker,~~ Sahne
Tütensuppen	~~Pizza, Pfannkuchen~~
Kartoffeln	Kartoffelpuffer, Pommes
Kaugummi ohne Zucker	~~Corn flakes~~
Cola light, Mineralwasser	Dicke Suppen (Erbsen-, Bohnensuppe)
Wasser, Tee, H-Milch	~~Kartoffelsalat~~
	~~Rahmspinat~~
	~~Coca Cola~~

4.2 Veränderung von Essverhalten und Gewicht

4.3 Veränderung psychosozialer Konflikte

Neben der Veränderung des Essverhaltens richtet sich ein zweiter wichtiger Schwerpunkt verhaltenstherapeutischer Behandlungskonzepte auf die Bearbeitung der mit dem gestörten Essverhalten zusammenhängenden und ihm zugrunde liegenden Problembereiche. Der Umgang mit diesen Problembereichen oder Konflikten hat in der Praxis mindestens den gleichen Stellenwert wie der Umgang mit der engeren Symptomatik (Essverhalten, Gewicht und Heißhungeranfälle etc.) auch wenn die Darstellung dieser Anteile mehr Raum einnimmt. Die Beschreibung des konkreten therapeutischen Vorgehens ist jedoch schwieriger als für den Bereich des Essverhaltens und Gewichts und lässt sich weniger gut in Form einzelner, systematisch aufeinander aufbauender therapeutischer Schritte darstellen. Das Vorgehen hier ist auch weniger spezifisch als im Bereich des Umgangs mit Essen und Gewicht.

Beispielsweise gibt es in einer verhaltenstherapeutischen Depressionsbehandlung Elemente für den Umgang mit der Symptomatik und andere, weniger spezifische Elemente für die Bearbeitung von Konflikten. Der Umgang mit Konflikten dürfte sich zwischen beiden Störungsbildern (Ess-Störungen und Depression) sehr viel weniger unterscheiden als der Umgang mit der jeweils spezifischen Symptomatik. Für beide gilt eine Vorgehensweise, die einem verhaltenstherapeutischen Standardvorgehen entspricht, dessen verschiedene Phasen von der Eingangsdiagnostik über die Interventionen bis hin zur Beendigung der Therapie beispielsweise Kanfer et al. (1991) ausführlich beschreiben.

Es scheint uns daher sinnvoller, die Identifikation von und den Umgang mit Konflikten exemplarisch zu verdeutlichen, als auf die einzelnen verhaltenstherapeutischen Standardtechniken oder Therapieprozessphasen einzugehen.

Identifikation der Konflikte

Die der Ess-Störung zugrunde liegenden Konflikte oder Problembereiche können individuell sehr unterschiedlich sein. Manche treten häufiger auf, ohne damit jedoch spezifisch für Ess-Störungen zu sein. Zu diesen gehören z. B. ein mangelndes Selbstbewusstsein bzw. eine Selbstwertproblematik, extremes Leistungs- und Perfektionismusstreben, ein starkes Bedürfnis nach Kontrolle und Autonomie, mangelnde Selbständigkeit, erhöhte Impulsivität, Probleme in Beziehungen zu anderen Menschen wie z. B. Abgrenzungs- oder Durchsetzungsprobleme im familiären Bereich (Eltern, Partnerschaft), Angst und Unsicherheit in der Beziehung zu anderen und Probleme im Bereich der Sexualität.

Die Identifikation ergibt sich aus verschiedenen Quellen: Wichtige Hinweise können die Vorgeschichte der Patientin sowie bedeutsame biographische Ereignisse (z. B. Traumata, Trennungs- oder Verlusterlebnisse) liefern. Anhand der Aufzeichnungen über auslösende und aufrechterhaltende Bedingungen (hier v. a. das problematische Essverhalten begleitende Gefühle) im Rahmen der Selbstbeobachtung lassen sich individuell bedeutsame Probleme erkennen. Darüber hinaus kann die Gestaltung der therapeutischen Beziehung durch die Patientin, ihr verbales und nonverbales Verhalten in der Therapie oder ihre Interaktion in der Gruppe Aufschluss über zentrale Konflikte geben.

Häufig werden die zugrundeliegenden Konflikte erst mit der Veränderung der primären Symptomatik deutlich bzw. treten dann in den Vordergrund. Dies ist bei Patientinnen mit bulimischer Symptomatik oft dann der Fall, wenn sie mit Hilfe der Therapie in der Lage sind, ihr problematisches Eßverhalten zu verändern, und Heißhungeranfälle seltener oder überhaupt nicht mehr auftreten. Manche Problembereiche kommen dann buchstäblich erst „an die Oberfläche". Mit der Reduktion der primären Symptomatik fällt auch – zumindest Teilweise – eine Möglichkeit des Umgangs mit Spannungen oder unangenehmen Gefühlszuständen weg, die dann spürbar werden und für die neue Bewältigungsstrategien erarbeitet werden müssen. Zu diesem Zeitpunkt besteht gleichzeitig die Gefahr, daß die Patientinnen depressiv werden, da ihre bisherigen Möglichkeiten des Umgangs mit belastenden Gefühlen und Situationen wegfallen, vor denen die bulimische Symptomatik sie bisher geschützt hat.

THERAPIEBEISPIEL

Angst vor Konflikten
Eine 20jährige anorektische Patientin (Größe: 173 cm, Gewicht: 46 kg) wirkt in der therapeutischen Interaktion ausgesprochen selbstbewusst, locker, äußert nur geringen Leidensdruck und zeigt sich völlig einsichtig und motiviert hinsichtlich der notwendigen Gewichtszunahme. Außer den Problemen mit dem Essen und Gewicht werden sonst keine Schwierigkeiten deutlich; die Pat. ist sozial gut integriert, hat viele Kontakte und ein – ihrer Darstellung nach – gutes Verhältnis zu den Eltern.

Weder die Vorgeschichte der Entstehung der Anorexie noch die verbalen Berichte der Pat., noch die über einen Zeitraum von 4 Wochen geführten Selbstbeobachtungsprotokolle lassen eindeutige Konfliktbereiche erkennen, die die Entwicklung und Aufrechterhaltung der Ess-Störung erklären könnten. Auch ein gemeinsam mit der Familie geführtes Gespräch brachte in dieser Hinsicht keine neuen Informationen.

Im Verlauf der Therapie wird erst anhand des konstanten **Verhaltens der Patientin in der Therapie** („eigentlich geht es ihr gut"; weiß eigentlich gar nicht, was sie dort soll;) und der **Interaktion mit der Therapeutin** (betont lockeres, „gesundes" Auftreten trotz massiven Untergewichts und erheblicher Probleme mit dem Essen) klar, dass es für die Pat. undenkbar (weil in hohem Maße bedrohlich und mit ihrem Selbstbild unvereinbar) ist, sich Schwierigkeiten in bestimmten Lebensbereichen (z. B. erhebliche Unsicherheit gegenüber anderen Personen i. S. von Angst, kritisiert zu werden und dem ständigen Bestreben, alles perfekt machen zu müssen) einzugestehen. Dies käme in ihren Verständnis einem Versagen gleich, da ein wichtiges übergeordnetes Ziel darin besteht, mit möglichst vielen Menschen immer gut (d. h. für sie ohne Konflikte und unterschiedliche Meinungen) auszukommen und von allen gemocht zu werden.

ÜBERSICHT

Zugang zu den Konflikten

1. Anamnese und Problemanalyse:	Wichtige biographische Ereignisse (z. B. Traumata, Trennungs- und Verlusterlebnisse)
2. Selbstbeobachtung:	Auslösende und aufrechterhaltende Gefühlszustände (z. B. Gefühle von Wertlosigkeit)
3. Therapeutische Beziehung:	Interaktion mit dem Therapeuten
4. Interaktion mit anderen Personen:	z. B. anderen Gruppenmitgliedern, Körper Erfahrungsgruppe, Gespräch mit der Familie, dem Partner

THERAPIEBEISPIEL

Partnerschaftskonflikt

Die 31jährige bulimische Patientin, verheiratet, zz. Hausfrau und Mutter eines 6-Monate alten Säuglings ist hochmotiviert, im Rahmen der Therapie an ihren täglich auftretenden Heißhungeranfällen mit Erbrechen etwas zu verändern. Seitens ihres Partners wird ihr in dieser Hinsicht große Unterstützung zuteil, da dieser ebenfalls sehr unter der bulimischen Symptomatik seiner Frau leidet. Alle „Hausaufgaben" erfüllt sie prompt und gewissenhaft, sie lässt keine Therapiestunde aus und es gelingt ihr innerhalb weniger Wochen, ihr Essverhalten zu verändern (regelmäßiger und ausgewogener zu essen, HA und E teilweise mit gezielten Strategien erfolgreich zu verringern). Je mehr Zeit ihr zur Verfügung steht, desto klarer wird gleichzeitig, wie wenig sie damit anfangen kann, da sie durch das Kind an zu Hause gebunden ist.

Die Patientin ist eine lebenslustige Person, die bis zur Geburt des Kindes berufstätig war, in ihrer Freizeit immer viel unternommen hat und sich jetzt völlig „lahmgelegt" vorkommt. Hinzu kommt, dass der Ehemann ein eher ruhiger Mensch ist, der die Unternehmungslust und Interessen seiner Frau nicht unbedingt teilt. Mit Besserung der bulimischen Symptomatik wird zunehmend deutlich, dass die Bulimie die Funktion hatte, den „Frust" und die Eintönigkeit ihres Alltags zu überdecken und teilweise auch Ausdruck der Aggression gegenüber dem (mit anderen Interessen ausgestatteten) Ehemann ist (die Patientin erbricht z. B. „demonstrativ" erst dann, wenn er abends nach Hause kommt). Die eigentliche Problematik, nämlich ein Partnerschaftskonflikt, wurde erst deutlich, als die primäre Symptomatik gebessert war.

Bearbeitung der Konflikte
Für die Bearbeitung der individuell bestehenden Konflikte gibt es grundsätzlich verschiedene Möglichkeiten, die von Patientin zu Patientin in unterschiedlichem Ausmaß Berücksichtigung finden können:

Je nach Art des Konflikts kann eine Verbesserung der allgemeinen Problemlösefähigkeiten der Patientin oder der Aufbau neuer Kompetenzen (z. B. die Verbesserung sozialer Kompetenzen durch ein Selbstsicherheitstraining) angezeigt sein. Im Falle eines Konflikts mit Eltern oder dem Partner wird der Einbezug von Familienangehörigen bzw. des Partners notwendig werden. Weitere Möglichkeiten bestehen über die Planung konkreter, auf kritische Situationen bezogene Alternativen zum Problemverhalten (z. B. unter Zuhilfenahme von positiven Aktivitäten) oder über den Einsatz kognitiver Techniken zur Korrektur der verzerrten Wahrnehmung zu Körper, Gewicht oder Einstellungen zur eigenen Person.

In der Regel werden beim praktischen Vorgehen mehrere Möglichkeiten zu Anwendung kommen. Je nach Art des zugrundeliegenden Konflikts können diese in unterschiedlicher Reihenfolge notwendig und sinnvoll sein.

THERAPIEBEISPIEL

Angst im Umgang mit anderen
Eine 31jährige untergewichtige Patientin mit bulimischen Symptomen (Größe: 173 cm, Gewicht: 48 kg) leidet unter massiven Minderwertigkeitsgefühlen, Ängsten und Selbstzweifeln im Umgang mit anderen Menschen, obwohl sie im beruflichen Bereich durchaus erfolgreich ist. Über extremes Schlanksein bzw. einen „perfekten" Körper versucht sie, ihre innere Unsicherheit zu kompensieren. Die Bulimie hat sich vor 4 Jahren nach mehreren Diätversuchen mit jeweils drastischem Gewichtsverlust entwickelt. Neben mehrfach täglich auftretenden Heißhungeranfällen mit Erbrechen bestehen eine Reihe von psychischen und körperlichen Folgeerscheinungen wie z. B. Schlaf- und Konzentrationsstörungen, starke Kreislaufbeschwerden (die Pat. ist bereits mehrfach kollabiert), sozialer Rückzug und Interessenverlust sowie depressive Stimmung und teilweise Suizidgedanken. Bei dieser Patientin sind die Schwierigkeiten und Ängste im

> Umgang mit anderen Menschen ein zentraler therapeutischer Ansatzpunkt, der eine Gruppentherapie nahe legen würde. Solange sie jedoch Untergewicht hat und nicht in der Lage ist, ihr Essverhalten zu normalisieren, wird sie mit hoher Wahrscheinlichkeit – aufgrund der bestehenden Folgeerscheinungen – von diesem Therapieschwerpunkt nicht ausreichend profitieren können. Zu Beginn der Therapie steht daher die Stabilisierung von Gewicht und Normalisierung des Essverhaltens im Vordergrund, während die Bearbeitung der Selbstwertproblematik sich daran anschließen sollte.

Ziele formulieren und verwirklichen. Eine für Einzel- wie Gruppentherapie anwendbare Möglichkeit des Umgangs mit den Konflikten stellt das Prinzip des **„Goal-Attainment Scaling"** („Zielerreichungsskalierung") von Kiresuk & Sherman (1968) dar. Es handelt sich dabei um ein strukturiertes Problemlösevorgehen, bei dem jede Patientin zuerst ihre individuellen Problembereiche beschreibt, anschließend langfristige und kurzfristige Ziele formuliert und in der Therapie die konkreten Schritte zur Umsetzung plant, umsetzt und bewertet. Je nach Art der Bewertung der Schritte werden dann neue Ziele angesteuert oder einzelne Schritte zur Erreichung bisheriger Ziele überdacht und verändert. Dies setzt natürlich voraus, dass die Patientin bereits einige ihrer Schwierigkeiten benennen kann.

Patientinnen beginnen oft mit den für sie „offensichtlichsten" Problemen im Bereich des Essverhaltens und Gewichts. Neben den oben genannten Möglichkeiten der Identifikation der Problembereiche kann die Patientin sich auch an einer Liste mit häufig auftretenden, „typischen" Problemen orientieren (vgl. auch Meermann & Vandereycken, 1987). Von diesen exemplarisch aufgeführten soll sie die für sie zutreffenden auswählen, genau beschreiben und Schritte zur Veränderung gemeinsam mit Therapeuten und/oder Mitpatientinnen planen.

Dieses Vorgehen empfiehlt sich v. a. für eine Gruppentherapie, da die Auswahl und Bearbeitung der Problembereiche in der Gruppe für andere Patientinnen Modellcharakter hat. Manche Problemlösungsstrategien können von anderen Patientinnen direkt übernommen werden bzw. sie stellen fest, welche Lösungen für sie selbst gar nicht in Frage kommen. Die konkreten Schritte zur Erreichung der aufgestellten Ziele können dabei sehr unterschiedlich ausfallen.

Da der Umgang mit zugrunde liegenden Konflikten einen wichtigen Teil in der Therapie darstellt, sich jedoch weit weniger spezifisch beschreiben lässt als die Veränderung bestimmter Aspekte des Essverhaltens soll er in Kapitel 6 anhand von zwei ausführlicheren Fallbeispielen nochmals verdeutlicht werden.

> **THERAPIEBEISPIEL**
>
> **Probleme bearbeiten**
> Eine 19jährige anorektische Patientin beschreibt als wichtigen Problembereich mangelndes Selbstbewusstsein und Selbstvertrauen in verschiedenen Lebensbereichen. Dies äußert sich z. B. in Gefühlen von Unsicherheit im Umgang mit anderen Personen („so wie ich aussehe, mag mich sowieso niemand") in starken Minderwertigkeitsgefühlen in Leistungs- und Entscheidungssituationen („die anderen machen sowieso alles besser", „wenn ich etwas mache, ist es einfach nie gut genug"), Perfektionismusstreben („wenn ich etwas nicht perfekt mache, kann ich es gleich lassen") und in der Unfähigkeit mit Kritik anderer umzugehen (Gefühle von Hilflosigkeit und Panik, völliger Rückzug).
>
> Ein zweiter, damit teilweise in Zusammenhang stehender Problembereich betrifft die Beziehung zu ihren Eltern. Vor allem den Vater hat die Patientin immer als großes Vorbild erlebt, der alle Dinge im Leben perfekt, souverän und ohne sich durch Gefühle beeinträchtigen zu lassen, meistert. Zeichen von Schwäche (körperlicher und seelischer Art) hat die Pat. fast nie an ihm erlebt, er hat – in ihren Augen – immer alle Situationen im Griff. Bei Auseinandersetzungen oder Meinungsverschiedenheiten erlebt sie ihn als stets gut informiert, kompetent, schlagfertig und sachlich, sich selbst hingegen als hilflos, unfähig, inkompetent und unterlegen. Eine andersartige Meinung traut sie sich daher auch kaum noch zu äußern.
>
> Entscheidungen trifft sie fast nie ohne die Eltern zu fragen, da sie befürchtet, wichtige Punkte zu übersehen bzw. diese es sowieso besser wissen und machen würden. Dadurch ist die Pat. noch stark an zu Hause gebunden und fühlt sich in vielen Bereichen sehr unselbständig.
>
> Für die genannten Problembereiche hat die Pat. die folgenden Ziele und Schritte formuliert:
>
> Selbstwertgefühl im Leistungsbereich verbessern
>
> Kurzfristige Ziele/Schritte:
> - In Leistungssituationen nicht immer nur Spitzenleistungen erwarten; Anforderungen an mich selbst reduzieren (mit „gut" statt „sehr gut" zufrieden sein.
> - Eigene Erfolge/Teilerfolge besser wahrnehmen (aufschreiben!) und anerkennen.
> - Misserfolge akzeptieren, ohne mich deshalb gleich zu verachten; sie neu bewerten, daraus lernen für die Zukunft.
> - In Situationen, in denen ich mich unter Druck fühle (z. B. wenn ich beim Job Fehler mache) überlegen und aufschreiben, welche anderen Fähigkeiten, die ich habe, hier noch wichtig sind.

> Abhängigkeit von den Eltern verringern
>
> Kurzfristige Ziele/Schritte:
> ▶ Wenn ich anderer Meinung bin als meine Eltern, diese ausdrücken, statt zu schweigen.
> ▶ Mir klarer werden über meine berufliche Laufbahn; dafür erst einmal selbst Informationen einholen. Mir überlegen, inwieweit ich sie einbeziehen will, was ich allein entscheiden möchte.
> ▶ Meinen Eltern deutlich machen, dass ich mich an sie wende, wenn ich ihre Hilfe möchte und nicht, dass sie mir sagen, was die beste Lösung wäre.
> ▶ Mit den Eltern besprechen, dass ich ausziehen möchte.

4.4 Veränderung verzerrter Kognitionen

> Kognitive Techniken haben bei der Behandlung essgestörter Patientinnen eine große Bedeutung. Ihre Anwendung ist Bestandteil jeder Therapiestunde: Das Hinterfragen von verzerrten Einstellungen, das Schwarz-Weiß-Denken, die Überprüfung der Überzeugungen an der Wirklichkeit. Ein Schwerpunkt der Verwendung kognitiver Techniken kann in der Mitte der Therapie liegen, also dann, wenn schon erste Veränderungen im Essverhalten aufgetreten sind (Fairburn, 1985; Agras et al., 1987; Fairburn u. Wilson, 1993).

Auf die Bedeutung kognitiver Techniken in der Behandlung essgestörter Patientinnen zur Korrektur der verzerrten Einstellungen und Überzeugungen bezogen auf Körper und Gewicht wurde bereits zu einem frühen Zeitpunkt hingewiesen (Garner & Bemis, 1982; Fairburn, 1984). In der Regel sind kognitive Techniken eingebettet in ein kognitiv-verhaltenstherapeutisches Gesamtkonzept (s. o.) mit verschiedenen Therapieelementen. Diese in „kognitive" und in „behaviorale" Therapiebausteine einzuteilen ist zwangsläufig künstlich und teilweise fragwürdig. Praktisch alle Elemente in der Therapie haben eine kognitive und eine verhaltensbezogene Komponente. Der Therapiebaustein „Informationsvermittlung" hat vielleicht noch den stärksten kognitiven Anteil; „Selbstbeobachtung" kann über das (eher kognitive) Erkennen von Auslösebedingungen bereits direkte verhaltensmodifizierende Funktion haben. Ähnliches trifft für Problemlösetechniken zu: an die kognitive Vorbereitung schließt sich die verhaltensbezogene Erprobung der Lösungen und die wiederum kognitive Bewertung dieser an. Es ist daher schlecht möglich, kognitive Techniken als ein in sich geschlossenes Therapieelement zu beschreiben.

Schwarz-Weiß-Denken. In den meisten Therapiekonzepten werden unter kognitiven Techniken diejenigen verstanden, die sich speziell mit der Korrektur der verzerrten Einstellungen und Überzeugungen der Patientinnen bezüglich ihrer Figur und ihres Körpergewichts beschäftigen (z. B. Fairburn, 1985). Ähnlich wie depressive Patientinnen haben essgestörte Patientinnen häufig ein „Schwarz-Weiß"-Denken (dichotomes Denken) bezogen auf die eigene Person und auf die Bedeutung von Körper und Gewicht für die Bewertung der eigenen Person. Typische irrationale Kognitionen in diesem Zusammenhang sind z. B.: „Wenn ich es nicht schaffe, noch 5 Pfund abzunehmen, bin ich ein Versager" oder „Wenn ich 2 kg zunehme, bin ich fett und unattraktiv und werde es nie schaffen, einen Freund zu finden". Ähnliche verzerrte Einstellungen beziehen sich auch auf den Bereich des Essverhaltens, führen z. B. zur Einteilung von Nahrungsmitteln in „erlaubte" (nicht dickmachende) und „verbotene" (dickmachende) und zu starren und unrealistischen Vorstellungen und Regeln, was und wie viel man essen darf ohne „fett" zu werden. Häufig generalisieren diese Einstellungen und Überzeugungen auch auf andere Lebensbereiche, können sich z. B. in völlig unrealistischen Erwartungen bezogen auf die Therapie äußern: Eine seit mehreren Jahren bulimische Patientin drückte in der zweiten Therapiestunde ihre tiefe Enttäuschung darüber aus, dass sich bei ihr bezüglich des Essverhaltens „immer noch nichts geändert habe". Neben dem Schwarz-Weiß-Denken zeigen essgestörte Patientinnen oft eine Reihe anderer systematischer kognitiver Fehler, wie sie auch bei depressiven Patienten beschrieben worden sind.

Korrektur verzerrter Gedanken verringert Rückfallgefahr. Sowohl die verzerrten Einstellungen bezogen auf die eigene Person oder die Umwelt als auch diejenigen, bezogen auf das Essen selbst tragen in hohem Maße zur Aufrechterhaltung der Ess-Störung bei. Ihre Korrektur scheint darüber hinaus für die längerfristige Stabilität des im Rahmen der Therapie veränderten Verhaltens bedeutsam zu sein und die Gefahr eines Rückfalls im Anschluss an eine Behandlung zu verringern (Fairburn et al., 1987; Fairburn & Wilson, 1993). Ziel ist es, das Selbstbewusstsein der Patientinnen durch die Korrektur dieser irrationalen Einstellungen und den Aufbau alternativer Bereiche so zu stärken, dass Essverhalten, Gewicht und Äußeres nicht mehr die entscheidende Rolle für das Selbstwertgefühl spielen.

Die Erfassung und Bearbeitung der verzerrten Kognitionen lehnt sich eng an die für depressive Patienten ausführlich beschriebenen Techniken zur Identifikation und Korrektur irrationaler Gedanken und Überzeugungen an (Beck et al., 1986; Hautzinger et al., 1992). Das Vorgehen soll daher hier nur noch zusammenfassend dargestellt werden.

Fairburn (1985) unterscheidet vier Schritte im Umgang mit den Gedanken und Überzeugungen, die die Ess-Störung aufrechterhalten:

1. Die Identifikation der dysfunktionalen Gedanken
2. Die Überprüfung dieser Gedanken
3. Die Identifikation der zugrunde liegenden dysfunktionalen Überzeugungen und Wertvorstellungen
4. Die Überprüfung dieser Überzeugungen und Wertvorstellungen

Erkennen verzerrter Gedanken. Der erste Schritt besteht in der Identifikation der dysfunktionalen Gedanken. Üblicherweise treten diese von der ersten Therapiestunde an auf und zeigen sich z. B. in Äußerungen der Patientinnen wie „jetzt ist es sowieso egal"", „ich muss unbedingt abnehmen", „ich sollte (heute) weniger essen", „ich bin fett", „wenn ich das esse, werde ich fett", „wenn ich dünner bin, werde ich mich besser fühlen". Die direkteste Möglichkeit zur Erfassung der problematischen Gedanken sind Selbstbeobachtungsprotokolle. Wichtig ist dabei, dass sie Patientin sie möglichst in der Situation selbst notiert und nicht erst einige Tage oder Stunden später.

Da viele Patientinnen es aber zu Beginn der Therapie oft schwirig finden, sowohl ihre Gefühle in bestimmten Situationen als auch die begleitenden bzw. auslösenden Gedanken zu benennen, kann es hilfreich sein, bestimmte „typische" Situationen in der Vorstellung durchzugehen und die dabei auftretenden Gedanken zu beobachten: z. B. die Situation vor oder nach dem Wiegen mit den dabei auftretenden Gedanken; die Vorstellung, jemand mache eine Bemerkung über die Figur der Patientin (sie sei dünner oder dicker geworden, sehe „besser" oder „schlechter" aus); die Situation einer bevorstehenden Heißhungerattacke bzw. des Vermeidens bestimmter Nahrungsmittel; die Vorstellung, beim Wiegen oder an bestimmten Kleidungsstücken festzustellen, dass man zugenommen hat. Diese Situationen eignen sich üblicherweise gut, um die verzerrten Gedanken zu identifizieren.

Überprüfung der Gedanken. Der nächste Schritt besteht in der Überprüfung der Gedanken im Hinblick auf ihre Gültigkeit. Die Patientinnen sollen das Für und Wider der Gedanken sorgfältig abwägen, Argumente, die dafür sprechen sammeln ebenso wie solche, die dagegen sprechen. Hat eine Patientin beispielsweise „verbotene" Nahrungsmittel gegessen, so könnte dies den Gedanken unterstützen: „ich habe keine Kontrolle", wenngleich er nicht die logische Konsequenz daraus darstellt. Das genauere Argument dafür wäre „ich habe es (in dieser spezifischen Situation) nicht geschafft, für mich „verbotene" Nahrung nicht zu essen. Dies hängt aber auch damit zusammen, dass ich mir diese Nahrung nie erlaube, obwohl ich sie eigentlich gerne essen würde".

Um Gegenargumente zu sammeln, müsste die Bedeutung, die „keine Kontrolle haben" für die Patientin hat, genauer operationalisiert und betrachtet werden.

> **ÜBERSICHT**
>
> **Verzerrte Kognitionen bei essgestörten Patientinnen**
>
> **Übergeneralisierung:**
> „Solange ich noch „normal" gegessen habe, war ich fett. Wenn ich damit wieder anfange, werde ich wieder fett werden".
> „Als ich normales Gewicht hatte, war ich auch nicht glücklich. Also wird es mir nicht besser gehen, wenn ich jetzt weiter zunehme."
>
> **Selektive Abstraktion:**
> „Ich habe eine Freundin gefragt, ob sie Lust hat, mit mir ins Kino zu gehen. Sie hat gesagt, sie habe schon etwas anderes vor. Bestimmt mag sie mich nicht und geht lieber mit anderen Leuten weg."
> „Ich weiß, dass es unsinnig ist, dass ich mich übergebe. Wenn ich es trotzdem tue, bedeutet es, dass ich schwach und haltlos bin."
> „Ich bin nur dann etwas Besonderes, wenn ich dünn bin".
>
> **Abergläubisches Denken:**
> „Ich muss die Sachen aus dem Kühlschrank aufessen, damit ich nicht in Gefahr komme, einen weiteren Heißhungeranfall zu bekommen."
> „Wenn ich abends eine normale Mahlzeit zu mir nehme, nehme ich noch schneller zu".
> „Wenn ich Süßigkeiten esse, setzen sie sofort am Bauch an."
>
> **Personalisierung:**
> „Zwei Personen lachten und tuschelten miteinander, als ich vorbeiging. Wahrscheinlich haben sie gesagt, ich sehe unattraktiv aus. Ich habe ja auch drei Pfund zugenommen."
> „Wenn ich jemand sehe, der übergewichtig ist, befürchte ich gleich, auch so zu werden."

Bedeutet es, dass sie „außer Kontrolle" ist, wenn sie einmal „verbotene" Nahrungsmittel gegessen hat, muss dies öfter der Fall sein; rechtfertigt es die Schlussfolgerung, generell keine Kontrolle (im Leben) zu haben etc.? Um die automatischen Gedanken in Frage zu stellen, kann es für die Patientinnen auch hilfreich sein, sich in die Position einer anderen, neutralen Person zu versetzen und zu überlegen, wie diese darüber urteilen würde bzw. diese direkt nach ihrer Meinung zu fragen. Sie können auch überlegen, wie sie selbst über andere, ähnlich denkende Personen urteilen würden. Das Ziel soll sein, die Patientin selbst auf indirekte („sokratische") Weise zu Zweifeln an ihrer Sichtweise anzuregen. Die Patientin sollte anschließend zu einer Entscheidung kommen, die sich auch in ihrem Verhalten niederschlägt. Im oben genannten Beispiel könnte sie z. B. beschließen, zu festgelegten Zeiten eine bestimmte Menge der verbotenen Nahrungsmittel zu essen.

Kognitionen selbst beobachten. Nachdem die Patientin die Technik zur Identifikation und Korrektur der dysfunktionalen Gedanken verstanden hat, sollte sie diese auch in Form von Hausaufgaben praktizieren. Hierbei dienen unterstützend modifizierte Selbstbeobachtungsprotokolle, wie sie aus der kognitiven Therapie der Depression bekannt sind (Beck et al., 1986). Die Pat. soll dabei z. B. in Situationen, in denen ein Heißhungeranfall bevorsteht, ihre „automatischen Gedanken" beobachten, hinterfragen und versuchen, rationalere Gedanken zu formulieren. Die beobachteten dysfunktionalen Gedanken können sich dabei sowohl auf den Bereich des Essverhaltens und der Körperwahrnehmung als auch auf andere Bereiche, in denen typische verzerrte Denkmuster auftreten, wie z. B. Bewertung der eigenen Person, beziehen.

Werthaltungen und Überzeugungen. Meist liegen den dysfunktionalen Gedanken übergeordnete (dysfunktionale) Überzeugungen und Werthaltungen bezogen auf die Figur und das Gewicht zugrunde. Diese und bestimmen ebenso das Verhalten der Patientinnen. Der Umgang mit ihnen unterscheidet sich nicht vom Vorgehen bei anderen Störungsbildern. Ihre Identifikation ist schwieriger als die der automatischen Gedanken, da sie selten in Form bestimmter Sätze vorkommen, die einem durch den Kopf gehen. Sie sind eher als implizite Regeln und Schemata (i. S. von übergeordneten Regeln und Plänen wie sie z. B. Gaspar (1989) beschrieben hat) zu verstehen, die das Verhalten einer Person in verschiedenen Lebensbereichen bestimmen können. Sie müssen aus dem Verhalten der Patientin innerhalb wie außerhalb der Therapie oder ihrem Verhalten gegenüber anderen Menschen erschlossen werden. Das Vorgehen bei ihrer Überprüfung und Veränderung gleicht jedoch dem der Veränderung der dysfunktionalen Gedanken (s. o.).

Beispiele für verzerrte übergeordnete Einstellungen und Überzeugungen sind „Ich werde nur angenommen, wenn ich ganz schlank bin"; „Wenn ich nur dünn genug wäre, wäre alles in Ordnung/ginge es mir gut"; „Ich muss mich immer völlig unter Kontrolle haben (mit dem Essen, mit Gefühlen etc.)"; „Wenn ich nichts esse, bin ich anderen überlegen und keiner kann mich so leicht angreifen". Andere, nicht auf den Bereich von Figur und Gewicht bezogene Einstellungen können lauten: „Wenn ich etwas nicht perfekt mache, dann kann ich es gleich bleiben lassen"; „Wenn es mir nicht gelingt, es meinen Eltern recht zu machen, habe ich wieder versagt".

PROTOKOLL AUTOMATISCHER GEDANKEN

Datum	Situationsbeschreibung	Gefühle	Automatische Gedanken	Rationalere Gedanken	Ergebnis
	jmd äußert Kritik an mir, an einer Verhaltensweise, an einer bestimmten Sache jmd sagt etwas, nicht mal Kritik, sondern nur von mir so aufgefasst	ich fühle mich als Person im ganzen angegriffen Angst, allein zu sein (Ablehnung der anderen) Angst, der Kritik nicht gewachsen zu sein Angst, als Ganzes abgelehnt zu werden	der kann mich nicht leiden; der will mich fertig machen, mir weh tun dagegen komme ich nie an am liebsten würde ich jetzt weinen oder weglaufen	Ruhe!!! Bewahren!!! Person äußert (meist) eine konkrete Kritik an Die und meint nicht Dich im ganzen; vielleicht hat Person ja recht – versuche, klar darüber nachzudenken und nicht in Panik verfallen nur weil eine Sache an Dir kritisiert wird, bist Du nicht im ganzen zu vergessen (Perfektionismus!)	ruhiges Auseinandersetzen lernen, negative Kritik zu akzeptieren
	ich möchte gerne jmd kritisieren, traue mich nicht	Angst, Unsicherheit, Vorsicht	ist es überhaupt berechtigt, geht mich das überhaupt etwas an? Angst vor Rückschluss → werde ich danach auch angegriffen, kommt die Retourkutsche? es ist besser, wenn ich den Mund halte das wäre ein zu starker Eingriff in die Intimsphäre	wenn Du eine Meinung hast, solltest Du lernen, sie zu äußern und dazu zu stehen jmd anderen zu kritisieren, bedeutet nicht automatisch die Retourkutsche (das kannst Du dann ja dem anderen auch sagen) im übrigen ist es auch erstrebenswert, sich mit der Retourkutsche auseinandersetzen zu können ohne Angstzustände (s. o.)	lernen, Kritik äußern zu können nicht alles schlucken, sich nicht immer anpassen

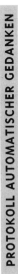

4.4 Veränderung verzerrter Kognitionen | 93

Vor- und Nachteile der Überzeugungen. Bei der Überprüfung und Korrektur dieser Überzeugungen sollte die Patientin wiederum die Vor- und Nachteile sorgfältig abwägen, kurzfristig wie langfristig. Häufig sind die kurzfristigen Auswirkungen (z. B. Lob oder Aufmerksamkeit im Zusammenhang mit der äußeren Erscheinung) eher positiv, während die langfristigen eher negativ sind (z. B. keine Stabilisierung in anderen Bereichen als Figur und Gewicht, keine neuen Erfahrungen). Letztere sollten immer wieder im Rahmen der Therapie betont werden. Darüber hinaus sollte die Patientin ein Verständnis für den Ursprung dieser Überzeugungen entwickeln. Diese können z. B. ein Teil bestimmter „Regeln" sein, die innerhalb ihrer Familie bedeutsam sind (z. B. „Nur Höchstleistungen sind gut genug", „Zeige Deine Gefühle nicht nach außen") oder Teil eines bestimmten sozialen oder kulturellen Kontextes, in dem die Patientin sich befindet. Schließlich sollte das Infrage stellen der problematischen Annahmen und Überzeugungen immer in konkrete verhaltensbezogene Ziele münden. Eine Patientin kann beispielsweise zu der Überzeugung kommen, dass Kontrolle (z. B. von Gefühlen) in bestimmten Lebensbereichen durchaus sinnvoll sein kann, in anderen aber eher schädlich, da ihre irrationalen Überzeugungen dadurch nur aufrechterhalten und nicht in Frage gestellt werden. Oder sie kann feststellen, dass es (langfristig) besser für sie ist, ihre Eigenständigkeit gegenüber ihren Eltern über eine Stärkung ihrer sozialen Kompetenz bzw. stärkere Abgrenzung zu erreichen als über Nicht-Essen.

Der Zugang zu den kognitiven Anteilen des Problemverhaltens kann sehr unterschiedlich sein. Manche Patientinnen profitieren von der direkten Bearbeitung der Kognitionen. Anderen fällt es leichter, sich über die Veränderung bestimmter Aspekte des Verhaltens („verbotene" Nahrungsmittel ausprobieren, Wiegen aufgeben, den Körper durch andere Kleidung stärker zur Schau stellen etc.) mit den verzerrten Kognitionen und Überzeugungen auseinander zu setzen und diese zu verändern. Dies sollte entsprechend den individuellen Gegebenheiten flexibel gehandhabt werden.

4.5 Veränderung der Körperschemastörung

Die massive Unzufriedenheit mit dem eigenen Körper und die verzerrte Wahrnehmung des Körpers stehen im subjektiven Erleben von anorektischen und bulimischen Patientinnen häufig im Vordergrund. Extrem abgemagerte (anorektische) Patientinnen erleben und beschreiben sich entgegen objektiver Kriterien (Gewicht, Kleidergröße etc.) als „fett" und weitgehend normalgewichtige (bulimische) Frauen sind tief verzweifelt über eine

Gewichtszunahme von nur einem Kilogramm. Auffallend ist dabei weiterhin, dass die verzerrte Wahrnehmung auch unabhängig von tatsächlichen Gewicht bestehen bleibt, Patientinnen sich also trotz stetigen Gewichtsverlusts immer noch als zu dick empfinden.

Die Störung des Körperschemas stellt nach den Kriterien der ICD-10 (Dilling et al., 1991) und des DSM-IV ein wesentliches Kriterium für die Diagnose einer Anorexie dar; bei Bulimie ist sie nicht explizit als Kriterium aufgeführt, geht aber dort indirekt mit ein, wo neben der krankhaften Furcht vor dem Dickwerden die subjektiv viel zu niedrige Gewichtsschwelle angesprochen ist, die die Betroffenen sich setzen.

Hilde Bruch (1962) beschrieb als erste die Störung des Body-Image als eines der drei Kardinalsymptome der Anorexia nervosa. Sie definierte sie als „das Fehlen von Besorgnis über die Abmagerung, selbst wenn diese bereits weit fortgeschritten ist, und die Heftigkeit und Hartnäckigkeit mit der die häufig schreckliche Erscheinung verteidigt wird (S.189, eigene Übersetzung). Bereits damals betonte sie die besondere Bedeutung der Korrektur der Körperschemastörung im Rahmen der Therapie für den langfristigen Erfolg der Behandlung. Seit Bruchs Beschreibung ist das Konstrukt des body-image vielfältig konzeptualisiert und erfasst worden.

Empirische Befunde uneinheitlich
Entsprechende Übersichtsarbeiten zu den unterschiedlichen Untersuchungen und klinischen Ergebnissen – auch für Bulimie-Patientinnen – liegen vor (Meermann & Fichter, 1982; Meermann, 1991; Garner & Garfinkel, 1981; Cash & Brown, 1987). Insgesamt sind die Ergebnisse dieser Studien in hohem Maße uneinheitlich. Sowohl für anorektische als auch für bulimische Patientinnen ließ sich eine Überschätzung des Körperganzen oder von Teilen des Körpers im Vergleich zu verschiedenen klinischen und nicht-klinischen Kontrollgruppen nur in einigen Studien nachweisen, in anderen konnte dies nicht bestätigt werden.

Für die hohe Inkonsistenz der Befunde dürften verschiedene Variablen wie z. B. die unterschiedlichen Messtechniken, Stichproben- und Designunterschiede mitverantwortlich sein. Relativ eindeutig ist jedoch die größere Variabilität der subjektiven Schätzungen essgestörter Patientinnen gegenüber objektiven Körpermaßen (Meermann, 1991). Insgesamt konsistenter sind die Befunde zum Zusammenhang zwischen dem Ausmaß der Körperschemastörung und der Prognose; stärkere Überschätzungen stellen danach einen Prädiktor für ein schlechteres Behandlungsergebnis, geringe Gewichtszunahme im Rahmen der Behandlung und eine langfristig ungünstigere Prognose dar (Casper et al., 1979; Garfinkel et al., 1977; Button et al., 1977; Freeman et al., 1985).

Wirksamkeit nicht gesichert. Die Wirksamkeit einer direkten therapeutischen Beeinflussung der Körperschemastörung ist empirisch ebenfalls nicht gesichert. Während einige Autoren (Wooley & Wooley, 1985) der direkten Bearbeitung des gestörten Körperschemas mit gezielten Übungen (z. B. Spiegelübungen, Videofeedback) hohe Bedeutung beimessen, vertreten andere die Auffassung, dass die body-image-Störung mit Bearbeitung der zugrunde liegenden Psychopathologie quasi „von selbst" verschwinde (Birtchell et al., 1985). Garner und Kollegen (Garner & Garfinkel, 1981; Garner & Bemis, 1982) konzentrieren sich ebenfalls i. S. eines eher indirekten (kognitiven) Vorgehens auf die subjektiv verzerrten Interpretationen der Patientinnen, indem diese sich stärker an der objektiveren Einschätzung ihres Körpers durch andere Menschen orientieren sollen.

Aufgrund der bislang ausstehenden empirischen Überprüfung der Wirksamkeit sowie des unzureichenden theoretischen Hintergrunds körperorientierter Vorgehensweisen müssen sie zum jetzigen Zeitpunkt mit Vorsicht beurteilt werden. Zusammenfassend lässt sich feststellen, dass die Befunde für die klinisch beobachtete verzerrte Wahrnehmung der essgestörten Patientinnen auf eine größere Unsicherheit ihrer Einschätzungen hinweisen, die empirische Basis ist hier jedoch eher schwach.

Körperorientierte Verfahren. Unabhängig davon werden gezielte körperorientierte Verfahren von Patientinnen nach Beendigung einer Behandlung teilweise ausgesprochen positiv beurteilt (Paul et al., 1991). Unsere eigenen Erfahrungen zeigen, dass viele Patientinnen davon profitieren, da diese Maßnahmen Affekte mobilisieren können, die im Rahmen der Gruppen- oder Einzeltherapie sonst eher im Hintergrund bleiben. Sie stellen in diesem Sinne u. E. eine gute Ergänzung zu den anderen stärker kognitiv orientierten Therapieelementen dar. Im folgenden sollen beispielhaft einige Schwerpunkte dieses Vorgehens erläutert werden (vgl. auch Paul & Jacobi, 1991).

Psychomotorische Therapie

Zielsetzung einer psychomotorischen Therapie ist die bewusste Auseinandersetzung mit dem Körper bzw. den damit verbundenen Gefühlszuständen. Die Patientinnen sollen über neue Erfahrungen mit dem eigenen Körper lernen, ihre verzerrte Wahrnehmung zu korrigieren und ihren Körper langfristig besser zu akzeptieren. Hierfür bietet sich besonders ein gruppentherapeutisches Vorgehen an, da sowohl die Konfrontation mit Körperformen und -proportionen anderer Menschen als auch deren Rückmeldungen die Auseinandersetzung mit der eigenen (verzerrten) Wahrnehmung fördert. Entsprechende Übungen dazu können verschiedene Bereiche einschließen, z. B. rhythmische Übungen, Videofeedback oder Übungen, die bestimmte Interaktionen in der Gruppe zum Gegenstand haben. Aus unserer Erfahrung haben sich fünf Schwerpunkte im Rahmen der psychomotorischen Therapie bewährt (vgl. Paul & Jacobi, 1991), die z. T. auch aus der Gestalttherapie bekannt sind:

Übungen zur Kontaktaufnahme. Hier geht es in erster Linie um Übungen, bei denen die Patientinnen mit anderen in Kontakt treten und sie anfassen sollen, was v. a. anorektischen Patientinnen häufig schwerfällt.
Vertrauensübungen. Im Rahmen dieser Übungen sollen die Patientinnen sich anderen „anvertrauen", sich z. B. in einem größeren Kreis fallen- und auffangen lassen, sich von einer anderen Patientin mit verbundenen Augen führen lassen.
Übungen zur Körpererfahrung. Hierzu gehören Übungen, bei denen bestimmte Körperregionen (z. B. Bauch, Oberschenkel) abgetastet werden (als Vorstufe zu Massageübungen), Konfrontationsübungen vor dem Spiegel oder mit Videoaufnahmen, Entspannungsübungen, spezielle Atemübungen und Massageübungen.
Übungen zum Körperausdruck. Zur bewussteren Wahrnehmung und Verbesserung des Körperausdrucks dienen auch Bewegungsübungen nach Musik, freies Tanzen und pantomimische Übungen.
Übungen zur Verbesserung der Körperakzeptanz und des sexuellen Erlebens. Viele Patientinnen haben nicht nur Schwierigkeiten im Bereich der Sexualität im engeren Sinne, sondern generell damit, ihren eigenen Körper zu berühren. Konkrete Aufgaben zur Verbesserung der Körperakzeptanz können z. B. darin bestehen, sich nach dem Baden oder Duschen am ganzen Körper einzucremen. Bei Problemen im Bereich der Sexualität können für manche Patientinnen auch Übungen zum Umgang mit Sexualität i. S. konkreter Masturbationsübungen hilfreich sein (vgl. Barbach, 1990).

Alle Übungen können die Funktion haben, nicht nur die Wahrnehmung der Patientinnen zu korrigieren, sondern gleichzeitig auch die Selbstsicherheit zu erhöhen.

Auseinandersetzung mit dem eigenen Körper. Im Rahmen einer stationären Behandlung ist die psychomotorische Therapie Teil eines Gesamtkonzeptes, das unterschiedliche Bereiche umfasst (Paul et al., 1991). Als vorteilhaft hat sich dabei erwiesen, wenn anorektische und bulimische Patientinnen in unterschiedlichen Stadien der Behandlung in einer Gruppe sind. Vor allem anorektische Patientinnen haben zu Beginn der Behandlung – in sehr abgemagertem Zustand – häufig große Schwierigkeiten mit der direkten Auseinandersetzung mit dem eigenen Körper. Dies äußert sich oft auch darin, dass sie bewusst versuchen, ihre Körperformen durch betont lockere, weite Kleidung zu verbergen. Umgekehrt kann aber für die bulimischen Patientinnen, die häufig ein höheres Gewicht haben, die Konfrontation und der Vergleich mit den extrem dünnen anorektischen Patientinnen problematisch werden.

Die Patientinnen, die schon seit längerer Zeit in der Klinik sind und bereits an Gewicht zugenommen haben, können für die „neuen" teilweise Modellfunktion haben und motivierend wirken. Die während der psychomotorischen Therapie auftretenden Gefühle und Reaktionen – wie z. B. oben beschrieben – sollten im Anschluss daran gemeinsam besprochen werden. Die Übungen können auch auf Video aufgezeichnet werden und die Beobachtungen und Empfindungen dazu anschließend in der Gruppe besprochen werden. Zusätzlich können die Erfahrungen der Körpertherapie im Rahmen der Einzel- oder Gruppentherapie besprochen werden.

Körpererfahrung kann auch belasten. Neben den positiven Möglichkeiten, die in der Auseinandersetzung mit dem eigenen Körper und der Korrektur der verzerrten Körperwahrnehmung im Rahmen der psychomotorischen Therapie liegen, kann die Körpererfahrung für einzelne Patientinnen durchaus auch sehr belastend wirken. Dies kann z. B. der Fall sein, wenn sich eine Patientin nach erfolgter Gewichtszunahme als viel zu dick empfindet bzw. wenn sich infolge der Gewichtszunahme bestimmte Körper-Regionen (Hüften, Po, Bauch) unverhältnismäßig stark ausbilden. In diesem Fall kann v. a. die Konfrontation mit dem Videobild für die Patientinnen belastend wirken. Wichtig ist in diesem Fall immer wieder die Betonung der verschieden Aspekte der äußeren Erscheinung (s. u.) und nicht nur die Konzentration auf genau diese Körperpartien.

Körperbild verbessern. Auch in einer ambulanten Behandlung lässt sich ein Teil der Übungen in ein gruppentherapeutisches Konzept einbeziehen. Die Übungen müssen möglicherweise etwas abgewandelt werden. Weiss et al. (1989) beschreiben in ihrem Konzept eine Reihe von Übungen, die ebenfalls zum Ziel haben, das subjektive Körperbild zu verbessern, indem sie die Wahrnehmung auf positive Aspekte des eigenen Körpers richten bzw. darauf, welche anderen Faktoren als das Gewicht die Attraktivität einer Person ausmachen. Die Patientinnen sollen Möglichkeiten zur Erhöhung ihrer Attraktivität planen. Hierzu gehören neben Veränderungen des Aussehens (neue Kleidung, Frisur, Make-up etc.) u. a. auch Veränderungen des Verhaltens. Zentraler Bestandteil aller Übungen ist die Korrektur der verzerrten Wahrnehmung mit Hilfe der anderen Gruppenteilnehmerinnen und Therapeuten.

Grundsätzlich sollte es im Rahmen dieser Übungen jedoch nicht darum gehen, wenig attraktive Aspekte des Äußeren quasi positiv „umzudeuten", sondern eher um eine Erweiterung bzw. Verlagerung des Schwerpunkts der

Wahrnehmung auf die Frage: „Welche anderen Aspekte an meinem Körper oder meinem Äußeren gefallen mir?"

Die Übungen lassen sich zumindest teilweise auch auf ein einzeltherapeutisches Vorgehen übertragen und in Form von Hausaufgaben umsetzen. Man stößt jedoch an Grenzen, wenn es z. B. um die Rückmeldung der anderen Gruppenmitglieder geht. Ersatzweise können die Patientinnen auch bestimmte Ziele beim Sport (Sportverein, Schwimmbad etc.) umsetzen; hier muss allerdings immer die Gefahr beachtet werden, dass beim Sport nicht die Verbesserung des Körpererlebens im Vordergrund steht.

4.6 Ein stationäres Therapiekonzept

Das Kapitel umfasst die wichtigsten Aspekte eines operanten stationären Behandlungskonzepts für Patientinnen, die an Gewicht zunehmen müssen (vgl. auch Paul et al., 1991). Das Konzept basiert auf dem von Walter Vandereycken in Belgien entwickelten stationären Behandlungsansatz (vgl. Vandereycken & Meermann, 1984) und wurde von uns in einigen Punkten modifiziert. Eine ausführliche Beschreibung, die die Patientinnen in schriftlicher Form ausgehändigt bekommen, ist im Anhang aufgeführt.

Gewichtszunahmeprogramm. Zur Stabilisierung des Gewichts im Rahmen einer Klinik gelten eine Reihe von Regeln, die unter dem Begriff das „Programm" zusammengefasst werden. Dabei handelt es sich um ein operantes Prinzip, das den Patientinnen bestimmte Freiheiten in Abhängigkeit von erfolgter Gewichtszunahme gewährt. Im Gegensatz zu frühen operanten Prinzipien soll jedoch die Autonomie der Patientinnen so wenig wie möglich eingeschränkt werden und ihr Freiraum und ihre Selbstbestimmung so weit wie möglich bestehen bleiben.

Das „Programm" umfasst 3 Möglichkeiten der Gewichtszunahme:
Ein Selbstkontrollprogramm, in dem keinerlei Einschränkungen stattfinden, sofern die Patientinnen kontinuierlich Woche für Woche jeweils mindestens 700 g Gewicht zunehmen (maximal 3 kg), bis das Mindestgewicht erreicht ist. Erfahrungsgemäß gelingt etwa 20–30 % der Patientinnen die Gewichtszunahme innerhalb des Selbstkontrollprogramms. Zunächst bestehen keinerlei Auflagen, die das Essverhalten selbst betreffen. Es werden lediglich ein- bis zweimal wöchentlich Gewichtskontrollen vorgenommen. Gelingt es einer Patientin irgendwann nicht, die erforderlichen 700 g zuzunehmen, und zwar unabhängig vom Zeitpunkt, so wird sie in das „normale Programm" eingestuft.

Das normale Programm, besteht aus 3 Phasen, in denen jeweils ein Drittel der Gewichtsdifferenz bis zum Mindestgewicht zugenommen werden muss.

Muss eine Patientin insgesamt 15 kg zunehmen, so gilt für jede Phase eine Gewichtszunahme von 5 kg. Phase 2 beginnt also, wenn die Patientin 5 kg zugenommen hat, Phase 3 nach einer Gewichtszunahme von 10 kg. Für Phase 1 und 2 gelten dabei bestimmte Einschränkungen: z. B. darf eine Patientin in Phase 1 nur in ihrem Zimmer essen und sich nur innerhalb der Station aufhalten. Die Teilnahme an Aktivitäten die über die therapeutisch vorrangigen Gruppen- und Einzeltermine hinausgehen (z. B. Sport) ist nicht möglich. Im Vordergrund steht die Abwendung der vitalen Bedrohung bzw. der gravierenden Folgeerscheinungen des Untergewichts. Während der 2. Phase werden diese Einschränkungen deutlich gelockert. Die Patientin darf z. B. im Speisesaal mit den Mitpatienten essen, darf sich innerhalb der gesamten Klinik aufhalten, diese zu abgesprochenen Zeiträumen auch verlassen, begrenzt Besuch von außerhalb erhalten etc. Während der 3. Phase gelten keinerlei Einschränkungen, die Patientin hat alle Freiheiten, die für die anderen Patientinnen außerhalb des Programms gelten. Es geht hier vorrangig um eine Überführung der fremdkontrollierten Gewichtszunahme in eine eigenkontrollierte.

Die Ausnahmebedingungen treten dann in Kraft, wenn eine Patientin auch im Rahmen des normalen Programms nicht ausreichend zunimmt. Sie beinhalten für Patientinnen, die sich in Phase 1 und 2 befinden, eine noch stärkere Einschränkung der Freiheiten als im normalen Programm (Einschränkungsprogramm). Eine Patientin, die bereits in Phase 3 ist, wird in Phase 1 zurückgestuft. Die Ausnahmebedingungen gelten für 3 Tage und können nochmals um maximal weitere 4 Tage verlängert werden. Hat die Patientin auch dann nicht das erforderliche Gewicht erreicht, wird in der Gruppe gemeinsam mit den anderen Patientinnen über das weitere Vorgehen diskutiert.

Starkes Autonomiebedürfnis. Das Selbstkontrollprogramm stellt in unseren Augen eine wesentliche Erweiterung älterer operanter Behandlungskonzepte dar und soll v. a. dem starken Autonomiebedürfnis der meisten Patientinnen Rechnung tragen. Obwohl viele von ihnen die Erfahrung gemacht haben, dass sie es zuhause allein nicht schaffen, Gewicht zuzunehmen, ist es trotzdem wichtig für sie, in der Klinik zumindest die Gelegenheit dazu zu erhalten. Trotzdem sollte man die Patientinnen vor allzu großen Erwartungen schützen und sie darauf vorbereiten, dass es der Mehrheit nicht gelingt, ohne die entsprechenden Einschränkungen zuzunehmen. Besonders die extrem leistungsoricntiertcn Patientinnen betrachten das Zunehmen als Herausforderung und überfordern sich damit.

In der dritten Phase des Behandlungskonzepts steht die Selbstkontrolle der Patientin deutlicher im Vordergrund. Diese Phase sollte in eine Stabilisierungsphase münden, in der die Patientinnen ihr Essverhalten wieder weitgehend normalisieren sollten. Es geht jetzt vorwiegend darum, in

> **ÜBERSICHT**
>
> **Gewichtszunahmeprogramm**
>
> **1. Selbstkontrollprogramm**
> Gewichtzunahme kontinuierlich,   keine Einschränkungen
> mind. 700 g/Woche
>
> **2. Das normale Programm**
> Gewichtszunahme kontinuierlich,   Einschränkungen abhängig
> mind. 700 g/Woche   von der jeweiligen Phase
> Phase 1: 1/3)
> Phase 2: 1/3)   der Differenzen zum Zielgewicht
> Phase 3: 1/3)
>
> **3. Ausnahmebedingungen**
> Phase 1   Einschränkungen in
> Phase 2 > Einschränkungsprogramm   allen Phasen, abhängig
> Phase 3 → Phase 1   von der Phase

Abhängigkeit von körperlichen Signalen wie Hunger und Sättigung zu essen bzw. diese Signale besser unterscheiden zu lernen.

Für manche Patientinnen kann dies jedoch auch eine weitere Gewichtszunahme bedeuten, falls ihr Set-Point-Gewichtsbereich höher als das erreichte Zielgewicht liegt. Die Patientinnen sollten daher nach Möglichkeit nicht sofort im Anschluss an das Erreichen des Zielgewichts entlassen werden, sondern die Gelegenheit erhalten ihr Essverhalten und ihr verändertes Körpergefühl zu stabilisieren. Hierfür ist in der Regel ein weiterer Aufenthalt von einigen Wochen erforderlich.

Regeln für Essen und Gewicht. Neben den Prinzipien in dem dargestellter „Programm" gibt es die folgenden spezifischen Regeln im Umgang mit Essen und Gewicht:

Sie sollen bewirken, dass die Patientinnen so früh wie möglich die Verantwortung für den Aufbau von Veränderungen selbst übernehmen, damit erzielte Veränderungen auch vorrangig auf eigene Anstrengung und Fähigkeiten zurückgeführt werden können. Fremdkontrollmaßnahmen sollten möglichst zeitlich begrenzt, von Patientinnenseite initiiert sein, und im Verlauf der Therapie in Selbstkontrolle überführt werden (z. B. eine Verabredung mit einer Mitpatientin nach dem Essen zu Verhinderung von Erbrechen). Gleichzeitig versuchen wir mit diesen Regeln, dem starken Autonomiebedürfnis der Patientinnen weitgehend Rechnung zu tragen und daher Einschränkungen nur dort vorzunehmen, wo andere Maßnahmen offensichtlich nicht greifen.

- Es gibt anfangs (in Phase 1) tägliche Gewichtskontrollen, später wird das Gewicht nur noch ein- bis zweimal wöchentlich kontrolliert um das häufig zwanghafte Wiegen der Patientinnen abzubauen.
  Das Essen findet ohne Beobachtung, Anleitung, Unterstützung oder Kommentierung durch therapeutisches Personal statt.
  Es gibt keine speziell vorgeschriebene „Diät" oder Nahrungsauswahl (z. B. i. S. von „Astronautennahrung") für die Patientinnen; auf Kalorienzählen soll weitestgehend verzichtet werden. Die Patientinnen haben jedoch die Freiheit, v. a. zu Beginn der Behandlung aus dem bestehenden Essensangebot die Nahrungsmittel auszuwählen, die zu essen Ihnen am leichtesten fällt. Dies sollte jedoch schrittweise geändert werden.
  Die Patientinnen führen eine individuelle „Schwarze Liste" „erlaubter" und „verbotener" Nahrungsmittel von Beginn der Therapie an. Im Verlauf der Therapie sollte jede Patientin die „verbotene" Seite dieser Liste abbauen. Dies bespricht sie zu dafür vorgesehenen Zeitpunkten in der Gruppe mit den anderen Patientinnen.
- Es wird von therapeutischer Seite nicht direkt kontrolliert, was, wie viel, wann etc. Patientinnen essen. Dasselbe trifft für das Auftreten von Heißhungerattacken und Erbrechen zu. Hier gibt es keine speziellen „Verhinderungsmöglichkeiten" durch das therapeutische Personal, wie z. B. Isolierung nach dem Essen, Anwesenheit des Pflegepersonals während des Essens bzw. danach oder das Abschließen von Bad und Toilette in den Patientenzimmern.
- Die Verwendung einer Magensonde während der stationären Psychotherapie ist u. E. nicht erforderlich. Patientinnen, die in einen körperlich kritischen Zustand geraten, werden in ein Allgemeinkrankenhaus oder in eine Psychiatrische Klinik verlegt. Eiweißaufbaunahrung wird ebenfalls nur nach spezieller Indikation, z. B. für Patientinnen im Einschränkungsprogramm, verordnet.
- Für alle Regeln im Zusammenhang mit Essen und Gewicht ist die Betonung von Autonomie und Ehrlichkeit das wichtigste Prinzip. Die Patientinnen kontrollieren ihr Essverhalten selbst über die Selbstbeobachtungsprotokolle und besprechen weitere notwendige Veränderungen mit den Mitpatientinnen und den Therapeuten in den Gruppensitzungen. Auch wenn eine Patientin hinsichtlich der Gewichtszunahme dauerhaft „trickst" (vgl. II, Kap. 5, Situation 11) sollte die Entscheidung über mögliche Konsequenzen nicht primär an den formalen Kriterien des „Programms" orientiert sein, sondern das Ergebnis eines Gesprächs in der Gruppe oder der Einzeltherapie sein.

Im Falle einer stationären Behandlung zur Gewichtsstabilisierung wird das Konzept sowie auftauchende Fragen mit den Patientinnen im Vorgespräch erörtert. Sie erhalten zusätzlich eine ausführlichere schriftliche Version des stationären Konzepts, die sie zu Hause in Ruhe durchlesen können. Die Patientinnen sollten vor allem auch auf die belastenden und für sie weniger angenehmen Aspekte der Behandlung vorbereitet werden, sowie auf die Ängste, die häufig auftreten können. Sie werden dann gebeten, innerhalb einer Woche Bedenkzeit ihre Teilnahme zu- oder abzusagen.

Hohe Transparenz. Die hohe Transparenz und klare Struktur des stationären Vorgehens sind u. E. die wichtigsten Prinzipien der Behandlung. Die Patientinnen kennen die Bedingungen und Konsequenzen im Voraus sehr genau und diese sind für alle gleich. Dennoch können damit im Verlauf der Therapie auftretende Schwierigkeiten im Zusammenhang mit der Gewichtszunahme nicht völlig ausgeräumt werden (vgl. II, Kap. 5). Zusätzlich setzt diese Form von Behandlung voraus, dass alle auf der Station bzw. im Team zusammenarbeitenden Personen (Psychologen, Ärzte, Pflegepersonal etc.) es in gleicher Form vertreten und umsetzen. Häufiger Personalwechsel, Unerfahrenheit sowie eigene Vorbelastung mit Ess-Störungen sind Variablen, die unserer Erfahrung nach einer einheitlichen Umsetzung dieses Konzepts eher entgegenwirken und damit Spaltungen des Teams und Machtkämpfe zwischen Patientinnen und Therapeuten begünstigen.

4.7 Stabilisierung und Rückfallprophylaxe

In der letzten Phase der Therapie steht die Stabilisierung des veränderten Verhaltens und der Umgang mit „kritischen" Situationen oder „Rückfällen" (z. B. in Anlehnung an das kognitivverhaltenstherapeutisch-orientierte Rückfall-Analyse-Schema von Marlatt, 1978 oder Cummings et al., 1983) zunehmend im Vordergrund. Die bislang verwendeten Strategien zur Veränderung des problematischen Verhaltens (sowohl bezogen auf das Essverhalten als auch auf die zugrunde liegenden Konflikte) sollen weitergeführt werden.

Mit sinkender Therapiefrequenz kann dann festgestellt werden, inwieweit diese Veränderungen auch unabhängig von der Person des Therapeuten und der therapeutischen Beziehung stabil bleiben. Gleichzeitig sollen andere externe Kontrollen (soweit bislang berücksichtigt) abgebaut werden, die Patientinnen sollen sich z. B. bei ihren Mahlzeiten weniger stark von kognitiver Steuerung beeinflussen lassen, sondern sich vermehrt nach Hunger- und Sättigungsgefühlen richten. Darüber hinaus sollte der Genussaspekt von Nahrung und Essen wieder größere Beachtung und Bedeutung gewinnen.

> **PROTOKOLL**
>
> **Analyse von „kritischen" oder Rückfall-Situationen**
> Möglicherweise haben Sie im Rahmen der bisherigen Therapie ihr Essverhalten verbessert und die Heißhungeranfälle und das Erbrechen reduziert.
>
> Im Hinblick auf die bevorstehende Beendigung der Therapie ist es wichtig, dass Sie sich im klaren sind, welche Situationen nach wie vor für Sie „gefährlich" oder „kritisch" sein könnten, dazu führen könnten, dass die Heißhungeranfälle wieder häufiger werden.
>
> Versuchen Sie daher, die Situationen genau zu beobachten und nachfolgend zusammenzufassen:
>
> **„Kritische" Situationen** für Heißhungeranfälle:
>
> - *Bin hungrig, weiß aber nicht, was ich essen will*
> - *alleine zu Hause (nachmittags, früher Abend)*
> - *wenn ich mir keine Ruhe gönne*
> - *Buffets, leckeres Essen*
> - *Enttäuschungen*
> - *Stadtbummel*
>
> Sie werden bisher die Erfahrung gemacht haben, dass bestimmte Strategien für Sie hilfreich gewesen sind, um mit diesen „kritischen" Situationen umzugehen (erfolgreiche Strategien zum Umgang mit / bzw. zur Verhinderung von Heißhungeranfällen und Erbrechen).
>   Fassen Sie diese Strategien hier nochmals zusammen und versuchen Sie, diese zu vergegenwärtigen, falls Ihr Essverhalten sich verschlechtert.
>
> **Erfolgreiche Strategien** im Umgang mit „kritischen" Situationen:
>
> - *Mir frühzeitig überlegen, was ich essen könnte, wenn ich hungrig werde und rechtzeitig dafür einkaufen*
> - *Ruhe zulassen und genießen*
> - *gegen die Gedanken angehen, dass ich nie wieder so leckeres Essen umsonst bekomme*
> - *meine persönlichen Gefühle und Bedürfnisse zulassen und ansprechen*
> - *beim Stadtbummel: eine Kleinigkeit essen*
> - *Entscheidungen für mich alleine treffen: ICH WILL...*

Hat sich im Rahmen der bisherigen Therapie die primäre Symptomatik gebessert oder ist die Patientin inzwischen weitgehend symptomfrei, geht es jetzt in erster Linie darum, die auftretenden „Rückfall"- oder „Risiko"-Situationen zu erkennen und hinsichtlich ihrer Auslösebedingungen zu analysieren. Hierfür können z. B. die zu Beginn der Therapie verwendeten Selbstbeobachtungsbögen benutzt werden. Die Art der Auslöser hat sich vermutlich gegenüber dem Beginn der Behandlung verändert.
Sofern sich das Essverhalten – zumindest teilweise normalisiert hat – wird „Hunger" als Auslöser weniger häufig auftreten. Hingegen werden die noch bestehenden Konflikte eine stärkere Rolle spielen und es muss deutlich werden, an welchen dieser Konflikte die Patientin auch nach Beendigung der Therapie weiterarbeiten muss. Diese und in der Vergangenheit erfolgreiche Strategien kann sie zusammenfassend notieren und in Krisensituationen als Erinnerungshilfe verwenden.

5 Kritische Therapiesituationen

Im folgenden sollen einige häufiger auftretende „typische" Schwierigkeiten in der Behandlung essgestörter Patientinnen beispielhaft beschrieben werden und Empfehlungen für den Umgang damit gegeben werden. Wir haben uns bemüht, dabei diejenigen schwierigen Situationen zu beschreiben, die aus unserer Erfahrung mit verschiedenen Patientinnen immer wieder auftreten und sowohl für die Patientinnen als auch die beteiligten Therapeuten die größten Probleme bereiten. Problemsituationen sind unterteilt in:
- Motivationsprobleme
- Probleme mit der Familie
- Probleme im Zusammenhang mit der stationären Behandlung
- Probleme mit Essen und Gewicht.

Motivationsprobleme

> *Situation 1:*
> Eine anorektische Patientin hat nach 4-monatiger Nulldiät ca. 25 kg Gewicht (von 74 kg auf 49 kg bei einer Größe von 1,72 m) verloren. Sie erlebt den Gewichtsverlust als extrem positiv, findet sich viel attraktiver und wird darin teilweise auch von ihrer Umwelt unterstützt. Ihr pathologisches Essverhalten, das erforderlich ist, um das niedrige Gewicht zu halten, leugnet sie bzw. gibt als Begründung für das Nicht-Essen „Heilfasten", „Entschlacken" und „gesünder essen" an. Auch das Ausbleiben der Menstruation empfindet sie als positiv.

Die Patientin sollte möglichst sachlich über die vielfältigen körperlichen und psychischen Folgeerscheinungen von Hungern bzw. Nicht-Essen bzw. mögliche weitere Komplikationen aufgeklärt werden. Meistens wirkt es für die Patientin überzeugender, wenn bestimmte Folgeerscheinungen, die bei ihnen selbst auftreten (z. B. Konzentrationsstörungen, erhöhte Reizbarkeit bzw. starke Stimmungsschwankungen, Kreislaufprobleme, ständiges Frieren, Ausbleiben der Menstruation), aufgegriffen und in Beziehung zum Essverhalten und Untergewicht gesetzt werden. Man sollte vermeiden, ihr mit den Folgeschäden zu „drohen", sie aber dennoch klar über die Risiken informieren. Dazu kann bei extrem untergewichtigen Patientinnen auch die Aufklärung über die Mortalitätsrate gehören.

Um die verzerrte Sichtweise der Patientin zu relativieren, kann der Therapeut versuchen, sie selbst Unterschiede zwischen ihrem jetzigen und ihrem früheren Zustand formulieren zu lassen. Folgende Fragen können hierbei gestellt werden: Wie war die Bedeutung von Figur, Gewicht und Essverhalten früher, wie ist sie heute? Wie hat sich die Patientin früher in verschiedenen Lebensbereichen gefühlt, welche Dinge waren ihr wichtig, woran hat sie die Bewertung ihrer Person festgemacht – wie ist dies heute? Wie haben sich Beziehungen zu anderen Menschen im Zusammenhang mit dem Untergewicht und dem gestörten Essverhalten verändert etc?

Die Patientin sollte durch diese Fragen dazu gebracht werden, selbst die negativen Seiten ihrer Ess-Störung deutlicher wahrzunehmen, und nicht vom Therapeuten „überzeugt" werden, dass ihre Situation schlechter ist, als sie sich eingestehen mag. Das Ziel sollte sein herauszuarbeiten, warum die Patientin zum jetzigen Zeitpunkt überhaupt zu einem Gespräch kommt. Falls es ihr weiterhin schwerfällt, die Ernsthaftigkeit der Ess-Störung zu erkennen, sollte man sie ermutigen, sich zu einem späteren Zeitpunkt wieder zu melden.

> *Situation 2:*
> Eine Patientin ist trotz massiven Untergewichts nicht zu einer stationären Behandlung bereit.

Vor allem bei Patientinnen, die noch keine Therapieerfahrung haben, kommt es häufiger vor, dass diese einen stationären Aufenthalt strikt ablehnen, auch wenn er aus therapeutischer Sicht (z. B. wegen des erheblichen Untergewichts) indiziert erscheint. In der Regel wird es wenig oder überhaupt nichts nützen, die Patientin dann zu einem stationären Aufenthalt zu drängen. Dennoch sollten ihr die Gründe, die dafür sprechen, von therapeutischer Seite deutlich gemacht werden. Sofern allerdings akute Lebensgefahr besteht, muss die Indikation für Zwangsmaßnahmen (s. Situation 17) geprüft werden. Besteht diese nicht bzw. gibt es keine zwingenden medizinischen Gesichtspunkte für eine stationäre Behandlung, hat sich u. E. folgender Kompromiss bewährt: Therapeut und Patientin einigen sich auf einen bestimmten Zeitraum (z.B. 3 oder 6 Monate) für eine ambulante Behandlung.

Während dieses Zeitraums soll die Patientin auch an Gewicht zunehmen. Dafür kann eine wöchentliche Gewichtszunahme – die nicht unter 500 g liegen sollte – vereinbart werden. Das Gewicht sollte wöchentlich kontrolliert und gegebenenfalls in eine Gewichtskurve eingetragen werden. Nach Ablauf des vereinbarten Zeitraums und in Abhängigkeit von der erfolgten oder nicht erfolgten Gewichtszunahme kann dann mit der Pat. gemeinsam entschieden werden, ob die Behandlung weiterhin ambulant fortgesetzt werden soll und ob sie in der Lage ist, in diesem Rahmen das notwendige Gewicht zuzunehmen. Die Entscheidung für eine stationäre Behandlung muss von der Patientin selbst getroffen werden.

Da die meisten Kliniken über Wartezeiten von mehreren Monaten verfügen, kann es sinnvoll sein, bereits zu Beginn der ambulanten Behandlung einen stationären Aufenthalt zu beantragen, um die Option für die Behandlung zu behalten und erneute Wartezeiten zu verhindern. Dies kann – sofern die Patientin auch unter ambulanten Bedingungen genügend Gewicht zunimmt – notfalls wieder rückgängig gemacht werden. Diese Lösung ist für die Patientin eine Möglichkeit, zumindest vorübergehend ihre Autonomie auch in der Therapie zu wahren; gleichzeitig wird damit aber von therapeutischer Seite die Ernsthaftigkeit der Erkrankung deutlich gemacht.

> *Situation 3:*
> Eine anorektische Patientin wird von den Eltern zur Therapie geschickt. Diese sind der Meinung, sie sei krank und müsse sich unbedingt behandeln lassen. Sie selbst steht einer Behandlung ambivalent bis ablehnend gegenüber und kommt zum Vorgespräch auch nur auf massiven Druck der Eltern hin.

Der erste Schritt sollte darin bestehen, die für Patientin und Therapeut unbefriedigende Situation des „Geschicktwerdens" zu thematisieren. Der Patientin sollte verdeutlicht werden, dass eine Behandlung gegen ihren Willen – vorausgesetzt sie ist nicht lebensbedrohlich gefährdet – ohnehin nicht möglich ist. Sie selbst sollte überlegen, was möglicherweise für die Notwendigkeit einer Behandlung sprechen könnte und in welchen Punkten ihre Eltern – auch wenn sie dies vielleicht nicht gerne zugibt – Recht haben könnten.

Als Therapeut muss man in dieser Situation darauf achten, nicht in die Position „besorgter Eltern" zu geraten, indem man die Patientin davon zu überzeugen versucht, wie dringend nötig eine Behandlung ist. In den meisten Fällen hat die Erkrankung für die Patientin nicht nur positive Seiten, sondern bedeutet auch Einschränkungen in verschiedenen Lebensbereichen (z. B. Verlust von Spontanität, sozialer Rückzug, ständige gedankliche Beschäftigung mit Essen und Gewicht). Wichtig ist, dass sie diese selbst erkennt und der Therapeut ihr sachlich verdeutlicht, dass diese Einschränkungen eine Folge ihres gestörten Essverhaltens und zu niedrigen Gewichts sind und sie über weitere Folgeerscheinungen und Risiken aufklärt.

In jedem Fall sollte sie das Angebot bekommen, zu einem späteren Zeitpunkt wieder zu kommen, falls sie im Moment noch zu wenig in der Lage ist, die negativen Folgen der Erkrankung zu sehen. Je mehr die meist in extremem Maße auf Autonomie bedachten anorektischen Patientinnen sich unter Druck gesetzt fühlen, desto weniger wird man von therapeutischer Seite erreichen.

> *Situation 4:*
> Eine bulimische Patientin sieht keinerlei Möglichkeiten, Strategien gegen Heißhungeranfälle zu entwickeln. Sie selbst weiß überhaupt nicht, was sie dagegen tun kann, lehnt alle Vorschläge in Richtung kurzfristiger Strategien zum Umgang mit Heißhungeranfällen, die seitens der Gruppe oder der Therapeuten kommen, als nicht realisierbar, nicht hilfreich ab.

Sofern es um (kurzfristige) Strategien im Umgang mit Heißhungeranfällen geht, ist es wichtig, die Patientin selbst immer zuerst die konkreten Vorschläge machen zu lassen. Möglicherweise hat der Therapeut in o. g. Beispiel bereits zu viele Angebote gemacht. Die Rolle des Therapeuten sollte generell darin bestehen, der Patientin Hilfestellungen zu geben, nicht jedoch darin, das Problem für sie zu lösen. Er sollte die Eigenverantwortung für Veränderungen betonen und sie selbst Veränderungsvorschläge entwickeln lassen. Die Therapie sollte als vorübergehende Phase ihres Lebens betrachtet werden, entsprechend sollte die Abhängigkeit vom Therapeuten oder der Gruppe möglichst gering sein. In diesem Zusammenhang kann es sinnvoll sein, die möglichen positiven Konsequenzen bzw. die Funktionalität eines Festhaltens am gegenwärtigen Zustand mit der Patientin zu diskutieren: Ist der Zeitpunkt für Veränderungen wirklich der richtige? Welche Funktion hat das Festhalten am gegenwärtigen Zustand (z. B. Signal an den Partner oder die Eltern)? Gibt es andere Situationen, in denen die Pat. ähnlich handelt und wie sehen die Konsequenzen dort aus? Ist der „Widerstand" der Patientin möglicherweise Ausdruck einer interaktionellen Problematik zwischen ihr und dem Therapeuten? Eine Auseinandersetzung damit kann eventuell auch dazu führen, dass die Patientin sich bewusst gegen Veränderungen ausspricht.

> *Situation 5:*
> Eine Patientin geht betont „intellektualisierend" mit den Inhalten der Therapie um, beschreibt ihre Probleme sehr rational, weiß „theoretisch" genau, wie sie sich verhalten müsste, um die Probleme in den Griff zu bekommen.

Hier kann die Rückmeldung der anderen Gruppenmitglieder zur Schilderung der Probleme durch die Patientin hilfreich sein. Wie empfinden diese ihre Äußerungen? Die Patientin sollte damit konfrontiert werden, wie der Therapeut selbst oder die Gruppe ihre Art, Schwierigkeiten zu beschreiben, erlebt („Mir fällt auf, dass Sie sehr sachlich über ihre Probleme erzählen. Ich frage mich, welche Gefühle und Empfindungen für Sie damit verbunden sind?"). Mögliche Befürchtungen der Patientin im Zusammenhang mit der Äußerung von Gefühlen sollten thematisiert werden (völlig die Kontrolle verlieren, als „Versager" dastehen etc.).

Darüber hinaus sollte der Patientin die Funktionalität des rationalen Umgangs mit den Problemen verdeutlicht werden: Für manche Patientin können Gefühle derart bedrohlich werden, dass die Heißhungeranfälle für sie eine Möglichkeit darstellen, diese nicht wahrzunehmen, sich vor ihnen zu schützen oder sie quasi „auszuschalten". Eine andere Funktion eines betont rationalen oder kognitiven Umgangs mit den Problemen kann in einer (indirekten) Möglichkeit der Vermeidung von Veränderungen auf der Handlungsebene liegen.

Probleme mit der Familie

> *Situation 6:*
> Die Eltern der Patientin mischen sich nach der Entlassung aus der Klinik häufig in das Essverhalten der Patientin ein, kommentieren z. B. bei den Mahlzeiten die Art und Menge der Nahrungsmittel, die sie isst, bestehen auf gemeinsamen Mahlzeiten.

In einem gemeinsamen Gespräch mit Eltern und Patientin sollte klar werden, dass die Patientin selbst die Verantwortung für ihr Essverhalten und Gewicht übernehmen muss. Sofern in diesem Bereich noch Veränderungen nötig sind, können Therapeut und Patientin diese im Rahmen der ambulanten Therapie besprechen, zu regelmäßigen Terminen (je nach Notwendigkeit der Veränderungen) das Gewicht kontrollieren und weitere Veränderungen im Essverhalten planen. Meist stehen hinter der elterlichen Einmischung andere, grundsätzlichere Schwierigkeiten mit der Tochter, die im Rahmen von Familiengesprächen besprochen werden sollten. Auch für die Patientin ist es wichtig, ihr Essverhalten ganz allein steuern zu können und für eventuelle Veränderungen selbst die Verantwortung übernehmen zu müssen. Für die Eltern kann eine derartige Absprache – trotz verständlicher Sorge um die Tochter – auch eine Entlastung darstellen.

> *Situation 7:*
> Eine Patientin hat Schwierigkeiten mit der Ablösung und dem Auszug von zu Hause.

Bei manchen Patientinnen ist die familiäre Situation im Zusammenhang mit der Ess-Störung derart konfliktreich, dass Patientin und Therapeut keine andere Lösung finden, als den Auszug aus dem elterlichen Haus. Dies kann z. B. bei massiven Grenzverletzungen (Gewalt, sexuelle Übergriffe), aber auch bei weniger gravierenden familiären Problemen der Fall sein. Ist die Patientin im Rahmen der Therapie zu der Überzeugung gelangt, die Familie verlassen zu wollen, ist es u. E. am besten, dies gemeinsam mit allen Beteiligten zu besprechen und zu planen. Nach Möglichkeit sollte versucht werden, diese Entscheidung **mit** und nicht **gegen** die Familie zu treffen. Es sollte darauf geachtet werden, dass es möglichst wenig um Schuldzuweisungen geht, sondern darum, welche Lösung für die derzeit problematische Situation die beste sein könnte. Die Ess-Störung der Tochter kann erhebliche Auswirkungen auf die Familie haben, umgekehrt können bestimmte familiäre Interaktionsmuster sich auf die Entwicklung der Ess-Störung der Tochter ausgewirkt haben.

Dennoch hilft eine „Aufzählung" von Fehlern meist kaum beim Umgang mit den noch bestehenden Schwierigkeiten. Für viele Patientinnen kann die größere räumliche Distanz eine wichtige Vorraussetzung sein, andere Konflikte zu lösen oder zu entschärfen. Vandereycken & Meermann (1984) sprechen in diesem Zusammenhang von der notwenigen „Parentektomie". Die Ablösung von zu Hause ist dennoch häufig für die Patientin und die Eltern mit großen Schwierigkeiten und Ängsten verbunden. Die Eltern sind damit konfrontiert, ohne die kranke Tochter (und allen Funktionen, die für sie möglicherweise damit verbunden waren) allein zurückzubleiben. Für die Tochter kann Ablösung nicht nur Befreiung und Unabhängigkeit bedeuten, sondern auch, allein und eigenverantwortlich mit ihrem Leben umgehen zu müssen. Diese Ambivalenz sollte bei einem geplanten Auszug der Tochter von zu Hause berücksichtigt und in einem gemeinsamen Gespräch thematisiert werden.

> *Situation 8:*
> Es liegen Grenzverletzungen der Eltern bzgl. der Eigenverantwortung der Patientin vor: z. B. Anrufe der Eltern und Fragen nach dem Fortschreiten der Therapie, nach Veränderungen, Berichten von „Geheimnissen" bzw. Dingen, die die Patientin nicht erfahren soll.

Gerade bei jugendlichen anorektischen Patientinnen ist es ausgesprochen wichtig, dass ihr derartige Einmischungen in die Behandlung nicht vorenthalten werden, wenn auch die Besorgnis der Eltern durchaus verständlich erscheinen mag. Die Patientin darf nicht das Gefühl bekommen, dass Eltern und Therapeut sich gegen sie verbünden und muss sich auf die Loyalität des Therapeuten verlassen können. Gespräche mit den Eltern sollten daher nur in Anwesenheit der Patientin oder mit ihrem Einverständnis geführt werden.

Probleme im Zusammenhang mit dem stationären Behandlungskonzept

> *Situation 9:*
> Eine Patientin versucht über eine geringere Gewichtszunahme als 700 g wöchentlich zu verhandeln, meint, das sei für sie zu viel, sie könne das nicht schaffen, 500 g seien doch auch genug.

Die Grenze für die wöchentliche Gewichtszunahme ist immer eine willkürliche Festsetzung, wenngleich bei einer zu niedrigen wöchentlichen Gewichtszunahme diese u. U. kaum noch von den täglichen „natürlichen" Gewichtsschwankungen zu unterscheiden wäre. Ein Verhandeln über das Ausmaß der wöchentlichen Zunahme ist meist ein Symptom für andere Schwierigkeiten oder Ausdruck von Angst und Vermeidung. Die Patientin glaubt, sich damit die für sie bedrohlichen Erfahrungen ersparen zu können bzw. diese zu mildern. Es dauert häufig länger, bis sie das Mindestgewicht erreicht, und ihre Ängste und Befürchtungen in Zusammenhang damit könnten verstärkt statt abgebaut werden. Es sollte gemeinsam mit ihr besprochen und überlegt werden, welche andere Art von Unterstützung ihre Ängste verringern könnte, ohne dass von therapeutischer Seite von der festgelegten Gewichtszunahmegrenze abgewichen wird.

Ein weiterer Nachteil in einer zu langsamen Gewichtszunahme besteht in der zwangsläufig damit verbundenen (noch) längeren stationären Aufenthaltsdauer, was ebenfalls den Übergang in das „normale" Leben erschweren kann.

> *Situation 10:*
> Eine anorektische Patientin meint, das „Programm" zur Gewichtszunahme sei nur Bestrafung, sie werde eingesperrt, es gehe im Rahmen der Behandlung nur um Essen und Gewicht und nicht um ihre „eigentlichen" Probleme.

Der Therapeut sollte der Patientin die positiven Seiten der Einschränkungen aufzeigen: dass diese eine Hilfestellung sein können, v. a. wenn es ihr bislang allein nicht gelungen ist, ohne äußeren Druck zuzunehmen. Prinzipiell hat sie auch innerhalb des stationären Konzeptes die Gelegenheit, ohne Einschränkungen zuzunehmen (im Rahmen des Selbstkontrollprogramms). Gelingt ihr dies nicht, stellt das Programm eine vorübergehende unterstützende Maßnahme dar.

Weiterhin sollte ihr erklärt werden, dass erfahrungsgemäß ohne eine feste Struktur, wie das Programm sie vorgibt, ständig über Probleme mit Essen und Gewicht diskutiert wird und wenig Platz für die anderen Probleme der Patientinnen bleibt. Letzteres kann besser realisiert werden, wenn nicht in jeder Stunde die Probleme mit dem Gewicht erneut angesprochen werden müssen. Eine Diskussion über den Sinn einzelner Einschränkungsmaßnahmen innerhalb der jeweiligen Phasen sollte vermieden werden. Wenngleich diese natürlich nicht völlig willkürlich festgesetzt werden sollten, so sind sie im einzelnen nicht immer inhaltlich zu begründen (z. B. die genaue Dauer der Abwesenheit in der Klinik pro Woche). Teilweise müssen sie auch den jeweiligen Gegebenheiten der Klinik angepasst werden.

> *Situation 11:*
> Patientinnen „tricksen" bzgl. der Gewichtszunahme, trinken z. B. Wasser oder ziehen schwere Kleidung zum Wiegen an.

Viele Patientinnen versuchen auf verschiedene Weise, die Gewichtszunahme zeitweise zu manipulieren. Dies kann häufig als „letzte" Möglichkeit – bezogen auf das Gewicht – verstanden werden, Autonomie zu wahren oder zu erreichen. Grundsätzlich ist dies nicht zu verhindern, sofern man sie nicht ständig kontrollieren will. Dies würde jedoch die therapeutische Beziehung erheblich belasten und die Gefahr eines ständigen Machtkampfes erhöhen. Sofern die entsprechenden Maßnahmen auffällig werden, oder die Patientin sie selbst anspricht, sollten die daraus resultierenden Konsequenzen (z. B. Einstufung oder Zurückstufung in das Programm bzw. in eine andere Phase) immer in der Gruppe gemeinsam mit den anderen Patientinnen besprochen und beschlossen werden.

Sofern das Ausmaß des „Tricksens" sich nicht in der Größenordnung von mehreren Kilogramm (d. h. also im Trinken mehrerer Liter Wasser) ausdrückt, sondern z. B. in einem Glas Wasser, muss die Patientin dies ohnehin in jeder Woche der Behandlung fortsetzen, um die erforderliche Gewichtszunahme zu erreichen. Ist dies jedoch der Fall, sollte es dennoch nicht zum Anlass einer „Zerreißprobe" werden. Die therapeutische Haltung sollte derart sein, dass der Patientin deutlich wird, dass sie nur sich selbst schadet, nicht dem Therapeuten. Letzterer sollte auf keinen Fall in die Position des „Kontrolleurs" oder desjenigen kommen, der sie bestimmter „Tricks" überführt. Ähnliches trifft u. E. auch für die Kontrolle der Heißhungeranfälle und des Erbrechens zu. Die Patientin muss Veränderungen für sich in Angriff nehmen, nicht anderen Menschen zuliebe.

> *Situation 12:*
> Eine anorektische Patientin nimmt nach anfänglicher regelmäßiger Gewichtszunahme nicht mehr zu, obwohl sie angeblich „Unmengen" isst.

In einem ersten Schritt sollte das Essverhalten der Patientin anhand ihrer Selbstbeobachtungsprotokolle überprüft werden, um festzustellen, ob sie tatsächlich „Unmengen" isst. Stimmen die von ihr beschriebenen Mengen wirklich mit dem protokollierten Essverhalten überein oder sind sie eher Ausdruck ihrer verzerrten Wahrnehmung bezüglich eines „normalen" Essverhaltens? Essgestörte Patientinnen sind häufig geneigt, ihr Essverhalten als „übermäßig" einzuschätzen, zumal ihr langjähriger Maßstab ein diätetisches Essverhalten ist und die Gewichtszunahme ihnen schwerfällt. Zusätzlich kann die Patientin sich Rückmeldung von anderen Gruppenmitgliedern oder nichtessgestörten Patienten aus der Klinik einholen, um ihre Sichtweise zu überprüfen.

Grundsätzlich ist auch denkbar, dass das Set-Point-Gewicht der Patientin niedriger als das errechnete Zielgewicht liegt und die Gewichtsstagnation damit in Zusammenhang steht. Schließlich ist aber auch zu berücksichtigen, dass es möglicherweise Unterschiede im Kalorienbedarf anorektischer Patientinnen ohne Heißhungeranfälle und solchen mit Heißhungeranfällen gibt. Kaye et al. (1986) konnten diesen Unterschied in verschiedenen Stadien der Gewichtszunahme zeigen und vermuten einen prämorbid bestehenden oder als Erkrankungsfolge entstandenen metabolischen Unterschied als Ursache.

Dies würde die beschriebenen Folgen für das Essverhalten anorektischer Patientinnen im Zusammenhang mit der Gewichtszunahme bzw. der Stabilisierung des Zielgewichts haben und bedeuten, dass die Patientin noch mehr essen muss, um weiter zuzunehmen.

Allgemeine Probleme im Zusammenhang mit Essen und Gewicht

> *Situation 13:*
> Eine untergewichtige Patientin sieht nicht ein, dass sie so viel zunehmen soll, strebt ein niedrigeres Mindestgewicht an.

Viele Patientinnen versuchen, aus Angst vor der Gewichtszunahme, über ein niedrigeres Zielgewicht mit dem Therapeuten zu verhandeln. Sich von therapeutischer Seite darauf einzulassen, birgt u. E. zwei Probleme in sich: Erstens basiert die Festsetzung des Zielgewichts auf bestimmten Überlegungen über Zusammenhänge zwischen Set-Point-Gewicht bzw. dem „gesundem Gewichtsbereich" und entsprechenden körperlichen und psychischen Folgeerscheinungen, obwohl diese nicht zwingend ein exaktes Gewicht vorschreiben. Dennoch kann im Akzeptieren eines zu niedrigen Zielgewichts (d. h. eines Gewichts, das unter dem für die meisten Menschen zutreffenden gesunden Gewichtsbereich liegt), die Gefahr liegen, dass Symptome der Ess-Störung weiterhin bestehen bleiben und diese aufrechterhalten.

Das Gleiche trifft für ein weiterhin bestehendes gezügeltes Essverhalten zu. Ein zweiter Aspekt betrifft die Beziehungsgestaltung in der Therapie: macht die Patientin in diesem für sie sehr bedeutsamen Punkt die Erfahrung, dass der Therapeut bereits zu Beginn der Therapie mit sich „handeln" lässt, so macht er sich unglaubwürdig. Es ist auch damit zu rechnen, dass die Patientin dies immer wieder in für sie bedrohlichen Situationen versuchen wird und es zum ständigen Thema in der Therapie wird. Der Therapeut sollte allerdings die Gefühle und Befürchtungen der Patientin im Zusammenhang mit dem Zielgewicht ernst nehmen und die Patientin dabei unterstützen, Ängste und irrationale Vorstellungen abzubauen.

Ist eine Patientin überhaupt nicht in der Lage, sich auf das Zielgewicht einzulassen, kann eine Brücke darin bestehen, ihr dies als „Experiment" vorzuschlagen. Da den Patientinnen das Abnehmen meist leichter fällt als das Zunehmen, kann man ihr anbieten, sich „probeweise" auf die neue Erfahrung einzulassen, die sie – falls die Nachteile für sie am Ende immer noch überwiegen – notfalls wieder revidieren kann. Eine weitere Hilfe ist für manche Patientinnen, sich in Erinnerung zu rufen, wie sie sich in verschiedenen Stadien ihrer Gewichtsabnahme gefühlt haben. Meist wird dabei deutlich, dass das „sich zu dick fühlen" relativ wenig mit dem tatsächlichen objektiven Gewicht zu tun hat, da sie ihren Körper auch mit immer geringerem Gewicht genauso wenig akzeptieren konnten. Eine Funktion der Therapie besteht auch darin, die Bedeutsamkeit von Figur und Gewicht zu reduzieren und die Bewertung der eigenen Person von anderen Faktoren abhängig zu machen.

> *Situation 14:*
> Eine übergewichtige Patientin mit bulimischer Symptomatik möchte Gewicht verlieren und ihre Heißhungeranfälle reduzieren.

Der Therapeut sollte der Patientin erklären, dass Diäthalten und die Reduktion von Heißhungeranfällen gleichzeitig nicht möglich ist, da Diäthalten Heißhungeranfälle bedingen kann. Sie sollte auf die entsprechenden Befunde hingewiesen werden bzw. schriftliches Informationsmaterial (vgl. die Patienteninformation im Anhang) zu diesem Thema erhalten. Hat eine Patientin während ihrer Bulimie über einen längeren Zeitraum ihr Gewicht immer mehr gesteigert, zuvor (bei ungestörtem Essverhalten) aber ein niedrigeres Gewicht gehabt, so ist damit zu rechnen, dass ihr Gewicht sich – sofern ihr Essverhalten normal ist und keine Heißhungeranfälle mehr auftreten – langsam von selbst reduziert. In jedem Fall sollte immer die Reduktion der Heißhungeranfälle im Vordergrund stehen und eine (langsame!) Gewichtsabnahme erst erfolgen, wenn die Patientin über einen längeren Zeitraum symptomfrei ist und ein ungestörtes Essverhalten hat.

> *Situation 15:*
> Eine Patientin klagt über heftige Blähungen, Bauchschmerzen etc. als Folge des Essverhaltens im Rahmen der Gewichtszunahme, möchte deshalb, dass die wöchentliche Grenze der Gewichtszunahme bei ihr verändert werden soll.

Für viele Patientinnen kann ein verändertes Essverhalten vor allem zu Beginn einer Gewichtszunahme mit unangenehmen körperlichen Begleiterscheinungen verbunden sein. Diese sollten auf jeden Fall ernst genommen werden und nicht als „Simulation" abgetan werden. Trotzdem ist häufig damit die Hoffnung verbunden, jetzt nicht weiter oder nicht mehr so schnell zunehmen zu müssen oder sie glauben, den „Beweis" dafür gefunden zu haben, warum bei ihnen Ausnahmen erforderlich sind. Eine langsamere Zunahme verhindert jedoch diese möglichen körperlichen Beschwerden kaum, diese können und sollten lediglich durch entsprechende unterstützende Maßnahmen (Massagen, entspannende Bäder) gelindert werden bis sie – in der Regel nach einer längeren Phase der Normalisierung des Essverhaltens – verschwinden.

> *Situation 16:*
> Eine anorektische Patientin hat große Angst, infolge ihres Essverhaltens im Rahmen der Gewichtszunahme die Kontrolle über Essen zu verlieren.

Eine der häufigsten Ängste anorektischer Patientinnen ist die Befürchtung, „aufzugehen wie ein Hefekloß", mit dem „Fressen" nicht mehr aufhören zu können bzw. extrem übergewichtig zu werden. Häufig haben sie dabei auch ein entsprechend abschreckendes Beispiel einer übergewichtigen Person vor Augen. Von therapeutischer Seite sollte der Patientin verdeutlicht werden, dass die Phase der Gewichtszunahme nur **eine** Phase im Rahmen der Therapie darstellt, nach der sie nicht sofort entlassen werden sollte.

In jedem Fall sollte sich daran eine Phase der Stabilisierung des erreichten Gewichts anschließen, während der sie die Möglichkeit hat, auszuprobieren, wie viel sie essen muss, um ihr Gewicht zu halten. In dieser Phase sollte die Patientin v. a. lernen, auf ihre körperlichen Signale (Hunger, Appetit, Sättigung) genau zu achten bzw. diese zu differenzieren. Dies ist einer der wichtigsten Schwerpunkte der Stabilisierungsphase im Rahmen des stationären Konzepts.

> *Situation 17:*
> Welche Kriterien sollten für eine Behandlung der Patientin gegen ihren Willen i. S. einer Zwangseinweisung zugrunde gelegt werden?

Die Freiwilligkeit ist wesentliche Vorraussetzung für eine sinnvolle Psychotherapie. Äußere Zwänge und fehlende Eigenmotivation stehen dem notwendigen Aufbau einer vertrauensvollen therapeutischen Beziehung in den meisten Fällen entgegen. Wenn Patientinnen sich nicht zu einer Therapie entschließen können oder eine begonnene Therapie abbrechen, so bedeutet dies allerdings keinesfalls gleichzeitig auch das Ende der Verantwortung des Therapeuten. Denn wenn diese Entscheidung der Patientin Ausdruck einer akuten Suizidalität ist, muss sorgfältig geprüft werden, ob weitere Schritte notwendig sind. Das gleiche gilt für Situationen, in denen eine Patientin beispielsweise wegen ihrer extremen Abmagerung vital bedroht ist.

In beiden Fällen kann es notwendig und ethisch geboten sein, die Betroffenen sogar gegen ihren Willen zu behandeln. In Deutschland gibt es hierzu festgelegte juristische Kriterien. Die in diesem Zusammenhang relevanten gesetzlichen Regelungen sind auf Ebene der Bundesländer geregelt und definieren, in welchen Fällen etwa psychisch Kranke gegen ihren Willen in einer psychiatrischen Klinik behandelt werden dürfen. Für medizinische Behandlungen ohne das Einverständnis des Betroffenen außerhalb einer Psychiatrie wird in aller Regel die Einrichtung einer Betreuung erforderlich sein. In jedem Fall muss ein Richter eine solche Maßnahme genehmigen. In der Praxis empfiehlt es sich, bei entsprechenden Fragen frühzeitig konsiliarisch einen Psychiater hinzuzuziehen. Psychotherapeuten sind verpflichtet, in diesen Fällen notfalls auch abends oder am Wochenende entsprechend zu handeln.

6 Fallbeispiele

Die Fallbeispiele beziehen sich alle auf Therapien aus dem ambulanten Bereich. Wir gehen davon aus, dass die hier gewählten Strategien und Interventionen für ambulant arbeitende Therapeuten gut übertragbar sein dürften. Bei der Schilderung stationär behandelter Fälle hätte sich die Notwendigkeit ergeben, das spezifische Klinik- und Stationssetting sowie die Teamarbeit als Hintergrundinformation noch breiter darzustellen, da diese als wesentliche Wirkfaktoren angesehen werden müssen.

6.1 Fall 1 Anorexia nervosa

Wenn Hungern Autonomie bedeutet

Diagnosen:	Anorexia nervosa (ICD-10 F50.0)
	Dysthyme Störung
	(ICD-1 0 F34. 1)
	Selbstunsichere Persönlichkeitsstörung
	(ICD-10 F60.6)

1. Stunde:
Kurze Charakterisierung der Patientin, Darstellung der aktuellen Beschwerden
Die 22jährige Bankangestellte kommt nach telefonischer Vereinbarung pünktlich zum verabredeten Termin in die psychotherapeutische Praxis. Sie wurde durch einen Arzt für Allgemeinmedizin mit folgendem Befundbericht überwiesen: „Bei Frau C. findet sich der typische Befund der Anorexia nervosa mit dezenter Lanugobehaarung, Bradykardie, tiefer Körpertemperatur. Thoraxorgane und Bauchorgane sind unauffällig. Eine Therapie in einer psychosomatischen Fachklinik ist erforderlich."
Bei der Begrüßung imponiert die deutlich kachektische Patientin durch eine gebückte Haltung und schwankenden Gang, kann kaum Blickkontakt aufnehmen und es fällt ihr schwer die angebotene Hand zur Begrüßung entgegenzunehmen. Sie wirkt jünger, sehr schüchtern, hilflos und subdepressiv. Auch im Gespräch, das ihrerseits nahezu ausschließlich aus kurzen, knappen Antworten besteht, fällt auf, dass sie kaum Blickkontakt aufnehmen kann und den gestellten Fragen häufig ausweicht. Sie schaut auf den

Boden oder zur Seite und antwortet meist nach längerem Zögern mit ängstlich zittriger Stimme: „Ich weiß nicht".

Sie berichtet, dass sie seit drei Jahren „mehr oder weniger an Magersucht leide". Sie fühle sich „jetzt wie in einer Glasglocke" und glaube, da nicht mehr allein herauszukommen. Sie habe sich das Essen verboten und habe „eine ständige Angst, gegen dies Verbot zu verstoßen". „Ich verrate mich, wenn ich etwas esse". Ihr ganzes Denken kreise nur noch ums Essen, sie könne sich auf nichts anderes mehr konzentrieren, halte sich aber für „zu wertlos, um essen zu dürfen". Zur Zeit wiege sie ca. 48 kg bei einer Körpergröße von 176 cm und habe immer noch den Drang, weiter abzunehmen. Sie habe nie Laxantien oder Diuretika zur Gewichtskontrolle eingenommen, auch nie Heißhungeranfälle und Erbrechen gehabt. Seit 2,5 Jahren besteht eine sekundäre Amenorrhoe. Weiterhin klagt sie über allgemeine soziale Schwierigkeiten, die besonders in der Kontaktaufnahme und der Äußerung einer eigenen Meinung beständen. Sie habe häufig Angst, die Erwartungen anderer Menschen nicht zu erfüllen und diese zu enttäuschen.

Der Therapeut teilt der Patientin kurz vor Ende der Stunde mit, dass die ersten 5 Sitzungen dazu dienen sollen eine Entscheidung über das Zustandekommen der Therapie zu fällen. Außerdem solle in dieser Zeit die Anamnese erhoben werden, um einen Einblick in die Lebensgeschichte der Patientin und erste Anhaltspunkte für die Entwicklung und Aufrechterhaltung der Symptomatik zu bekommen. Die Patientin erklärt sich mit dem Vorgehen einverstanden. Sie bekommt den „Fragebogen zur Lebensgeschichte" von Lazarus und den U-Fragebogen von Ullrich & Ullrich (1977) ausgehändigt mit der Bitte, diese ausgefüllt zu nächsten Stunde mitzubringen.

2. bis 4. Stunde:
- Erhebung der Lebensgeschichte.
- Fragebögen:
  U-Fragebogen
  EDI (Eating Disorder Inventory)
  BDI (Beck Depressions Inventar)
  Fragebogen zur Lebensgeschichte (Lazarus)
- Erstellung eines funktionalen Bedingungsmodells.
- Formulierung von kurz- und langfristigen Therapiezielen durch die Patientin anhand der Goal-Attainment-Scale

Erhebung der Lebensgeschichte
Es liegen keine organischen Vorerkrankungen vor, die in ursächlichem Zusammenhang mit der Anorexia nervosa stehen. Die Familienanamnese

bietet keine Hinweise auf neurologische oder psychiatrische Erkrankungen. Die Patientin ist als Einzelkind bei den leiblichen Eltern (Vater 1987 mit 48 Jahren verstorben; Mutter 51 J.) aufgewachsen. Nach anfänglich normaler frühkindlicher Entwicklung habe sie mit ca. 1,5 Jahren eine Gangstörung entwickelt, für die sich kein organischer Befund feststellen ließ und die bis vor einem Jahr noch bestanden habe. Sie habe ab diesem Zeitpunkt nie auf einer Stelle stehen können und für Außenstehende den Eindruck erweckt „als habe sie keinen richtigen Halt". Aufgrund dieser Bewegungsstörung sei sie ständig verunsichert gewesen, da sie sich von anderen beobachtet gefühlt und das Gefühl gehabt habe, dass mit ihrem „Körper etwas nicht stimmt". So habe sie auch „keine freundschaftliche Beziehung" zu ihrem Körper aufbauen können. Dies drückt sich auch darin aus, dass sie keinerlei Erfahrungen mit kindlicher oder adoleszenter Sexualität besitzt. Ihr sei es zeitlebens unangenehm gewesen, ihren Körper zu berühren. Sexuelle Empfindungen oder Impulse kenne sie nicht.

Durch das Empfinden der körperlichen Anomalität habe sie schon sehr früh Ängste entwickelt und kaum Beziehungen zu Gleichaltrigen gehabt. Schon im Kindergarten habe sie sich nicht getraut etwas zu sagen, was sich dann über die gesamte Schulzeit fortgesetzt habe. Auch habe sie immer den Eindruck gehabt, dass ihre Eltern sich wünschten, dass sie anders wäre. Besonders problematisch sei die Beziehung zu ihrer Mutter gewesen, die sie als „hart wie Beton" empfunden habe, und an die sie „nie herangekommen" sei. Sie sei für sie „eine übermächtige Person im negativen Sinne" gewesen. Zum Vater habe sie sich dagegen hingezogen gefühlt und eine „intensive Beziehung" gehabt. Es sei für sie daher besonders belastend gewesen als dieser am 1.3.87 an einem Magenkarzinom verstarb, nachdem 9 Monate zuvor die Diagnose bekannt geworden war.

Nach dem Tod des Vaters habe sie „total dicht gemacht", der Mutter letztlich die Schuld dafür gegeben und sich von dieser auch nicht mehr berühren lassen können. Am 10.04.87 habe sie dann in der Schule ihren 1. Suizidversuch verübt, indem sie sich in der Toilette eingeschlossen und versucht habe, sich die Pulsadern aufzuschneiden. Es folgte daraufhin eine ambulante analytische Einzeltherapie über 2,5 Jahre, die ihr aber „nichts gebracht habe". Als vor 3 Jahren eine Brieffreundin ihr nicht mehr schrieb, habe sie das als Zeichen dafür gewertet, dass jetzt auch „der letzte Mensch das Interesse an ihr verloren" habe. Sie habe daraufhin den 2. Suizidversuch geplant, kurz vor dessen Ausübung jedoch wieder eine Nachricht von der Brieffreundin erhalten. „Dann konnte ich mich ja nicht mehr umbringen, aber richtig leben wollte ich auch nicht mehr".

Daraufhin habe sich die anorektische Symptomatik entwickelt. Mit Beginn der Erkrankung habe sich auch das Verhältnis zu ihrer Mutter deutlich verbessert und heutzutage suche sie ständig den Kontakt zu ihr und würde alles mit ihr bereden. Nach Besuch von Grundschule und Gymnasium hat die Patientin eine Lehre als Bankkauffrau begonnen und befindet sich jetzt im 2. Lehrjahr, kurz vor den Abschlussprüfungen. Sie lebt noch bei der Mutter und ist sozial völlig isoliert.

Testpsychologische Befunde
U-Fragebogen: Die Patientin erreicht auf den Skalen „Fehlschlagangst", „Kontaktangst", „Fordern-Können" und „Nicht-Nein-Sagen-Können" Werte, die solche von sozial-phobischen Patienten teilweise weit übersteigen. Auf dem Faktor „Anständigkeit" erreicht sie den Wert von sozialphobischen Patienten und auf dem Faktor „Schuldgefühle" den der Normalpopulation.

Eating Disorder Inventory (EDI): Erhöhte Werte erreicht sie auf den Skalen „Schlankheitsstreben", „körperliche Unzufriedenheit", „Ineffektivität", „Interozeption" und „Angst vor Erwachsensein". Diese Werte entsprechen denen von bulimischen Patientinnen oder übertreffen sie.

BDI: Die Patientin erreicht einen Wert von 24 Punkten, was einer mittelschweren Depression entspricht.

Problemanalyse
Als prädisponierende aber auch als aufrechterhaltende Faktoren für die anorektische Symptomatik können im wesentlichen die Selbstwertproblematik, die mangelnden sozialen Fähigkeiten, die eigenen überhöhten Leistungsansprüche und vor allem auch die Verunsicherung in bezug auf den eigenen Körper geltend gemacht werden. Daraus resultieren Kognitionen wie z. B.: „Ich fühle mich als Mensch unzulänglich"; „Ich bin nichts wert"; „Ich kann überhaupt nicht mitreden"; Was ich sage, interessiert sowieso niemanden". Wegen der Verunsicherung im körperlichen Bereich durch die früh entstandene motorische Störung begann die Patientin sich schon in jungen Jahren, mit ihrem Körper sehr unwohl zu fühlen und entwickelte ein Gefühl der Unzulänglichkeit sowie eine allgemeine Unzufriedenheit mit ihrem äußeren Erscheinungsbild. Verstärkt wurde dieser Aspekt durch das Gefühl, dass ihre Eltern – vor allem die Mutter – sie nicht so akzeptierten, sondern sich eigentlich eine andere Tochter wünschten.

Dieses Insuffizienzerleben versuchte sie durch überhöhte Leistungsansprüche im schulischen Bereich zu kompensieren. Sie wurde zur isolierten Musterschülerin ohne ausreichende soziale Kompetenzen. Da dem Vater eine vermittelnde Funktion zwischen Tochter und Ehefrau zukam, gewann er eine sehr wichtige Bedeutung für die heranwachsende Patientin, bis zu seinem verfrühten Tod im Jahre 87. Auf diesen Verlust reagierte sie mit emotionalem Rückzug gegenüber der Mutter, die sie für den Tod des Vaters (aufgrund der ständigen ehelichen Auseinandersetzungen) mitverantwortlich machte. Ab diesem Zeitpunkt durfte die Mutter sie nicht mehr anfassen. Da sie auch sonst sozial sehr isoliert lebte, setzte sie sich kaum noch der Erfahrung von positiven Verstärkern aus und geriet schließlich in einen Zustand allgemeiner Hilflosigkeit.

Nach Beendigung der ambulanten Therapie, zwischen 1990 und 1992, entwickelte sich die anorektische Symptomatik. Als Auslöser dafür wird von der Patientin der unterbrochene Kontakt zu einer Brieffreundin genannt, was für sie als Beleg dafür diente, dass nun auch „der letzte Mensch" an ihr das Interesse verloren habe. Zurzeit wird die Symptomatik im wesentlichen durch die allgemeinen Insuffizienzgefühle (siehe die o. g. Kognitionen), die ausgeprägte Körperwahrnehmungsstörung (sie fühlt sich immer noch zu dick) und ein allgemeines Gefühl der Hilflosigkeit aufrechterhalten.

Weiterhin ist es ihr gelungen, über ihre Rolle als „Magersüchtige" einen gewissen Sonderstatus zu erlangen, der als selbstwertstabilisierend verstanden werden kann. Die Verweigerung im Essensbereich dient ihr als Beweis, dass sie zumindest noch in einem Bereich Autonomie besitzt und mehr Selbstkontrollfähigkeit als alle anderen. Es gelingt ihr über die exzessive Gewichtskontrolle und die starke Nahrungseinschränkung sich selbst zu belohnen oder sich massiv zu bestrafen in dem Sinne „ich bin es ja nicht wert, etwas zu essen". Da dies jedoch der einzige Bereich ist aus dem die Patientin einen Verstärkungswert für ihre eigene Person ziehen kann, ist es ihr z. Z. kaum möglich diesen „angstfrei" aufzugeben, bevor nicht zumindest die Aussicht auf einen Ersatz dafür existiert. Die aktuelle Therapiemotivation beruht primär darauf, dass sie befürchtet, die anstehenden Abschlussprüfungen im Rahmen ihrer Lehrlingsausbildung nicht zu schaffen (was in keiner Weise den objektiven Gegebenheiten entspricht).

Formulierung von Therapiezielen.
Die Patientin formulierte die folgenden Problem-Bereiche für sich persönlich:

Probleme mit Essen und Gewicht

Ich beschäftige mich andauernd mit dem Essen.
Ich überlege mir immer sehr lange im Voraus, was, wie viel und was ich während der kommenden Mahlzeiten nicht essen werde und wie viele

Kalorien da wohl zusammenkommen. Tue ich das nicht, weiß ich bei der betreffenden Mahlzeit meist gar nicht, was ich essen soll. Oder ich gehe in Bäckereien oder Supermärkte und gucke mir alles (besonders gern Joghurts) an und male mir aus, wie es wäre, das essen zu können, was ich möchte.

Lösungsvorschläge:
- Versuchen, das zu essen, was ich wirklich möchte. Ich habe z. B. beim Frühstück einen bestimmten Wunsch, esse aber etwas anderes (z. B. Magerkäse anstatt „normalen"), weil es weniger Kalorien hat und bin furchtbar unzufrieden damit.
- Die Kalorienzahl, die pro Tag zusammenkommt nicht mehr so stark zu bewerten und keine zu tiefe Grenze setzten. Z. B. sich, obwohl man schon zu Abend gegessen hat, noch einen Joghurt gönnen oder ein Eis trotz Mittagessen.
- In einen Bäckerladen gehen und sich das erlauben zu kaufen, worauf man wirklich Appetit hat, auch wenn es vielleicht nicht so gesund ist und Zucker enthält. Ich weiß, dass auch hier wieder spätestens die Angst vor der Normalität kommt (s. nächste Punkte) und alles kaputtgeht.

Ich denke dauernd über mein Gewicht nach und habe den Wunsch, dünner zu werden.
Wenn ich in einer solchen Phase bin, kann ich meinen Körper nicht mehr einschätzen; ich finde ihn immer zu dick. Diese Gefühle sind aber nicht immer da. In manchen Zeiten esse ich freier und gestehe mir zu, bis zu einer gewissen Grenze (z. B. 49 kg) zu wiegen und in dem Rahmen zu essen. Wenn das Gewicht dann zur Normalität geworden ist, denke ich, dass ich gesund bin und bekomme davor solche Angst, dass ich das gefundene „Gleichgewicht" wieder zerstören muss. Warum ist das so?

Lösungsvorschläge:
- Versuchen, nicht mehr jeden Tag (wenn ich in solchen Phasen bin) auf die Waage zu gehen. Evtl. nur an einem festen Tag in der Woche.
- Versuchen, den Körper näher kennenzulernen und zu sehen, dass er nicht nur aus dem Bauch besteht. Vielleicht ist das vor dem Spiegel möglich und indem man sich selbst berührt, (vor dem Spiegel sehe ich aber immer nur, dass ich zu dick bin und berühren mag ich mich nicht).
- Merken, wie der Körper reagiert, wenn ich esse. Wie fühlt es sich innen an, wie reagiert er in Bezug auf das Gleichgewicht. Ist es aber erst einmal so weit, ist die Angst vor der Normalität des Essens, davor gesund zu sein, so groß, dass alles wieder umkippt.

Probleme mit der eigenen Person
Ich habe Angst erwachsen zu werden = meine Periode aus eigener Kraft zu bekommen.

Ich fühle mich den Anforderungen, die an Erwachsene gestellt werden, nicht gewachsen und habe auch keinerlei Gefühle, weder zu mir selbst noch zu anderen, die in meinem Alter normal wären. Ich fühle mich wie ein Kind im Vergleich mit Gleichaltrigen.

Lösungsvorschläge: keine
Ich möchte alles 100 % gut machen.

Dann bekomme ich Angst, es nicht zu schaffen, die mich manchmal daran hindert, überhaupt irgendetwas zu tun.

Lösungsvorschläge:
– Die Zeit, die ich mit Lernen verbringe, begrenzen (z. B. ein ganz bestimmter Abschnitt oder eine bestimmte Zeit).
– Sich neben dem Lernen noch anderes zugestehen und sich nicht den ganzen Tag wegnehmen zum Lernen; z. B. trotzdem ein Buch lesen.
– Abschätzen, wieviel Einsatz einem die Sache wirklich wert ist, und was man wirklich dafür tun will.

Gefühl der Minderwertigkeit.

Alle anderen kommen mir in allen Beziehungen kompetenter vor. Ich weiß nie, was ich sagen soll, da ich immer befürchte, dass es falsch oder sogar „blöd" sein könnte. Ich falle anderen nur dadurch auf, dass sie mich bemitleidenswert empfinden. Ich fühle mich dann fürchterlich klein. Dieses Problem steht jedem Versuch, gleichberechtigte Beziehungen aufzubauen im Wege.

Lösungsvorschläge:
– Mir einen Bereich suchen, in dem ich Bestätigung finde (z. B. Sport, evtl. Fagott spielen wieder anfangen).
– Andere sehen und mit ihnen reden, um zu spüren, dass sie auch nur Menschen sind.
– Sich gegenüber anderen als Person behaupten.

Probleme mit anderen Personen
Ich habe Angst, mich vor anderen zu äußern, egal ob große Gruppe oder wenige Menschen.

Schon gar nicht erzähle ich etwas von mir oder sage meine eigene Meinung (die ich in dem Moment meist gar nicht habe).

Lösungen:
- Im Unterricht versuchen, etwas (längeres) zu sagen, wenn ich mir sicher bin.
- Wenn ich mit Leuten zusammen bin, wagen etwas eigenes zu erzählen und die Reaktionen abzuwarten (wenn die Angst nur nicht so groß wäre!!).
- Vielleicht ein Art Tagebuch führen, in das ich meine Versuche eintrage und versuche, mir über die Reaktionen der anderen klar zu werden.

Mangel an sozialen Kontakten
Ich habe nur eine Freundin. Ich kann keine Freundschaften finden, da ich mich nur zu Hause sicher fühle und sehr große Angst bekomme, wenn ich weggehe. Außerdem habe ich das Gefühl, einfach nicht die Fähigkeit zu besitzen, Freundschaften zu knüpfen und es auch nicht wert zu sein („warum ich?; es gibt doch so viele, die besser sind").

Lösungen:
- Mit der Freundin, die ich habe, etwas unternehmen bzw. auch von mir aus mit Vorschlägen auf sie zukommen.
- In einer Gruppe (z. B. Sport) versuchen, neue Leute kennenzulernen.
- Mir nicht gleich von vornherein die Chancen verbauen, wenn ich mich z. B. mit jemandem treffe, indem ich z. B. nicht esse und mich gar nicht auf die Begegnung einlassen kann, sondern nur an das Essen denke.

5. Stunde:
Mitteilung der Fragebogenergebnisse und Schilderung der Verhaltensanalyse.
Motivierung zur stationären Aufnahme.
Klärung der Voraussetzungen für eine ambulante Therapie.

Der Therapeut teilt der Patientin die Ergebnisse der Auswertung der Fragebögen mit und schildert ihr seine Sichtweise der Entstehung und Aufrechterhaltung der Symptomatik anhand der Verhaltensanalyse. Er empfiehlt eine stationäre Behandlung und anschließende ambulante Weiterbetreuung. Er begründet dies damit, dass erfahrungsgemäß nur wenige anorektische Patientinnen im ambulanten setting fähig seien, wieder ausreichende Kontrolle über ihr Essverhalten und Gewicht zu erlangen. Da die Patientin sich vehement gegen eine stationäre Behandlung stellt und auch nach Diskussion der Ängste nicht von dieser Entscheidung abweicht, erklärt sich der Therapeut bereit, die Therapie unter folgenden Voraussetzungen zu übernehmen:

- Die Therapie wird zunächst auf 20 Stunden begrenzt, um nach einer Zwischenbilanz neu zu entscheiden, ob die vereinbarten Therapieziele in diesem setting erreichbar sind.
- Neben der Bearbeitung der verschiedenen Problembereiche verpflichtet sich die Patientin kontinuierlich an Gewicht zuzunehmen (es werden 500 g/Woche vereinbart). Sie wiegt sich jeweils morgens vor dem Frühstück an einem bestimmten Wochentage zu Hause ohne Bekleidung und teilt das Ergebnis dem Therapeuten in der folgenden Stunde mit.
- Es wird ein Zielgewicht von 62 kg festgelegt, was einem BMI von 20 entspricht.
- Die Patientin bemüht sich innerhalb der nächsten Woche um einen stationären Therapieplatz in einer verhaltenstherapeutischen Klinik, da mit einer Wartezeit von mehreren Monaten zu rechnen ist. Dies soll als Rückversicherung dienen, falls die ambulante Therapie nicht den gewünschten Erfolg bringt.
- Parallel zur Psychotherapie begibt sie sich in internistische Behandlung zur Kontrolle ihres körperlichen Allgemeinzustandes.
- Es werden 1–2 Therapiesitzungen pro Woche vereinbart.

Patientin und Therapeut beschließen, unter diesen Voraussetzungen die ambulante Therapie zu beginnen.

6. Stunde:
Die Patientin erklärt, dass sie sich sehr erschöpft fühle, und dass ihre Angst vor der Prüfung von Tag zu Tag immer größer werde. Statt zuzunehmen habe sie in der letzten Woche 2 kg abgenommen. Sie könne überhaupt nichts mehr essen, „alles macht mir Angst". Die Patientin berichtet, dass sie in der vom Therapeuten empfohlenen Fachklinik bereits angerufen habe und dort wahrscheinlich in 4 Wochen zum Vorgespräch eingeladen würde.

Der Therapeut ermutigt die Patientin sich auf eine Kalorienaufnahme von 1 500 Kcal/Tag einzulassen und die Waage in den Keller zu stellen, um zu verhindern, dass sie ständig ihr Gewicht überprüft. Weiterhin wird mit ihr vereinbart, einen Essensplan zu erstellen, um die tägliche Kalorienzufuhr genauer protokollieren und ggfs. verändern zu können. Weiteres zentrales Thema der Stunde ist die Angst vor der Prüfung. Es wird deutlich, dass sie sich besonders vor dem praktischen Teil – hierbei geht es um soziale Interaktionen (z. B. Verkaufsgespräch) – fürchtet. Der Therapeut ermutigt die Patientin, sich weniger am Arbeitsplatz zu isolieren und Versuche der Kontaktaufnahme zu unternehmen.

7. bis 11. Stunde:
Die Angst der Patientin vor der Prüfung nimmt immer stärkere Formen an. Sie wirkt sehr verzweifelt und hoffnungslos, sieht keine Möglichkeit, wie sie das Problem bewältigen kann. Es gelingt ihr aber das Gewicht auf 46 kg zu stabilisieren. Nach der 7. Stunde erklärt sich der Therapeut – auf Wunsch der Patientin – bereit, in der Klinik anzurufen und um einen früheren Vorgesprächstermin zu bitten. Sie fährt dann in der darauf folgenden Woche zusammen mit ihrer Mutter zum Vorgespräch in die Klinik. In der 9. Stunde berichtet sie von dem Vorgespräch und teilt ihre Ängste vor dem sehr strukturiertem Gewichtsprogramm in der Klinik mit. Durch Zufall könne sie innerhalb von 3 Wochen aufgenommen werden. Der Therapeut ermutigt sie, diese Chance wahrzunehmen und beschließt mit ihr, dass sie sich am nächsten Tag von ihrem Hausarzt krankschreiben lassen soll um damit ihre Prüfungen um mindestens ein halbes Jahr verschieben zu können. Nach dieser Entscheidung wirkt sie deutlich entlastet. Die 10. und 11. Stunde dienen dazu, die Patientin in ihrem Entschluss zu bestärken, den Klinikaufenthalt anzutreten und ihr die Ängste vor den neuen Anforderungen zu nehmen. Sie sieht ein, dass sie im ambulanten Bereich zur Zeit keine ausreichenden Fortschritte machen kann und entscheidet sich trotz massiver Ängste für die Klinik.

Die Patientin bleibt 6 Monate und 7 Tage in der Fachklinik und wird mit der Diagnose „Anorexia nervosa und depressiv-präsuizidale Krise" entlassen. Gegen Ende des Aufenthaltes musste sie aufgrund von akuter Suizidalität für 5 Tage auf eine geschlossene Abteilung eines Landeskrankenhauses verlegt werden. Aus dem übersandten Arztbericht geht hervor, dass die Patientin während der stationären Therapie aufgrund von sozialen Schwierigkeiten mit den Mitpatienten häufig abreisen wollte und viel Motivationsarbeit notwendig war, um sie wieder umzustimmen. In solchen Krisensituationen hatte sie auch häufig suizidale Gedanken und Selbstverletzungsimpulse.

Zum Ende der Therapie erreichte sie ein Gewicht von 61 kg und aus der „Sozialmedizinischen Beurteilung und therapeutischen Empfehlung" der Klinik ging hervor, dass man von einer eher günstigen Prognose ausgehen würde, falls es ihr gelänge, sich mehr und mehr von der Mutter zu lösen und gleichzeitig befriedigendere Sozialkontakte aufzubauen. Es wurde dringend empfohlen, die begonnene ambulante Therapie fortzuführen.

12. bis 22. Stunde:
Die ambulante Therapie konnte nach dem stationären Aufenthalt nahtlos fortgesetzt werden, da sich die Patientin verabredungsgemäß 6 Wochen vor Entlassung beim Therapeuten wieder gemeldet und ihren voraussichtlichen Entlassungstermin mitgeteilt hatte.

Die Patientin kommt in deutlich verändertem Zustand zum ersten ambulanten Termin. Sie sieht gesund aus, wirkt selbstbewusster und erwachsener. Sie berichtet, dass ihr die vollzogene Gewichtszunahme nicht so schwer gefallen sei, da die Verantwortung für das Essen ja nicht bei ihr, sondern bei den Therapeuten gelegen habe. Besondere Schwierigkeiten hätten ihr die Mitpatienten bereitet, da sie sich nicht akzeptiert und ihnen deutlich unterlegen gefühlt habe. Innerhalb der letzten 7 Tage seit Entlassung habe sie schon wieder 2 kg abgenommen, da sie sich selbst das Essen nicht zugestehen könne. Sie beabsichtige jetzt, ihre Lehre zu beenden und sei auch diesbezüglich zuversichtlicher als noch vor einem halben Jahr.

Innerhalb der nächsten 10 Stunden nimmt sie insgesamt um 6 kg ab. Eine weitere Gewichtsabnahme kann durch Essensprotokolle und einen Gewichtsvertrag (Sie erklärt sich bereit, für jedes abgenommene Pfund 25 DM an die Welthungerhilfe zu zahlen bzw. bei Gewichtszunahme von 1 Pfund sich einen Wunsch in der Höhe von 25 DM zu erfüllen) verhindert werden. Zusätzlich waren die kognitive Umstrukturierung ihrer negativen Gedanken (z. B. „die Menschen mögen mich nicht, also bin ich nichts wert. Wer nichts wert ist, braucht auch nicht zu essen".) hilfreich, besonders die „Zwei-Spalten-Technik" nach Beck.

In dieser Phase der Therapie werden im wesentlichen folgende **Therapieziele** bearbeitet:
– Unterbrechung der Tendenz zu weiterer Gewichtsabnahme.
– Stabilisierung des Gewichts bzw. erneute Gewichtszunahme auf das Zielgewicht.
– Stabilisierung des Essverhaltens. Weitere Bearbeitung der „Schwarzen Liste".
– Aufbau befriedigender sozialer Kontakte.
– Bestehen der Gesellenprüfung.
– Zukunftplanung für den weiteren Berufsweg.
– Weitere Ablösung von und Abgrenzung gegenüber der Mutter.

Umsetzung der Therapieziele:
Es gelingt der Patientin, immer mehr „verbotene" Lebensmittel in den Speiseplan mitaufzunehmen. Sie sieht ein, dass sie wieder an Gewicht zunehmen muss und schafft es, ihr Gewicht auf 58 kg anzuheben. Mehr möchte sie im Moment nicht zunehmen, sondern sich erst einmal für mehrere Monate an dieses Gewicht gewöhnen. Sie nimmt wieder Kontakt zu zwei ehemaligen Freundinnen auf, macht einen Kurs zur Selbstverteidigung von Frauen und gibt einem Arbeitskollegen einen Korb, von dem sie annimmt, dass er „doch nur das eine" wolle. Die soziale Kontaktaufnahme fällt ihr sehr schwer. Sie

fühlt sich häufig nicht kompetent und glaubt, keine adäquate Gesprächspartnerin zu sein. Sie besteht ihre Gesellenprüfung mit der Note 2 und ist bereit, noch bis zum Studienbeginn an ihrem Arbeitsplatz zu bleiben, um Geld zu verdienen. Sie entschließt sich, Sinologie zu studieren.

23. bis 40. Stunde:
Seit Bestehen der Gesellenprüfung und der Wahl des Studienfaches ist die Patientin deutlich gelöster: „Die Welt ist jetzt ganz anders. Ich fühle mich viel freier. Wie kommt das?" In diesen Stunden wird kaum noch über Gewicht und Nahrungsmittel gesprochen. Im Mittelpunkt steht die Beziehung zur Mutter, da die Patientin es „kaum noch mit ihr aushält". In der 25. Stunde gesteht sie das bisher wohlbehütete Familiengeheimnis, die Mutter leide seit Jahrzehnten an einer Zwangsstörung (Putz- und Waschzwang) und befinde sich schon seit vielen Jahren in psychotherapeutischer Behandlung. Die Patientin schildert, dass sie zu Hause überhaupt nichts machen könne, die Mutter ihr alles aus der Hand nehme und sie wegen der Symptomatik auch noch nie eine Bekannte oder Freundin nach Hause gebracht habe. Die Mutter lebe seit dem Tod des Vaters auch völlig isoliert. Die Patientin fühle sich sehr für die Mutter verantwortlich und habe deswegen auch ein schlechtes Gewissen, wenn sie sich zu Hause in ihr eigenes Zimmer zurückziehe. Auf der anderen Seite fühle sie sich dadurch sehr unfrei, was gelegentlich auch zu Vorwürfen und Wutausbrüchen ihrerseits führe. In einem gemeinsamen Gespräch mit ihr und der Mutter (die Symptomatik der Mutter wird dabei nicht erwähnt) können sich beide darauf einigen, dass es gut für die Patientin wäre, in absehbarer Zeit von zu Hause auszuziehen.

Therapieziele:

- Weitere Loslösung und Abgrenzung von der Mutter.
- Verbesserung der sozialen Kontakte.
- Stabilisierung des Essverhaltens und des Gewichtes.

Umsetzung der Therapieziele:
In allen drei Bereichen gelingt der Patientin eine Stabilisierung oder Besserung.

41. bis 60. Stunde:
Die Patientin beginnt ihr Studium, und die interpersonellen Probleme mit Kommilitonen und den selbstauferlegten Leistungsanforderungen stehen im Zentrum der Therapie. Nach wie vor neigt sie dazu, sich bei auftretenden Schwierigkeiten durch Nahrungsentzug zu bestrafen. In dieser Phase der

Therapie interveniert der Therapeut vor allem dahingehend, die Patientin zu ermutigen, sich immer wieder neuen Erfahrungen auszusetzen, auch mit dem Risiko des Misslingens (z. B. sich Arbeitsgruppen anzuschließen; Kommilitonen zu fragen, ob sie Lust haben, mit in die Mensa zu gehen; mit Kommilitonen auch etwas außerhalb des Studiums zu machen etc.). Weiterhin wird sie mit ihren negativen, automatischen Gedanken konfrontiert, Alternativen werden erarbeitet. Im Hinblick auf überhöhten Leistungsanforderungen (sie beschäftigt sich anfangs ausschließlich mit dem Studium, gesteht sich keinerlei eigene Freiräume zu und beginnt dadurch, sich wiederum zu isolieren) wird mit der Patientin ein festes Stundenkontingent für das Studium – anfangs 7 Std. täglich – erarbeitet, mit der Zielsetzung dies weiter zu reduzieren und die Wochenenden „studienfrei" zu gestalten. Sie beginnt einige neue Aktivitäten (z. B. Lesen nicht studienbezogener Bücher, erneute Aufnahme von Fagottunterricht, Treffen mit Bekannten und Kommilitonen etc.)

Bewertung dieser Therapiephase
Der Einstieg ins Studium gelingt der Patientin besser als erwartet. Sie ist vor allem davon überrascht, wie „vorurteilsfrei" sie von den Kommilitonen aufgenommen wird (in der Schule war sie schon seit vielen Jahren auf die Außenseiterrolle festgelegt) und erlebt dies als sehr positiv und selbstwertsteigernd. Immer wieder auftretende depressive Einbrüche mit massiven Selbstzweifeln können relativ schnell – innerhalb von 2 bis 3 Tagen – bewältigt werden. Sie reagiert darauf immer seltener mit Nahrungsverweigerung. Sie hält ihr Gewicht von 58 kg.

Die Schwierigkeiten mit der Mutter nehmen zu, die Patientin fühlt sich aber noch nicht in der Lage, von zu Hause auszuziehen, so dass dieses Therapieziel zunächst nicht weiterverfolgt wird.

61. bis 80. Stunde:
Die Patientin hat das 1. Semester gut überstanden, zweifelt jetzt aber an der Richtigkeit ihrer Studienwahl, da sie erfahren hat, dass nach Studienabschluss recht schlechte Berufsaussichten bestehen würden. Sie will die Semesterferien nutzen, um sich evtl. umzuorientieren. Die Therapiestunden werden auf ein 14-Tage-Intervall reduziert.

Die Patientin fühlt sich jetzt so stark, dass sie den Auszug von zu Hause wagen möchte. Durch eine Bescheinigung des Therapeuten für die Dringlichkeit eines Wohnheimplatzes, gelingt es ihr, innerhalb von 8 Wochen ein Zimmer in einer studentischen Wohngemeinschaft zu erhalten. Mit der konkreten Situation konfrontiert reagiert sie sehr ängstlich, und es bedarf viel Motivationsarbeit von seiten des Therapeuten, bis sie sich schließlich zum Auszug entschließt. Innerhalb von wenigen Tagen kommt es bereits zu massiven Problemen in der WG. Die Patientin imponiert durch Unselbständigkeit, traut sich kaum etwas zu machen oder zu sagen, fühlt sich gegenüber den anderen 3 Frauen als Außenseiterin und wagt kaum noch, ihr Zimmer zu verlassen und die Gemeinschaftsräume zu betreten. Sie reagiert sehr depressiv und hilflos.

Die therapeutischen Sitzungen finden während dieser Krisenphase wieder wöchentlich statt. Es wird deutlich, dass die Patientin mit dieser Situation überfordert ist, was wohl primär damit zusammenhängt, dass sie – bedingt durch die Zwangssymptomatik ihrer Mutter – in einer häuslichen Atmosphäre aufgewachsen ist, die ihr keinerlei Entscheidungs- und Handlungsfreiraum ließ. Sie erkennt plötzlich, dass sie viele mütterliche Rituale (z. B. Schuhe vor der Haustüre ausziehen; sofort die Straßenkleidung ablegen, wenn man nach Hause kommt; sämtliche Haushaltsgegenstände auf ihren „angestammten" Platz nach Benutzung zurückführen; spezifische Reinigungsrituale von Türklinken sowie nach Bad- und Toilettenbenutzung etc.) bisher als ganz selbstverständlich erlebt hat, diese jedoch von den Mitbewohnern ihrer WG als abnorm empfunden werden.

Sie ist völlig verunsichert und traut sich nichts mehr zu sagen oder zu machen. Die problematischen Situationen werden in der Therapie besprochen, und es werden entsprechende Bewältigungsmöglichkeiten erarbeitet. Es wird jedoch relativ schnell deutlich, dass diese Situation in der WG eine Überforderung für sie darstellt und daher entschieden, dass sie sich um einen Einzelzimmerplatz in einem studentischen Wohnheim ohne WG-Charakter bemühen soll. Nach dem Entschluss zu dieser Lösung kann die Patientin die Situation in ihrer WG etwas besser ertragen, bemüht sich ihrerseits auch nicht mehr um die anderen und benutzt das Zimmer nahezu ausschließlich als Schlafplatz.

Erstaunlich ist, dass sie trotz dieser massiven Probleme nicht auf das Angebot der Mutter eingeht, wieder nach Hause zurückzukehren." Das wäre keine Lösung für mich, schließlich beruhen ja meine Probleme auch auf ihrer Erkrankung". In der 73. Stunde überrascht die Patientin den Therapeuten durch die Botschaft, dass sie beschlossen habe, in den Sommersemesterferien für 10 Wochen mit zwei anderen Kommilitoninnen nach China zu fahren. Sie sei sich jetzt doch sicher, dass Sinologie das richtige Studienfach für sie sei. Daher müsse sie mit dem Land und der Sprache vertrauter werden.

Da sie bisher noch nie ohne die Eltern im Urlaub war und auch aufgrund der Erfahrungen in der WG reagiert der Therapeut sehr zurückhaltend, und die nächsten Stunden werden dazu genutzt, die Vor- und Nachteile eines solchen Unternehmens zu diskutieren. Aber auch nach dieser Therapiephase ist die Patientin fest entschlossen, ihre Pläne in die Tat umzusetzen, so dass sie mit Beginn der Sommerferien nach China startet.

Bewertung dieser Therapiephase
Trotz der aufgetretenen Schwierigkeiten hält die Patientin ihr Gewicht, kann kurze Phasen der Nahrungseinschränkung kompensieren und depressive Einbrüche relativ schnell wieder überwinden. Sie kann ihre Fortschritte erkennen und ist bereit, sich mehr und mehr den angstbesetzten Situationen zu stellen und konsequent an sich zu arbeiten.

81. bis 95. Stunde:
Die Patientin kehrt stolz aus ihrem Urlaub zurück. Sie berichtet von massiven Schwierigkeiten mit den Kommilitonen, die zumeist dadurch entstanden, dass sie sich zu passiv verhalten habe, sich nur wenig zutraute und sich häufig als drittes Rad am Wagen empfand. Da sie sich aber den Konflikten nicht entziehen konnte, musste sie lernen, sich der Kritik zu stellen und erlebte, dass gemeinsame Lösungen erarbeitet werden konnten. Gegen Ende des Aufenthaltes klappte daher das Zusammensein auch besser.
Erstaunlich war, dass sie mit dem Essen relativ gut zurecht kam und kein Gewicht verlor. Während dieser Therapiephase zog die Patientin aus der WG in ein Einzelzimmer, womit sie viel besser zurecht kam. Innerhalb der nächsten Wochen gelang es ihr, das Gewicht auf 60 kg zu erhöhen und dies gut zu ertragen. In den Therapiesitzungen wurden fast ausschließlich interpersonelle Probleme besprochen, die sich auch auf den Bereich der Sexualität ausdehnten. Sie war weiterhin erfolgreich in ihrem Studium und konnte ihre sozialen Beziehungen ausweiten und festigen.

Bewertung dieser Therapiephase
Der Patientin gelang es immer besser, ein selbständiges Leben zu führen, mehr Verantwortung zu übernehmen und depressive Einbrüche zu überwinden. Nahrungsaufnahme und Gewichtsregulierung gestaltete sich unproblematischer. Große Schwierigkeiten zeigten sich weiterhin im Bereich der Sexualität.

Therapieende
In der 96. Stunde wurde die Therapie beendet. Die Patientin meinte, mit dem bisher Gelernten und Erreichten ein ganz gutes Fundament zu haben, um allein weitermachen zu können. Es wurde vereinbart, dass sie sich einmal im Vierteljahr telefonisch melden solle und der Therapeut sich für Kriseninterventionen zur Verfügung stellte. Innerhalb des darauffolgenden Jahres meldete sich die Patientin verabredungsgemäß und es kam zu zwei Kriseninterventionen, die insgesamt 3 Therapiestunden umfassten.

6.2　Fall 2 Bulimia nervosa

Heißhungeranfälle mindern die Anspannung

Diagnosen:	Bulimia nervosa (ICD-10 F50.3) Major Depression (ICD-10 F32.10)

1. Stunde:
Kurze Charakteristik der Patientin; Darstellung der aktuellen Beschwerden

Die 25jährige Studentin kommt pünktlich zum verabredeten Termin. Sie ist bis auf einen rötlichen Schal schwarz gekleidet, hat tiefe, dunkle Ringe um die blauen Augen, imponiert durch ein äußerst blasse Hautfarbe im Gesicht, aufgerissene Mundwinkel und auffallend rötlich violette Hände. Sie wirkt sehr schüchtern, im Antrieb etwas verlangsamt und mustert den Therapeuten bei der Begrüßung sehr genau. Während des Gesprächs kann sie sich gut konzentrieren, ist voll orientiert und es sind keine inhaltlichen oder formalen Denkstörungen erkennbar. Sie ist wenig schwingungsfähig, deutlich depressiv und schildert Ein- und Durchschlafstörungen. Sie berichtet, dass sie seit einem Jahr an Bulimia nervosa leide. Sie habe sich deswegen vor 6 Monaten in stationäre Behandlung begeben und würde jetzt eine ambulante Nachbetreuung suchen. Der stationäre Aufenthalt habe ihr sehr geholfen, sie habe aber „große Angst, nicht allein klarzukommen".

Im Augenblick nehme sie stark an Gewicht zu, wiege 60 kg bei 170 cm und befürchte, dass sie dies bald „nicht mehr kontrollieren" könne. Das Essen nehme „schon wieder einen sehr großen Raum ein". Sie habe häufig einen „Fressdrang", dem sie die ersten zwei Wochen nach Klinikaufenthalt widerstehen konnte, was z. Z. aber nicht mehr möglich sei. Einerseits versuche sie bewusst, ihr Essverhalten nicht zu zügeln, um die „Erreichung ihres Wohlfühlgewichtes nicht zu unterdrücken", andererseits finde sie dann aber auch kein „Stoppsignal"' da sie immer noch kein ausreichendes Gefühl für Hunger und Sättigung habe. Sie schäme sich sehr, da sie sich fest vorgenommen habe, nach dem Klinikaufenthalt nicht mehr zu erbrechen. Im Augenblick habe sie zwei bis dreimal pro Tag einen Heißhungeranfall, wobei sie mindestens nach jeden zweiten erbreche.

Sie habe nie Laxantien oder Diuretika zur Gewichtskontrolle eingenommen. Sie fühle sich mit ihrem Gewicht nicht wohl, könne ihren Körper nicht akzeptieren, würde sich „häufig hassen". Obwohl sie z. Z. sehr depressiv sei, lehne sie die Einnahme jeglicher Medikamente ab, da sie damit keine guten Erfahrungen gemacht habe. Gelegentlich habe sie Suizidgedanken aber keine konkreten Absichten. Sie habe bisher noch keinen Suizidversuch unternommen und fühle sich im Moment auch nicht suizidal. Weiterhin klagt die Patientin, dass sie sehr „kontaktscheu" sei und stark unter Einsamkeit leide. Sie sei generell eher ängstlich und misstrauisch gegenüber anderen Menschen.

Der Therapeut teilt der Patientin kurz vor Ende der Stunde mit, dass die ersten 5 Stunden dazu dienen sollen, eine Entscheidung über das Zustandekommen der Therapie zu fällen. Außerdem solle in dieser Zeit die Anamnese erhoben werden, um einen Einblick in die Lebensgeschichte der Patientin und erste Anhaltspunkte für die Entwicklung und Aufrechterhaltung der Symptomatik zu bekommen. Sie erklärt sich mit dem Vorgehen einverstanden. Sie bekommt den „Fragebogen zur Lebensgeschichte" von Lazarus, den U-Fragebogen von Ullrich & Ullrich, das EDI (Eating Disorder Inventory) sowie das BDI (Beck Depressions Inventar) ausgehändigt.

2. bis 4. Stunde:
- Erhebung der Anamnese.
- Fragebögen:
  U-Fragebogen
  EDI II (Eating Disorder Inventory)
  BDI (Beck Depressions Inventar)
  Fragebogen zur Lebensgeschichte (Lazarus)
- Erstellung eines funktionalen Bedingungsmodells.

Erhebung der Lebensgeschichte
Es liegen keine organischen Vorerkrankungen vor, die in ursächlichem Zusammenhang mit der Bulimia nervosa stehen. Die Familienanamnese bietet keine Hinweise auf neurologische oder psychiatrische Erkrankungen. Die Patientin ist zusammen mit ihrem 9 Jahre jüngeren Bruder bei den leiblichen Eltern (Vater 50 J.; Mutter 49 J.) in einem kleinen Dorf in Schleswig-Holstein aufgewachsen. Während sie zur Mutter ein sehr inniges Verhältnis gehabt habe, sei sie vom Vater öfter geschlagen worden und habe viel Angst vor ihm gehabt. Zwischen den Eltern hätten viele Spannungen bestanden. Die Mutter sei seit mindestens 15 Jahren Alkoholikerin. Spätestens seit dieser Zeit habe sie sich zu Hause nicht mehr wohl gefühlt und auch häufig wegen der Mutter geschämt, da diese sich immer mehr habe gehen lassen. Sie sei sehr „schlampig und fett" geworden und habe auch den „Haushalt verkommen lassen".

Nach der Scheidung der Eltern vor 7 Jahren sei sie bei ihrer Mutter geblieben, während der Bruder zum Vater gegangen sei. Der Vater habe aber nur ein paar Häuser entfernt gewohnt. Mit 18 Jahren sei sie zum Studium nach Hamburg gezogen. Sie habe dann jedoch auch nicht unbeschwert leben können, da ihre Mutter ständig angerufen und häufig von Suizidabsichten gesprochen habe. 1987 habe sie das Abitur abgelegt und ein Pädagogikstudium begonnen, welches sie kurz danach abbrach, da sie an der Uni nicht zurechtgekommen sei. Es sei zu unpersönlich und vor allem zu wenig strukturiert gewesen. 1988 habe sie das Studium der Architektur an der Fachhochschule begonnen und schreibe jetzt an ihrer Diplomarbeit. Nebenbei habe sie gerade begonnen, in einem Architekturbüro halbtags zu arbeiten.

Im Frühjahr 1992 habe sie sich im Rahmen einer unglücklichen Partnerschaft als zu dick gefühlt und daraufhin ihr Gewicht von 64 kg auf 54 kg bei einer Körpergröße von 170 cm reduziert. Sie habe einfach weniger gegessen. Damals seien aber noch keine Heißhungeranfälle und kein Erbrechen aufgetreten. Obwohl sie langsam wieder an Gewicht zugenommen habe, hätte sie von diesem Zeitpunkt an sehr auf ihr Gewicht geachtet und ihr Essverhalten bewusst gezügelt. Während ihres schriftlichen Examens im August 1992 habe sie unregelmäßiger gegessen und schließlich wären in immer kürzeren Abständen Heißhungeranfälle aufgetreten.

Als im Dezember 1992 die Partnerschaft endgültig zerbrach, habe sie „total die Kontrolle verloren" und die bulimische Symptomatik exazerbierte. Sie habe sich dann einer Selbsthilfegruppe angeschlossen und sich umgehend um einen Therapieplatz in einer psychosomatischen Klinik bemüht. Dort sei sie vom 21.4.93 bis 13.07.93 behandelt worden. Vor ca. einem Jahr sei sie eine neue Beziehung eingegangen. Der Freund wisse von der Essproblematik, zeigte sich diesbezüglich sehr verständnisvoll und möchte ihr gern helfen. Sie lebe allein in einer kleinen 2-Zimmer-Wohnung und beabsichtigte zz. nicht mit dem Freund zusammenzuziehen.

Testpsychologische Befunde
U-Fragebogen: Die Patientin erreicht auf den Skalen „Fehlschlagangst", „Kontaktangst", und „Nicht-Nein-Sagen-Können" Werte, die solche von sozialphobischen Patienten weit übersteigen. Auf den Faktoren „Fordern-Können", „Anständigkeit" und „Schuldgefühle" erreicht sie Werte, die deutlich über der Normalpopulation liegen.

Eating-Disorder-Inventar (EDI): Deutlich erhöhte Werte erreicht sie auf den Skalen „Schlankheitsstreben", „Bulimie", „körperliche Unzufriedenheit", „Ineffektivität", „Perfektionismus" und „Zwischenmenschliches Mißtrauen". Diese Werte entsprechen denen von bulimischen Patientinnen oder übertreffen sie. Die Werte auf den Faktoren „Interozeption" und „Angst vor Erwachsenwerden" entsprechen denen der Normalbevölkerung.

BDI: Die Patientin erreicht einen Wert von 22 Punkten, was einer mittelschweren Depression entspricht.

Problemanalyse
Es kann davon ausgegangen werden, dass die schwierigen familiären Bedingungen (s. o.) bei der Patientin sehr früh zu starker Verunsicherung im zwischenmenschlichen Bereich geführt haben. Sie erlebte ihren Vater als lieblos; er habe sich wenig um sie gekümmert und sie habe Angst vor ihm gehabt. Zu ihrer Mutter konnte sie in den ersten Jahren eine vertrauensvolle Beziehung aufbauen; diese habe sich jedoch zu einer Alkoholikerin gewandelt und sich deutlich – auch im Äußeren – negativ verändert (sie vernachlässigte sich sehr und wurde adipös). Neben den positiven Gefühlen gegenüber der Mutter entwickelte sie Scham und Ekel vor ihr, wobei sie gleichzeitig versuchte, teilweise deren Pflichten zu übernehmen. Da ihr die Mutter auch leid tat und sie diese als hilflos empfand, versuchte sie, die entstehenden negativen Gefühle (wie Trauer, Wut, Enttäuschung, Scham, Ekel etc.) zu unterdrücken und durch aktives Handeln im Sinne hoher Leistungsansprüche und Perfektionismus (z. B. sehr gute Schülerin, hohe Normvorstellungen) zu kompensieren.

Diese Instabilität innerhalb der Familie dürfte zur Ausbildung des mangelnden Selbstwertgefühls, der depressiven Grundhaltung, der hohen Leistungsansprüche und der Angst vor mangelnder Kontrolle (Mutter als abschreckendes Beispiel) beigetragen haben. Daraus entwickelten sich spezifische Schemata, die sich in entsprechenden Kognitionen ausdrücken: „Ich fühle mich als Mensch unzulänglich"; „Ich halte nicht viel von mir"; „Ich hasse mich oft"; „Ich habe Angst, andere zu enttäuschen und zu versagen"; „Ich muss gute Leistungen erbringen"; „Ich muss immer auf der Hut sein und darf anderen nicht blind vertrauen"; „Wenn ich nicht aufpasse, kann es passieren, dass ich keine Kontrolle mehr habe".

Da die Patientin auch im Hinblick auf ihres Aussehens sehr verunsichert ist und ihre Mutter immer als abschreckendes Beispiel vor Augen hat, begann sie schon sehr früh sich im Essensbereich zu kontrollieren und auf ihr Gewicht zu achten. Sie versuchte ihr Gewicht einem sog. „Idealgewicht" anzupassen. Zur Entwicklung der Ess-Störung kam es als sie 1993 willentlich ihr Gewicht um 10 kg auf 54 kg reduzierte. Anfangs reichten noch die Selbstkontrollmechanismen zur Aufrechterhaltung des gezügelten Essverhaltens aus.

Schließlich stellten sich jedoch – sicherlich auch physiologisch mitbedingt – immer häufiger Heißhungeranfälle ein, worauf sie vermehrt mit selbstinduziertem Erbrechen reagierte. Es ist davon auszugehen, dass die Heißhungeranfälle auch eine spannungsreduzierende Wirkung hatten und dadurch im Laufe der Zeit andere Bewältigungsmechanismen immer weniger eingesetzt wurden. So schloss sich der Kreislauf von Heißhungerattacken (Spannungsreduktion) und nachfolgendem selbstinduzierten Erbrechen (Angstreduktion bezüglich einer drohenden Gewichtszunahme) immer enger und mündete schließlich in einem stark habituierten Verhaltensmuster.

Trotz der stationären Behandlung – in der die Patientin 6 kg zunehmen konnte – besteht weiterhin ein sehr gezügeltes Essverhalten und sie befürchtet, ihr jetziges Gewicht (60 kg bei 170 cm) nicht mehr lange kontrollieren zu können. Auf emotionaler Ebene wird die Symptomatik aufrechterhalten durch Schuldgefühle „Ich fühle mich sehr schuldig, wenn ich zuviel gegessen habe" und allgemeines Unwohlsein bei der Essensaufnahme, durch die ständige Abwertung ihrer eigenen Person sowie häufiges Grübeln über ihre selbst gesetzten Leistungsnormen. Die Unterdrückung eigener Bedürfnisse im Essensbereich zugunsten spezifischer Erwartungen praktiziert die Patientin auch in ihren bisherigen Partnerschaften, wo sie aus Angst vor Zurückweisung und Entscheidungsunfreudigkeit häufig ihre Meinung nicht adäquat artikuliert und ihren Ärger lieber schluckt als offen äußert. Dies wiederum erhöht die allgemeine Anspannung und unterstützt dadurch indirekt die bulimische Symptomatik.

5. Stunde:
Mitteilung der Fragebogenergebnisse und Schilderung der Problemanalyse.
Konkretisierung der Therapieziele.
Klärung der Voraussetzungen für eine ambulante Therapie.

Der Therapeut verdeutlicht der Patientin die Ergebnisse der Fragebogen und bespricht mit ihr die Problemanalyse. Sie ist erstaunt über die „Treffsicherheit der Fragebögen" und kann die therapeutische Einschätzung ihrer Krankheitsentwicklung und Aufrechterhaltung gut akzeptieren. Da die Therapieziele dem Therapeuten noch nicht ausreichend operationalisiert sind, konkretisiert er diese zusammen mit der Patientin:

Formulierung von Therapiezielen durch die Patientin
Das Aufstellen konkreter Therapieziele fällt der Patientin sehr schwer. Sie äußert das Bedürfnis, in der Therapie „aktuelle „Dinge, die in der Woche passieren" zu besprechen. Anhand von Beispielen kann der Therapeut sie jedoch

schließlich davon überzeugen, dass durch eine klare Zielvorgabe eine strukturiertere Bearbeitung von Problembereichen besser möglich ist, was aber nicht bedeutet, dass dadurch aktuelle Dinge nicht zur Sprache kommen.

- **Mein Äußeres besser akzeptieren können und nicht mehr so stark auf mein Gewicht achten.**
  konkret: Ich will lernen, besser auf Dinge zu achten, die ich an meinem Körper gut finde und mit den Problemzonen Frieden schließen. Ich will versuchen, mich nur noch einmal in der Woche zu wiegen und meine Stimmung nicht mehr so stark von dem Gewicht abhängig machen.
- **Bessere Kontrolle über mein Essen bekommen.**
  konkret: Ich will lernen, wieder ungezwungen zu essen, d. h. das worauf ich Lust habe, dann wenn ich Hunger habe und wieder aufzuhören, wenn ich satt bin. Ich will lernen, Essen zu genießen und nicht als Ersatz zu benutzen.
- **Kontaktfreudiger werden und Angst überwinden, auf neue Menschen zuzugehen.**
  konkret: Ich will lernen, von mir aus Menschen anzusprechen und und die Angst vor Zurückweisung ertragen lernen.
- **Selbstbewusster werden und besser mit Angst vor Kritik und Ablehnung umgehen können.**
  konkret: Ich will lernen, meine Meinung offen zu äußern und nicht gleich immer zu denken, dass ich etwas Falsches oder Dummes sage.
- **Hilflosigkeit nicht mehr so ausspielen.**
  konkret: Ich möchte lernen, mich nicht mehr hilflos zu stellen, um Dinge zu erreichen, die mir schwer fallen.
- **Angst vor dem Alleinsein überwinden.**
  konkret: Ich möchte lernen, alleine in meiner Wohnung schlafen zu können. Ich möchte es auch genießen können, manchmal etwas allein zu unternehmen.

Der Therapeut erklärt sich bereit, die Therapie zu übernehmen unter der Voraussetzung, dass die Patientin sich auf die folgenden zusätzlichen Ziele und Vereinbarungen einlassen kann:

- Symptomzentrierte Bearbeitung der Ess-Störung, was bedeutet, dass sie u. a. versucht, ihr restriktives Essverhalten aufzugeben und dabei auch evtl. eine weitere Gewichtszunahme in Kauf nimmt.
- Die Patientin verpflichtet sich, auch nach Normalisierung des Essverhaltens ihr Gewicht nicht bewusst zu reduzieren.
- Die Therapiedauer wird zunächst auf 45 Stunden begrenzt, mit einer Frequenz von 1–2 Stunden pro Woche.

6. bis 10. Stunde:
Bearbeitung des Essverhaltens:
Die Patientin führt seit der 3. Stunde Essprotokolle, woraus ersichtlich wird, dass sie sich bei normalen Mahlzeiten noch immer stark zurückhält. Sie kann sich viele Lebensmittel nicht zugestehen, hat große Angst, davor dick zu werden. Sie hat vorwiegend abends Heißhungeranfälle, wenn sie von der Arbeit oder aus der Uni nach Hause kommt. Sie berichtet, dass dies die Zeit am Tag wäre, wo sie „wenigstens einigermaßen locker" sei und sich einmal nicht kontrollieren müsse. Sie äußert in den Stunden immer wieder, dass sie glaube, zz. die Heißhungeranfälle noch zu brauchen, wenngleich sie sich auch danach – vor allem wegen des Erbrechens – sehr schäme.

Der Therapeut verdeutlicht der Patientin wiederholt, er halte es für unrealistisch, dass sie von heute auf morgen die Symptomatik aufgeben könne. Andererseits zeigt er sich sehr beharrlich darin, sie zu ermutigen, in Form von „kleinen Schritten" die Symptomatik konkret zu bearbeiten. Nachdem ihr nochmals der Zusammenhang von restriktivem Essverhalten und dem Auftreten von Heißhungeranfällen und Erbrechen erläutert wurde, kann sie sich schließlich auf die Einhaltung von 3 regelmäßigen Hauptmahlzeiten verpflichten, unabhängig davon, ob zwischendurch oder danach Heißhungeranfälle und Erbrechen auftreten. Sie bemüht sich auch, die Lebensmittel ihrer „Schwarzen Liste" zu bearbeiten.

Der Therapeut verdeutlicht ihr, dass zum „Frieden schließen mit dem Körper" auch gehört, dass eine Fokussierung der negativ besetzten Körperpartien aufgegeben werden sollte, zu Gunsten einer besseren Wahrnehmung und stärkeren Betonung der sogenannten „Selbstverständlichkeiten" oder der Aspekte des Körpers, die bereits als angenehm oder schön betrachtet werden. Sie beginnt daraufhin das Führen einer Liste „Die Dinge, die ich an meinem Körper als angenehm oder schön betrachte".

Bearbeitung des depressiven und selbstunsicheren Verhaltens
Das Denken und Handeln der Patientin ist stark durch negative Kognitionen bezüglich ihrer selbst gekennzeichnet. Sie fühlt sich häufig unzulänglich, glaubt, dass andere alles viel besser könnten. Auch in den Therapiesitzungen erweckt sie den Eindruck, am liebsten an der Hand genommen zu werden und alle Entscheidungen dem Therapeuten zu überlassen. An Hand konkreter Situationen, die von ihr berichtet werden, versucht der Therapeut, die negativen Denkschemata offen zu legen und dann direkt mit ihr Alternativen zu erarbeiten. Sie ist sehr erstaunt über ihr Negativdenken und arbeitet bei der Entwicklung von realistischeren Einschätzungen gut mit. Auch zwischen den Therapiestunden führt sie die „Protokolle negativer Gedanken" in Form einer Zwei-Spalten-Technik durch. Sie bemüht sich

darum, mit Kommilitonen und Arbeitskollegen ins Gespräch zu kommen. Sie geht derartigen Situationen nicht mehr so häufig aus dem Weg und beteiligt sich auch bei Besprechungen am Arbeitsplatz mehr. Sie ist dabei noch sehr unsicher und hat häufig danach das Gefühl, etwas falsch gemacht zu haben.

11. bis 20. Stunde:
Bearbeitung des Essverhaltens
Der Patientin gelingt es immer besser, sich an geregelte Mahlzeiten zu halten. Sie hat zwar Tage, an denen noch immer alles „schief geht", kann aber dann schon viel genauer die entsprechenden Auslösereize zuordnen. Ihr wird auch immer bewusster, dass sie sich häufig „aus Bequemlichkeit" einem Heißhungeranfall hingibt, obwohl sie zum Zeitpunkt des Beginns durchaus noch Alternativen gehabt hätte. Die Frequenz von Heißhungerattacken und Erbrechen ist leicht reduziert. Sie hat seit der 14. Stunde bereits mindestens einen „symptomfreien Tag in der Woche, was heißt, dass keine Heißhungeranfälle auftreten und sie geregelt Mahlzeiten mit ausreichender Kalorienzahl über den Tag verteilt zu sich nimmt. Bisher muss die Patientin solche Tage noch sehr genau im voraus planen und sich ganz konkret vornehmen, was sie im Falle des Bedürfnisses nach einem Heißhungeranfall alternativ tun wird. Sie ist sehr erstaunt und gleichzeitig erleichtert darüber, dass sie bisher nicht an Gewicht zugenommen hat.

Bearbeiten des depressiven und selbstunsicheren Verhaltens
Die Patientin macht einen deutlich gelösteren Eindruck. Sie erkennt immer häufiger, dass sie sich aufgrund der negativen Gedanken selbst im Wege steht. Sie arbeitet konsequent mit der Zwei-Spalten-Technik weiter. Erleichternd kommt für sie hinzu, dass sie mit einem älteren Arbeitskollegen zusammenarbeitet, der ihre Arbeit sehr schätzt und ihr häufig positive Rückmeldung gibt. Sie kann jetzt auch besser akzeptieren, dass sie Berufsanfängerin ist und von daher gar nicht erwarten kann, dass sie fehlerfrei arbeitet oder alle Dinge bereits weiß. In Dienstbesprechungen oder Seminaren an der Uni versucht sie vorsichtig, sich besser einzubringen, indem sie sich aktiver beteiligt und häufiger ihre Meinung sagt.

Große Schwierigkeiten treten allerdings noch bei der Äußerung von Bedürfnissen oder Abgrenzung gegenüber dem Freund und vor allem der Mutter auf. Bei dem Freund befürchtet sie, dass er sie als zu schwierig empfinden könnte und sich daher von ihr zurückzieht. Bei der Mutter fühlt sie sich in der Helferrolle sehr verpflichtet und häufig dominieren auch Gefühle des Mitleids. Besonders schlecht geht es ihr immer dann, wenn die Mutter abends anruft und sie merkt, dass diese betrunken ist. Obwohl sie manchmal das Gespräch am liebsten beenden würde, schafft sie dies nicht, wird innerlich immer unruhiger und die Anspannung ist dann häufig nur noch durch einen Heißhungeranfall lösbar.

In den therapeutischen Gesprächen wird der Patientin immer klarer, dass ihre Anspannung während des Telefonats mit ihrer Mutter durch Gefühle der Hilflosigkeit und Verpflichtung ausgelöst werden. Sie kann mit der Zeit immer besser annehmen, dass sie für die Situation ihrer Mutter nicht verantwortlich ist und dieser nicht helfen kann.

20. bis 30. Stunde:
Bearbeitung des symptomatischen Verhaltens
Heißhungeranfälle treten noch 3mal pro Woche auf, wobei sie nur noch selten danach erbricht. Sie kann mittlerweile sehr präzise die Auslösereize benennen. Obwohl sie in den Situationen durchaus Alternativen für die Heißhungeranfälle sieht, will sie sich manchmal dem „Kampf nicht stellen" und gibt frühzeitig nach. Sie nimmt regelmäßig Mahlzeiten ein, kann ihre „Schwarze Liste" weiter abbauen und geht häufiger mit Kommilitonen und Arbeitskollegen essen, wobei sich dies auch zunehmend spannungsfreier gestaltet. Das Gewicht ist weiterhin konstant. Die Patientin achtet mehr auf ihr Äußeres, kleidet sich farbenfroher und kann sich Dinge gönnen (z. B. einen Frisörbesuch, Kosmetika, Modeschmuck), die sie sich vorher nicht zugestanden bzw. zu tragen getraut hatte.

Obwohl sie mit vielen Bereichen ihres Körpers immer noch nicht zufrieden ist, setzt sie sich aktiv damit auseinander (z. B. Betrachten vor einem Ganzkörperspiegel), beginnt Problemzonen zu relativieren (z. B. „eigentlich finde ich meine Beine gar nicht mehr so schlecht") und ihr wird immer deutlicher, dass ihr körperliches Wohlbefinden weniger von objektiven Gegebenheiten als vielmehr von ihrer aktuellen Stimmung abhängt.

Bearbeitung des depressiven und selbst-unsicheren Verhaltens
Die negativen Kognitionen der Patientin nehmen weiter ab bzw. ihr gelingt es schneller, diese durch rationalere zu ersetzen. Sie wirkt ausgeglichener und es gelingt ihr zunehmend besser, sich von den Ansprüchen der Mutter zu distanzieren und mit Gefühlen der Hilflosigkeit umzugehen. Sie gewinnt an Selbstbewusstsein, da sie gut mit ihrer Diplomarbeit vorankommt und ihre Leistungen in dem Architekturbüro so hoch bewertet werden, dass man ihr eine Stelle nach dem Examen anbietet. Spannungen treten jetzt vermehrt gegenüber dem Freund auf, der sich etwas vernachlässigt fühlt und auch ihre Entwicklung in Richtung Selbständigkeit und Außenorientierung ängstlich gespannt betrachtet. Er hat auch große Schwierigkeiten damit umzugehen, dass die Patientin jetzt besser ihre Bedürfnisse direkt

äußern kann und zunehmend Gefallen daran findet, Dinge ohne ihn zu machen. An Hand konkreter Situationen bearbeitet der Therapeut mit der Patientin ihre zugrunde liegenden Kognitionen und Emotionen und versucht sie dadurch, in ihrem neuen Verhaltensrepertoire zu stärken bzw. ihr Handlungsalternativen aufzuzeigen.

30. bis 35. Stunde:
Die Therapiestunden finden jetzt nur noch im 2- bis 3-wöchigem Abstand statt. Es werden kritische Situationen besprochen, wobei der Patientin ihre Eigenverantwortlichkeit und Selbstkontrollfähigkeit immer deutlicher wird. Das Essverhalten ist bis auf wenige Einbrüche deutlich gebessert: Sie hat im Schnitt 1-mal pro Woche einen Heißhungeranfall, jedoch erbricht sie kaum noch danach. Die „Schwarze Liste" existiert fast gar nicht mehr und es ist ihr ein Bedürfnis, regelmäßig zu essen.

Im Hinblick auf ihr Gewicht ist sie relativ gelassen, wiegt sich nur noch selten und gerät bei Gewichtsschwankungen nach oben nicht in Panik. „Depressive Phasen" treten nur noch sehr selten auf und dauern dann nicht lange an. Sie kann die zugrundeliegenden Kognitionen sehr schnell erfassen und auch korrigieren bzw. relativieren. Mit der 35. Stunde wird die Therapie beendet und der Patientin angeboten, sich bei Auftreten starker Schwierigkeiten wieder zu melden. Es wird ein Follow-up-Zeitpunkt nach 6 Monaten vereinbart.

36. Stunde (Follow-up):
Das Essverhalten der Patientin hat sich weiter stabilisiert. Es ist zu keinen größeren Einbrüchen mehr gekommen. Heißhungeranfälle treten bei starker Anspannung noch gelegentlich auf, sind aber lange nicht mehr so ausufernd und werden nicht mehr durch Erbrechen beendet. Sie kann ihren Körper besser akzeptieren, Stimmungen sind nicht mehr so häufig vom körperlichem Befinden abhängig.

Ihr Selbstbewusstsein und ihre Selbstsicherheit ist deutlich verbessert. Sie hat ihre Diplomarbeit abgegeben und ist zuversichtlich bezüglich des Ergebnisses. Depressive Stimmungen treten deutlich seltener auf und dauern nur noch kurze Zeit an. Sie hängen meistens mit Kontakten zur Mutter zusammen. Im sozialen Bereich ist die Patientin kontaktfreudiger geworden, unternimmt daher mehr und ist nicht mehr isoliert. Es treten aber vermehrt Spannungen mit dem Freund auf und es wird häufiger über Trennung gesprochen. Die Patientin hat starke Angst davor, geht aber trotzdem Konflikten nicht mehr aus dem Wege und artikuliert ihre Bedürfnisse und Interessen direkt.

7 Therapiemanual

7.1 Wegweiser

Die im folgenden beschriebene (standardisierte) Behandlungsstruktur eines kognitiv-verhaltenstherapeutischen Vorgehens wird ambulant durchgeführt und dauert 4 Monate. Die Behandlung findet in Gruppen (mit maximal 10 Teilnehmerinnen) statt und besteht aus 20 Doppelstunden. Die Gruppe wird von zwei Therapeuten – nach Möglichkeit gemischtgeschlechtlich – geleitet. Die Struktur der Behandlung und ihr Ablauf ist prinzipiell auch als Einzeltherapie durchführbar. Wenngleich die Inhalte der einzelnen Stunden nachfolgend genau festgelegt sind, sollten die einzelnen Schritte in der Praxis flexibel gehandhabt werden und an die jeweilige therapeutische Situation angepasst werden. Das hier vorgestellte Behandlungskonzept richtet sich schwerpunktmäßig an essgestörte Patientinnen mit Heißhungeranfällen und nicht zu stark ausgeprägten Untergewicht (BMI nicht unter 18). Bei Patientinnen, bei denen ein stärker ausgeprägtes Untergewicht besteht, wird in den meisten Fällen eine Behandlung, die sich auf die hier vorgestellten 20 Stunden erstreckt, allein nicht ausreichend sein. In diesem Fall wird vermutlich als erste Maßnahme eine stationäre Behandlung erforderlich sein.

Vor Beginn der Gruppentherapie sollte mit jeder Patientin ein ausführliches Vorgespräch durchgeführt werden, das einem ersten Beziehungsaufbau dienen soll, dem Therapeuten ein Bild von der primären Symptomatik sowie evtl. vorhandener sekundärer oder zusätzlicher Symptomatik (Ausschlussdiagnostik) vermitteln soll. Weiterhin bietet es die Möglichkeit, über die bevorstehende Behandlung zu informieren bzw. Fragen der Patientin zu beantworten. Einige der angesprochenen Inhalte (Struktur der Behandlung, Rolle von Patientin und Therapeut, Formales) werden in der ersten Gruppensitzung zwar nochmals Thema sein, sollten aber hier bereits angesprochen werden.

Die gesamte Behandlung gliedert sich grob in 3 Phasen, die sich durch folgende Ziele und Schwerpunkte beschreiben lassen. In der Praxis sind sie nicht strikt voneinander zu trennen.

Phase 1:
Diagnostik: Erstellen einer individuellen Problemanalyse des gestörten Essverhaltens und damit zusammenhängender Problembereiche sowie der

Vorgeschichte der Ess-Störung. Erkennen von Auslösern für Heißhungeranfälle, Erbrechen, Laxantienmißbrauch und/oder Nicht-Essen. Identifikation von dem gestörten Essverhalten zugrundeliegenden Konflikten (Erkennen der Funktionalität der Ess-Störung).
Informationsvermittlung: Vermitteln von Informationen über die Bedeutung soziokultureller Einflüsse für Ess-Störungen, die Zusammenhänge zwischen Diäthalten und Symptomen der Ess-Störung, die Bedeutung eines bestimmten Körpergewichts (Set-Point) und über die Folgeschäden bzw. medizinischen Komplikationen bei Ess-Störungen.
Aufbau von Alternativverhalten: Beginn der Veränderung des Essverhaltens (Veränderung der Nahrungsauswahl, Etablierung eines regelmäßigen Essverhaltens, Abbau von Diätieren), Beginn von Maßnahmen zum Abbau von Heißhungeranfällen, Erbrechen und Abführmitteleinnahme bzw. Aufbau von Alternativverhalten für „kritische" Situationen.

Phase 1 dauert 4 Wochen und umfasst Sitzung 1 bis 8, die Sitzungen finden also zwei Mal wöchentlich statt.

Phase 2:
Aufbau von Alternativverhalten: Aufbau bzw. weitere Festigung eines geregelten Essverhaltens (w. o.), Festigung der Maßnahmen gegen Heißhungeranfälle, Erbrechen und Abführmitteleinnahme, Festigung des Alternativverhaltens in „kritischen" Situationen.
Bearbeitung der zugrundeliegenden Konflikte: Bearbeitung der konkreten, mit der Ess-Störung in Zusammenhang stehenden bzw. ihr zugrundeliegenden Konflikte, Aufbau von Alternativverhalten in diesen Problembereichen bzw. Entwickeln von coping-Strategien.
Korrektur verzerrter Einstellungen zu Körper und Gewicht: Identifikation und Konfrontation mit verzerrten Einstellungen zu Figur, Körper und Gewicht, Korrektur der dysfunktionalen Einstellungen und Überzeugungen.

Phase 2 dauert 2 Monate mit wöchentlichen Sitzungen (Sitzung 9 bis 16).

Phase 3:
Stabilisierung: Stabilisierung der erzielten Veränderungen, Bilanzierung nicht erreichter Veränderungen, Planung der Zeit nach der Beendigung der Therapie.
Rückfallanalyse: Analyse von und Umgang mit „Rückfallsituationen"' Erkennen von weiterhin „kritischen" Situationen, Vorbereitung auf Schwierigkeiten in der Zukunft.

Phase 3 dauert einen Monat und umfasst die Sitzungen 17 bis 20 (wöchentliche Sitzungen).

7.2 Inhalte der Therapiesitzungen

Für alle Therapiesitzungen gleichermaßen wichtig ist das Etablieren einer funktionsfähigen, vertrauensvollen Beziehung zwischen Patientin und Therapeut(en). Für die Gruppentherapie ist ebenfalls wichtig, dass die Therapeuten eine kooperative Arbeitsatmosphäre, sowie Offenheit, Vertrauen und Kohäsion innerhalb der Gruppe fördern. Auf die jeweilige Realisierung dieser Grundvariablen soll hier nicht näher eingegangen werden, da sie als unerlässliche Voraussetzungen jeder Therapie betrachtet werden und daher auch in diesem setting als generelle Prinzipien postuliert werden.

Phase 1:
Sitzung 1
▶ **Vorstellen der Therapeuten:**
Die Stunde sollte mit einer kurzen Vorstellung der Therapeuten beginnen. Therapeut und Therapeutin sollten kurz etwas zu ihrem fachlichen Hintergrund erzählen und zu ihren Vorerfahrungen in der Behandlung von Ess-Störungen.

▶ **Formales:**
Anschließend sollten die Patientinnen nochmals über die wichtigsten formalen Aspekte der Behandlung informiert werden: Zeitpunkt und Dauer der jeweiligen Sitzungen, Dauer der Therapie, Frequenz der Sitzungen, Regelmäßigkeit der Teilnahme (Regelung bzgl. Urlaub), Notwendigkeit des Ausfüllens von Fragebögen zur Kontrolle von Veränderungen bzw. im Rahmen von Nachuntersuchungen etc. Es sollte genügend Zeit für Fragen der Patientinnen sein.

▶ **Bekannt machen und Vorstellen der Patientinnen:**
Die Patientinnen sollten sich anschließend miteinander bekannt machen. Dazu sollen sie sich jeweils in 2er Gruppen zusammensetzen und die wichtigsten Daten austauschen (Name, Alter, Beruf, Familienstand, Kinder, Interessen etc), anschließend in der Gruppe die jeweilige Partnerin vorstellen.

▶ **Information über Struktur der Behandlung:**
Die Therapeuten sollten die inhaltlichen Schwerpunkte der Behandlung erläutern: Veränderung des Essverhaltens und Bearbeitung damit zusammenhängender Konflikte. Beides ist gleichermaßen notwendig. Der Schwerpunkt der Behandlung liegt eher in der Gegenwart als in der

Vergangenheit. Es sollten kurz die inhaltlichen Schwerpunkte der drei Behandlungsphasen skizziert werden.

Die Patientinnen sollten informiert werden, dass es sich bei der Behandlung um eine in ihrer Wirksamkeit gut untersuchte Methode handelt, bei der erfahrungsgemäß knapp die Hälfte der Patientinnen am Ende symptomfrei ist, die andere Hälfte deutlich gebessert ist. An dieser Stelle ist jedoch der Hinweis wichtig, dass es im Einzelfall nicht vorhersagbar ist, wer am meisten von der Behandlung profitiert. Die Therapeuten sollten die Patientinnen daher motivieren, Veränderungen **jetzt** und **sofort** in Angriff zu nehmen und nicht auf morgen oder nächste Woche etc. zu verschieben.

▶ **Rolle der Patientinnen und der Therapeuten:**
Das Verständnis der Rolle der Patientinnen ist ein aktives, möglichst selbständiges Handeln und Verändern bestimmter Problembereiche. Die Patientinnen sollen im Rahmen der Therapie befähigt werden, Strategien zur Lösung ihrer Probleme zu erlernen, nicht fertige Lösungen (i. S. von Patentrezepten) an die Hand zu bekommen („zum eigenen Therapeuten werden"). Ziel ist der selbständige Umgang mit spezifischen Schwierigkeiten (und nicht die Abhängigkeit von Therapie oder Therapeut). Alle Patientinnen sollen dabei gleichermaßen um das Entwickeln von Lösungsmöglichkeiten füreinander bemüht sein. Das verhaltenstherapeutische Prinzip der „Hausaufgaben" sollte in diesem Zusammenhang erläutert werden.

Die Rolle der Therapeuten besteht darin, Hilfestellungen, Informationen und Unterstützung zu geben, zu neuen Schritten zu ermutigen und bei der Entwicklung neuer Lösungsmöglichkeiten zu beraten. Sie helfen, ein besseres Verständnis für die Entstehung der Ess-Störung zu entwickeln aber hinterfragen oder konfrontieren auch, falls Patientinnen Schwierigkeiten im Erkennen bestimmter Problemaspekte haben.

▶ **Etablierung von Gruppennormen:**
Gemeinsam mit allen Gruppenteilnehmerinnen sollten in der ersten Stunde sog. „Gruppennormen", d. h. Regeln für den Umgang der Gruppenmitglieder untereinander erarbeitet werden (vgl. Grawe, 1980). Dabei sollte deutlich gemacht werden, dass es sich um Regeln handelt, die v. a. dem Schutz der einzelnen Gruppenteilnehmerinnen dienen (z. B. Vertraulichkeit). Die Patientinnen sollten nach Möglichkeit selbst Vorschläge für den gemeinsamen Umgang entwickeln bzw. ihre Wünsche bezüglich des Umgangs miteinander selbst formulieren. Die entsprechenden Regeln sollte jede Gruppenteilnehmerin in schriftlicher

Form ausgehändigt bekommen, bzw. sollten gut sichtbar im Gruppenraum aufgehängt werden.
Beispiele für Gruppennormen können die folgenden sein:
- Was in der Gruppe geschieht ist streng vertraulich.
- Außerhalb der Gruppe sollte nichts besprochen werden, was innerhalb der Gruppe verschwiegen wird.
- Falls eine Teilnehmerin etwas an der Gruppe oder dem Umgang der Gruppenmitglieder miteinander stört, so sollte dies möglichst **gleich in** der Gruppe (und nicht außerhalb) geäußert werden.
- Kritik sollte konstruktiv sein, sich z. B. auf negative oder aggressive Verhaltensweisen beziehen, nicht auf die Person als Ganzes. Kritik soll hilfreich sein!
- Weitere wichtige Voraussetzungen einer guten Gruppe sind z. B.: sich füreinander interessieren, sich loben und ermutigen, sich zuhören und ausreden lassen.

▶ **Beginn: Beschreibung der Problematik und Erheben der Vorgeschichte:**
Jede Patientin sollte genau beschreiben, wie ihre Ess-Störung zum jetzigen Zeitpunkt aussieht und wie sie sich entwickelt hat. Folgende Fragen sollten in diesem Zusammenhang beantwortet werden (vgl. Anhang „Beschreibung des Essverhaltens" und „Vorgeschichte"):
- Genaue Beschreibung der Ess-Störung (Häufigkeit von HA, E, LAX, DIU etc.), aktuelles Essverhalten (Art und Menge der Nahrung etc.).
- Beginn der Ess-Störung, spezifische Umstände/Auslösebedingungen, Weiterentwicklung, Veränderungen im Laufe der Zeit.
- Gewicht: aktuelles Gewicht / minimales / maximales Gewicht / Wunschgewicht.

Die Therapeuten sollten Gemeinsamkeiten und Unterschiede zwischen den Patientinnen betonen (z. B. die Bedeutung von Diäten; der zeitliche Aufwand, der mit der Beschäftigung mit Essen und Gewicht einhergeht; das Fehlen anderer bedeutsamer Bereiche im Leben bzw. das Weiterbestehen **trotz** anderer bedeutsamer Bereiche etc.).

▶ **Anamnestische Gewichtskurve:**
Zur Ergänzung der Fragen zur Vorgeschichte und zur Bildung von ersten, vorläufigen Hypothesen über Konflikte, die mit der Ess-Störung in Zusammenhang stehen, sollte jede Pat. eine anamnestische Gewichtskurve erstellen. Die Patientinnen sollten in der Gruppe dazu angeleitet werden.

▶ **Wöchentliche Häufigkeit von Heißhungeranfällen, Erbrechen, Laxantien- und Diuretikaeinnahme:**
Von Beginn der Therapie sollen die Patientinnen jede Woche die Frequenz von Heißhungeranfällen, Erbrechen, Abführmittel- und Diuretikaeinnahme in eine gesonderte Tabelle eintragen. Die jeweilige Häufigkeit soll für jeden Tag getrennt aufgelistet werden, die wöchentliche Bilanz kann anschließend in eine Kurve übertragen werden. Eine entsprechende kurze Instruktion sollte in der Sitzung gegeben werden.

Sitzung 1 im Überblick
Ziele:
- ▶ Vorstellen der Therapeuten
- ▶ Vorstellen der Patientinnen
- ▶ Formales
- ▶ Informationen über Struktur der Behandlung
- ▶ Rolle von Therapeuten und Patientinnen
- ▶ Etablierung von Gruppennormen
- ▶ Beginn: Genaue Beschreibung der Ess-Störung und Erheben der Vorgeschichte (einschließlich anamnestische Gewichtskurve)

Hausaufgaben:
- ▶ Fragen zur Vorgeschichte und zur zusammenfassenden Beschreibung der Ess-Störung
- ▶ Anamnestische Gewichtskurve
- ▶ Wöchentliche Frequenz von HA, E, LAX und DIU

Sitzung 2

▶ **Fortsetzung der Beschreibung der Ess-Störung und der Erhebung der Vorgeschichte:**
Setzen Sie die genaue Beschreibung der Ess-Störung zum jetzigen Zeitpunkt (vgl. Sitzung 1) anhand der beantworteten Fragen zur Topographie und zur Vorgeschichte fort.

Benutzen Sie die von den Patientinnen erstellte anamnestische Gewichtskurve, um die Entstehung der Ess-Störung zurückzuverfolgen und um erste Hypothesen zu bilden, welche für die jeweilige Patientin möglicherweise „typischen" Hintergründe, Konflikte oder Problembereiche mit der Entwicklung der Ess-Störung in zusammenhängen. Notieren Sie erste Hypothesen und überprüfen Sie sie später, wenn eine vollständigere Problemanalyse vorliegt.

Betonen Sie eventuelle Gemeinsamkeiten der Patientinnen im Hinblick auf die Entstehung der Ess-Störung (z. B. der Beginn im Anschluss an eine oder mehrere Diäten). Vergleichen Sie, wie die Störung früher aussah mit dem aktuellen Zustand bzw. erheben Sie Veränderungen im Laufe der Zeit.

- **Instruktion zur Selbstbeobachtung:**
  Am Ende der zweiten Sitzung sollten die Patientinnen angeleitet werden, ihr Essverhalten (einschl. HA/E/LAX) sowie auslösende, begleitende und nachfolgende Gedanken, Gefühle und Empfindungen zu protokollieren. Das Prinzip und die Zielsetzung der Selbstbeobachtung sollte in der Stunde anhand des Tagesprotokolls erklärt werden: eine genaue Beschreibung des Essverhaltens und das Erkennen von – äußeren und inneren – Auslösern für Heißhungeranfälle und Erbrechen. Die Therapeuten sollten die Pat. ermutigen – in ihrem eigenen Interesse – so genau und ehrlich wie möglich zu protokollieren. Die Patientinnen erhalten zusätzlich eine schriftliche Instruktion zur Selbstbeobachtung.

- **Instruktion zum Erstellen der „Schwarzen Liste":**
  Instruieren Sie die Patientinnen, eine „Schwarze Liste" ihrer jeweils erlaubten und verbotenen Nahrungsmittel zu erstellen.

Sitzung 2 im Überblick

Ziele:
- Fortsetzung: Beschreibung der Ess-Störung und Erhebung der Vorgeschichte (evtl. Bilden von Hypothesen über Hintergründe/Konflikte im Zusammenhang mit der Ess-Störung anhand der anamnestischen Gewichtskurve)
- Instruktion zur Selbstbeobachtung
- Erklärung der „Schwarzen Liste"

Hausaufgaben:
- Selbstbeobachtung
- „Schwarze Liste"
- Wöchentliche Frequenz von HA, E, LAX und DIU

Sitzung 3

- **Fortsetzung der Beschreibung der Ess-Störung und der Erhebung der Vorgeschichte**
  Falls einige Patientinnen noch nicht über ihre Ess-Störung und die Vorgeschichte berichtet haben, sollte dies hier – wie in Sitzung 1 und 2 beschrieben – fortgesetzt werden.

- **Diskussion der Selbstbeobachtungsprotokolle:**
  Besprechen Sie die von den Patientinnen erstellten Protokolle ausführlich – auch im Hinblick auf eventuelle Unklarheiten oder Verständnisschwierigkeiten. Ziel ist es, ein möglichst genaues Bild der Essgewohnheiten und der Heißhungeranfälle (bzw. des Erbrechens etc.) zu bekom-

men. Ermutigen Sie die Patientinnen, so genau wie möglich zu protokollieren und behalten Sie im Auge, dass es für manche Patientinnen extrem beschämend sein kann, ihre genaue Symptomatik offenzulegen.

Besprechen Sie die Essgewohnheiten genau, betonen Sie Gemeinsamkeiten (z. B. gezügeltes Essverhalten und das zugrundeliegende Motiv: der Wunsch, dünner zu sein). Instruieren Sie die Patientinnen nochmals im Umgang mit den Protokollen und erklären Sie die Zielsetzung, falls die Protokolle unvollständig oder ungenau sind. Verdeutlichen Sie, dass es sich um eine Methode handelt, mit Hilfe derer die Patientinnen auch unabhängig vom Therapeuten wichtige Beobachtungen machen können, die sie auch in späteren „Krisenzeiten" erneut anwenden können.

Zum jetzigen Zeitpunkt werden die wenigsten Patientinnen die Protokolle bereits vollständig ausgefüllt haben. Es wird daher auch in den folgenden Sitzungen teilweise nötig sein, die Zielsetzung der Selbstbeobachtung zu erklären. Sammeln Sie die bislang erstellten Protokolle am Ende der Stunde ein, um eventuell zu einzelnen Punkten Rückmeldung (auch positive!) geben zu können.

▶ **Besprechen der „Schwarzen Liste":**

Vergleichen Sie die von den Teilnehmerinnen erstellten „Schwarzen Listen" in der Gruppe. Bitten Sie die Patientinnen, sich dazu in 2-er Gruppen zusammenzusetzen und ihre jeweilige Listen miteinander zu vergleichen, bevor sie die weitere Diskussion dann in der gesamten Gruppe fortsetzen. Besprechen Sie die Gründe für die typischerweise vorliegende Zweiteilung des Essverhaltens in erlaubte und verbotene Lebensmittel. In der Regel erlauben sich Patientinnen Lebensmittel, die vorwiegend kalorienarm sind; häufig liegen jedoch auch irrationale Annahmen zugrunde, nach denen bestimmte Nahrungsmittel als besonders „gesund" beurteilt werden (z. B. Vorstellungen von „Vollwerternährung", Trennkost, Fasten etc.). Gehen Sie darauf ausführlich ein und informieren Sie die Patientinnen über die Notwendigkeit bzw. Nicht-Notwendigkeit einer derartigen Ernährungsweise.

Sitzung 3 im Überblick
Ziele:
▶ Fortsetzung: Beschreibung und Vorgeschichte der Ess-Störung
▶ Diskussion und Bewertung der Selbstbeobachtungsprotokolle
▶ Besprechen der „Schwarzen Liste"

Hausaufgaben:
▶ Fortsetzung der Selbstbeobachtung
▶ Lesen der Patienteninformationen zu: „Medizinische Komplikationen und Folgeschäden bei Anoretia und Bulimia nervosa" und „Die Set-Point-Theorie zur Regulation des Körpergewichts"

Sitzungen 4–6
Die inhaltlichen Schwerpunkte der Sitzungen 4–6 liegen in der Vermittlung von Informationen über Zusammenhänge zwischen Diäthalten und Symptomen von Ess-Störungen sowie Folgeschäden der Erkrankung, dem Deutlichmachen soziokultureller Faktoren für die Entstehung von Ess-Störungen (i. S. der Bedeutung des vorherrschenden Schlankheitsideals) und dem Erkennen von Auslösern für das Auftreten von HA, E und LAX.

Zusätzlich können bereits kleinere Veränderungen im Bereich des Essverhaltens eingeleitet werden.

Sitzung 4
▶ Rückmeldung zur Selbstbeobachtung:
Sitzung 4 beginnt mit einer kurzen Rückmeldung zu den zuvor eingesammelten Selbstbeobachtungsbögen. Erklären Sie – falls nötig – einzelne Aspekte nochmals und loben Sie Patientinnen, die besonders ausführliche und informative Protokolle geschrieben haben.

▶ **Informationsvermittlung:**
Um ein besseres Verständnis für Bedingungen der Entstehung und Aufrechterhaltung zu entwickeln, werden die Patientinnen über folgende Aspekte informiert, die dann in der Gruppe gemeinsam diskutiert werden:
   ▶ Die Zusammenhänge zwischen chronischem Diäthalten (gezügelten Essverhalten) und Symptomen der Ess-Störung
   ▶ Die Bedeutsamkeit eines bestimmten Körpergewichts (Set-Point)
   ▶ Folgeschäden und medizinische Komplikationen von Ess-Störungen (chronischem Diätieren, Erbrechen und Abführmitteleinnahme).

Die Patientinnen erhalten diese Informationen zunächst in Sitzung 3 in schriftlicher Form als Hausaufgabe, anschließend werden sie gemeinsam in der Gruppe besprochen.

Die Befunde zu den Folgeschäden von Ess-Störungen sollten möglichst an der Erfahrung der Patientinnen orientiert besprochen werden. Es sollte also Bezug genommen werden auf Folgeschäden, die die Patientinnen bei sich selbst bereits festgestellt haben. Fragen dazu sollten beantwortet werden.

Der restliche Teil von Sitzung 4 dient der Diskussion der Befunde zum Zusammenhang zwischen Diäthalten und Symptomen der Ess-Störung. Diese bilden einen wichtigen Teil des Therapieverständnisses; die Patientinnen sollten dies als bedeutsamen (wenn auch nicht alleinigen) Faktor für die Entstehung und Aufrechterhaltung ihrer Ess-Störung begreifen können. Wesentlicher Inhalt bei der Vermittlung von Informationen über diese Zusammenhänge ist die Mitteilung, dass ohne eine Veränderung im Bereich des Essverhaltens und Körpergewichts keine dauerhafte Verbesserung zu erwarten ist. Auch die Bearbeitung von Problembereichen, die mit der Ess-Störung in Zusammenhang stehen, wird an der **Notwendigkeit** der Veränderung des diätetischen Essverhaltens nichts ändern.

Auch hier sollten die Befunde möglichst eng an den Erfahrungen der Patientinnen (z. B. Anzahl durchgeführter Diäten und Zusammenhang zum Essverhalten) orientiert besprochen werden.

Jede Patientin erhält dann die Hausaufgabe, Ihr individuelles Set-Point-Gewicht zu berechnen.

Sitzung 5
▶ **Festlegung des individuell berechneten Set-Point-Gewichts:**
Jede Patientin soll in der Gruppe ihr errechnetes Set-Point-Gewicht vortragen und in Beziehung zu ihrem derzeitigen Gewicht setzen. Hieraus wird sich möglicherweise eine erneute Diskussion über die Bedeutung eines zu niedrigen Gewichts für die Aufrechterhaltung von Ess-Störungen ergeben. Für jede der Patientinnen sollte überlegt werden, inwieweit möglicherweise ein zu starkes Abweichen vom Set-Point-Gewicht mitverantwortlich für das Auftreten der Heißhungeranfälle sein könnte und eine Gewichtszunahme angezeigt wäre. Dies sollte dann auch als Therapieziel formuliert werden.
▶ **Die Bedeutung soziokultureller Faktoren für Essstörungen:**
Ein zusätzlicher Teil der Faktoren, die für die Entstehung und/oder Aufrechterhaltung von Essstörungen bedeutsam sind, ist die Rolle soziokultureller Faktoren i. S. des vorherrschenden Schönheits- und Schlankheitsideals. Die Auseinandersetzung mit diesen Faktoren sollte Thema der 5. Sitzung sein, das in der Gruppe auf unterschiedliche Art und Weise verdeutlicht werden kann. Z. B. können die Patientinnen als Diskussionsgrundlage des vorherrschenden Schlankheitsideals Ausschnitte aus Zeitschriften (Werbung, Anzeigen etc.) sammeln und mitbringen. Dabei kann dann kritisch erarbeitet werden, welche anderen Eigenschaften (z. B. erfolgreich, leistungsfähig, erotisch) mit dem gängigen Schlankheitsideal verknüpft werden.

Anhand unterschiedlicher Abbildungen weiblicher Körper kann weiter diskutiert werden, welche Attribute die Patientinnen selbst damit verbinden, was sie z. B. als „schön" oder „weiblich" ansehen. Auch hier sind die Standpunkte meist sehr unterschiedlich und geben so Anlass zu kritischer Reflexion.

Zusätzlich kann den Patientinnen Informationen über die erhöhten Prävalenzen von Ess-Störungen in bestimmten Berufsgruppen (Models, Balletttänzerinnen, Leistungssportlerinnen etc.) gegeben werden.

Sitzung 6
▶ **Erkennen von Auslösebedingungen für HA/E/LAX bzw. Nicht-Essen**

In der 6. Sitzung sollten anhand der Selbstbeobachtungsprotokolle die Zusammenhänge zwischen bestimmten Auslösebedingungen und dem gestörten Essverhalten (z. B. HA/E) analysiert werden. Der Schwerpunkt liegt dabei v. a. noch auf dem Erkennen von Zusammenhängen zwischen dem (diätetischen) Essverhalten und dem Auftreten von Heißhungeranfällen (in Anlehnung an die dargestellten Befunde). Sofern andere Auslöser erkennbar werden, sollten diese jedoch auch beschrieben werden. Die Patientinnen können jeweils in 2-er Gruppen die Selbstbeobachtungsprotokolle der anderen Patientin (– sofern diese einverstanden ist –) lesen und in der Gruppe anschließend Rückmeldung dazu geben, was ihnen aufgefallen ist.

Jede Patientin sollte schließlich in der Lage sein, **einige** ihrer „typischen" Auslösebedingungen zu benennen. Diese sollten dann in die dafür vorgesehene Liste eingetragen werden, die später weiter vervollständigt werden kann.

Manchen Patientinnen fällt das Erkennen gefühlsmäßiger (innerer) Auslöser für Heißhungeranfälle sehr schwer; die entsprechende Spalte auf dem Selbstbeobachtungsprotokoll („Gedanken, Gefühle, Empfindungen") ist dann meist kaum oder nur sehr oberflächlich ausgefüllt. In diesem Fall können die Therapeuten versuchen, beispielhaft für alle, bei einer Patientin eine konkrete Situation zu besprechen und versuchen, gemeinsam mit den anderen Gruppenmitgliedern die Auslösesituationen im nachhinein herauszuarbeiten.

Sitzungen 4, 5 und 6 im Überblick

Ziele:
▶ Vermittlung von Informationen über Zusammenhänge zwischen Diätieren und Symptomen von Ess-Störungen sowie Folgeschäden der Erkrankung.
▶ Festlegung eines individuellen Set-Point-Gewichts.
▶ Erkennen von Auslösern für das Auftreten von HA, E und LAX (Fortsetzung der Selbstbeobachtung).
▶ Diskussion soziokultureller Faktoren bei Ess-Störungen

Hausaufgaben:
▶ Selbstbeobachtung
▶ Individuelles Set-Point-Gewicht errechnen (Sitzung 4)
▶ Anzeigen/Artikel/etc. zum Thema „Schlankheitsideal" und zur Rolle soziokultureller Faktoren sammeln (Sitzung 4)
▶ Wöchentliche Frequenz von HA, E und DIU

Sitzungen 7 und 8
Wichtigste Ziele der Sitzungen 7 und 8 sind die Verbesserung der Selbstbeobachtung, der Beginn von konkreten Veränderungen des Essverhaltens bzw. der Heißhungeranfälle, des Erbrechens und der Abführmitteleinnahme und das **Erkennen der Funktionalität** der Ess-Störung. Dies kennzeichnet gleichzeitig den Übergang zur Bearbeitung der damit zusammenhängenden Konfliktbereiche. Anhand der Selbstbeobachtungsprotokolle sollte gemeinsam mit den Patientinnen die Analyse der auslösenden Bedingungen fortgesetzt werden. Schwierigkeiten oder Unklarheiten im Umgang mit den Protokollen sollten besprochen werden. Die Schwerpunkte liegen jedoch jetzt im Aufbau eines veränderten Essverhaltens. Die Patientinnen sollten dabei zu folgenden konkreten Maßnahmen angeleitet werden:

Regelmäßiges Essen
Die Patientinnen sollten versuchen, sich auf drei Haupt- und zwei Zwischenmahlzeiten pro Tag zu beschränken. Diese sollten zu festgelegten Zeiten stattfinden und mit Ruhe und Zeit (nicht im Stehen, vor dem Kühlschrank) eingenommen werden. Als Begründung sollte auf die in den Sitzungen 3 bis 5 dargestellten Zusammenhänge zwischen Diätieren und Heißhungeranfällen verwiesen werden. Die Patientinnen sollten immer wieder daran erinnert werden, dass Diäthalten (oder stark kontrolliertes Essverhalten) und der Abbau von Heißhungeranfällen nicht miteinander vereinbar sind. Die Motive für noch vorhandenes, kontrolliertes Essen (meist der Wunsch abzunehmen) sollten ebenfalls immer wieder angesprochen und hinterfragt werden.

Die Etablierung eines geregelten Essverhaltens sollte schrittweise vollzogen werden. An erster Stelle sollte das Herstellen von Regelmäßigkeit beim Essen stehen, ohne dass die Patientinnen gleich in der Lage sein sollen, ein komplettes Menü zu essen. Sie sollten zuerst auf die Regelmäßigkeit achten, auch wenn das Essverhalten selbst noch diätetisch ist. Weiterhin sollten die Abstände zwischen den Mahlzeiten nicht zu groß sein, da dies das Auftreten von Heißhungeranfällen provozieren kann. Bei der Etablierung eines geregelten Essverhaltens können die „Essensregeln" eine zusätzliche Hilfe sein. Sie sollten jedoch nicht als starre Vorgabe für alle Patientinnen dienen, sondern als Unterstützung für diejenigen, die mit bestimmten Aspekten der Veränderung des Essverhaltens besondere Schwierigkeiten haben.

Die Patientinnen sollten die eingeleiteten Veränderungen weitgehend selbst bestimmen, jedoch auch damit konfrontiert werden, wenn sie ihr kontrolliertes Essverhalten nur „mit anderen Mitteln" fortsetzen.

Langfristige Zielsetzung im Zusammenhang mit der Etablierung eines geregelten Essverhaltens sollte eine verringerte **Bedeutsamkeit** von Essen und Nahrungsmitteln (auch i. S. ständigen Denkens an Essen oder Abwägens bzgl. Art und Menge von Nahrung) sein. Der „funktionale" Aspekt von Nahrung (Energielieferant) sollte stärker betont werden. Damit sollte sich die Abhängigkeit von bestimmten Nahrungsmitteln und die für viele Patientinnen entstehende Panik bei Nichtvorhandensein oder Nichtverfügbarkeit verringern. Die Patientinnen sollten langfristig in der Lage sein, fast alle Nahrungsmittel zu sich zu nehmen und damit an persönlicher Freiheit gewinnen.

Abbau der „Schwarzen Liste", Einbeziehen gemiedener Nahrungsmittel
Die Patientinnen sollten so früh wie möglich dazu ermutigt werden, gemiedene Nahrungsmittel („verbotene" Seite der „Schwarzen Liste") abzubauen. Die Vermeidung bestimmter (kalorienhaltiger) Nahrungsmittel erfolgt oft aus Angst vor Gewichtszunahme, wird jedoch damit begründet, „gesunde" (meist „vollwertige") Nahrungsmittel zu bevorzugen. Die Konsequenz ist, dass die Patientinnen andere Nahrungsmittel essen, als die, auf die sie eigentlich Appetit und Lust haben (z. B. Möhren statt Eis). Als Folge entstehen dann jedoch häufig Fressanfälle, bei denen genau diese Lebensmittel gegessen werden.

Diese Argumentation der Patientinnen sollte hinterfragt werden und die daraus resultierenden Folgen verdeutlicht werden. Im gleichen Zusammenhang ist die bei essgestörten Patientinnen ungewöhnlich häufig zu beobachtende vegetarische (oder fleischlose) Ernährung zu sehen. Konfrontieren Sie die Patientinnen behutsam damit, indem Sie z. B. nachfragen, ob noch nie Fleisch gegessen und gemocht wurde und welche anderen Gründe hinter der Vermeidung von Fleisch (oder anderen Lebensmitteln) stehen könnten.

Als Aufgabe von Woche zu Woche sollen die Patientinnen Lebensmittel der „verbotenen" Seite ihrer „Schwarzen Liste" auswählen und schrittweise in ihre Ernährung einbauen. Dabei sollte mit den Veränderungen begonnen werden, die subjektiv als am leichtesten empfunden werden. Zum Beispiel fällt es den meisten Patientinnen leichter, mit dem Austausch einzelner Lebensmittel (Vollfettjoghurt statt Magerjoghurt) zu beginnen, als gleich eine komplette warme Mahlzeit zu essen. Die Liste wird in regelmäßigen Abständen in der Gruppe überprüft, weitere Veränderungen besprochen.

Empfehlungen bzgl. Art der Ernährung und Nahrungszusammensetzung
Viele Patientinnen wollen eine genaue Anleitung, was sie essen sollen und können, möglichst ernährungsphysiologisch begründet. Da die Patientinnen nicht an einer Ernährungsstörung leiden und keiner besonderen Kostform bedürfen, sind detaillierte Empfehlungen zur Nahrungszusammensetzung nicht notwendig.

Die Ernährung sollte ausgewogen (nicht zu einseitig, nicht diätetisch) sein; die meisten Patientinnen haben diesbezüglich (v. a. bei der Betrachtung anderer Personen) eine ganz realistische Vorstellung. In der Regel reicht es daher aus, wenn sie sich bzgl. ihres Essverhaltens an anderen Personen ohne Ess-Störungen orientieren.

Empfehlungen bzgl. Laxanzien- und Diuretikaeinnahme
Konkrete Vereinbarungen zum Abbau von Abführmitteln und Diuretika sollten mit den Patientinnen festgelegt werden. Falls Abführmittel über einen längeren Zeitraum genommen wurden, sollten sie schrittweise reduziert werden. Vorübergehend können sie auch durch die Einnahme von Ballaststoffen (Leinsamen oder Kleie) ersetzt werden. Auch dieses sollte jedoch in jedem Fall langfristig abgebaut werden, da eine ausgewogene Nahrungsweise keine Abführmitteleinnahme erforderlich macht und dies als weiterhin bestehende gewichtsregulierende Maßnahme zu bewerten wäre.

Wiegen
Für viele essgestörte Patientinnen ist die Waage das wichtigste Stimmungsbarometer. Von ihr allein ist abhängig, wie die Stimmung und damit auch der weitere Tag verläuft. Manche Patientinnen wiegen sich in fast zwanghafter Weise mehrfach täglich oder vor und nach den Heißhungeranfällen, was die ständige Beschäftigung mit dem Gewicht und Aussehen erheblich verstärkt und andere Aktivitäten verhindert. Darüber hinaus wird das Körpergefühl nur noch über die Zahl, die die Waage anzeigt, definiert; andere Möglichkeiten, das Körpergefühl zu verbessern – unabhängig vom Gewicht – haben keinerlei Bedeutung mehr.

Zur Verringerung der übergroßen Bedeutsamkeit von Körper und Gewicht kann es daher auch hilfreich sein, mit den Patientinnen zu vereinbaren, das Wiegen auf höchstens einmal pro Woche zu beschränken bzw. schrittweise völlig abzubauen (aufzugeben).

Umgang mit Heißhungeranfällen und Erbrechen
Neben der Etablierung eines geregelten Essverhaltens – als Grundvoraussetzung – können eine Reihe spezifischer Strategien dabei hilfreich sein, das Auftreten von Heißhungeranfällen und Erbrechen zu verringern. Diese können auch unabhängig von den zugrundeliegenden Konflikten wirkungsvoll sein. Hierzu gehören n **Stimuluskontrolltechniken, Selbstkontrolltechniken** der Aufbau von konkretem **Alternativverhalten** und **positiver Aktivitäten.** Die Patientinnen sollten sich möglichst konkrete Strategien für den Umgang mit kritischen Situationen im voraus überlegen. Auf der dafür vor-

gesehenen Liste (vgl. „Strategien zum Umgang mit Heißhungeranfällen und Erbrechen" im Anhang) sollten sie erfolgreiche Strategien auflisten bzw. planen, welche Möglichkeiten der Ablenkung von Heißhungeranfällen sie wahrnehmen könnten.

In den meisten Fällen werden es Strategien sein, die an den *Heißhungeranfällen* ansetzen. Die Patientinnen sollten jedoch auch an Möglichkeiten denken, das *Erbrechen* zu verhindern, wenn sie einen Heißhungeranfall hatten. Nicht immer sind es sehr große Nahrungsmengen, die ein Heißhungeranfall beinhaltet; entscheidend ist die **Bewertung** der Patientinnen. Gerade wenn es sich um einen „subjektiven" Heißhungeranfall (z. B. ein Stück Kuchen, **ein** Joghurt, **ein** Brötchen) gehandelt hat, ist es wichtig, dass die Patientinnen lernen dies essen zu können ohne zu erbrechen und damit die Erfahrung machen, dass sie davon nicht sofort „fett" werden.

Die Planung der konkreten Strategien zum Umgang mit Heißhungeranfällen hängt v. a. von der genauen Analyse der Auslösebedingungen ab und sollte darauf abgestimmt werden.

Eine Hausaufgabe der Sitzungen 7 und 8 besteht auch im Erstellen einer Liste **individueller positiver Aktivitäten;** in der Gruppe werden diese dann verglichen und es wird festgelegt, welche der Aktivitäten die Patientinnen in Zukunft wieder verstärkt in Angriff nehmen wollen.

Betonen Sie bei allen erwähnten Maßnahmen immer wieder, dass Veränderungen sich meist eher in kleinen Schritten vollziehen und dass Geduld und Ausdauer erforderlich sind. Ermutigen Sie die Patientinnen immer wieder zu vielen neuen „kleinen Schritten". Patientinnen mit Ess-Störungen haben häufig ein „Schwarz-weiß"- oder „Alles-oder-Nichts"-Denken in Bezug auf Veränderungen und neigen teilweise dazu, kleine Erfolge nicht oder nicht ausreichend zu bewerten. Die Therapeuten sollten daher gerade diese Veränderungen betonen, als Erfolge werten und Mut vermitteln.

Funktionalität der Ess-Störung

Die Analyse der Funktionalität der Ess-Störung kann mit der Analyse der auslösenden und aufrechterhaltenden Bedingungen beginnen. Für viele Patientinnen haben die Heißhungeranfälle und das Erbrechen die Funktion, unangenehme Gefühlszustände zu regulieren. Häufig sind es Situationen massiver innerer Anspannung und HA und E haben dann spannungsregulierende Funktion. Teilweise versuchen sich Patientinnen damit auch vor diesen Gefühlen zu schützen, bzw. sie so zu verhindern.

Die Heißhungeranfälle können also durchaus auch positive (entlastende, betäubende etc.) Funktionen für die Patientinnen haben. Sie können allerdings auch die Funktion von massiver Selbstbestrafung, begleitet von Selbstabwertung haben und damit in hohem Maße autoaggressiv sein.

Beide Aspekte, sowohl die positiven als auch die negativen (aggressiven) sollten vorsichtig mit den Patientinnen erarbeitet werden.

Neben der Analyse der Entstehungsbedingungen und der Auslöser für Heißhungeranfälle und Erbrechen dienen aber auch die soziale Situation der Patientin, ihre Interaktion in der Gruppe und in der therapeutischen Beziehung als Hinweise für die individuelle Funktionalität der Störung. Am Ende der 8. Sitzung sollten Therapeuten und Patientinnen darüber zumindest eine vorläufige Hypothese gebildet haben, die dann im Zusammenhang mit der Beschreibung der Problembereiche genauer formuliert und überprüft werden soll.

Die folgenden Fragen sollten beantwortet werden und bilden den Übergang zu Phase 2 der Therapie: „Auf welchem individuellen Hintergrund hat sich die Ess-Störung entwickelt, ist sie zu verstehen? Welche schwerwiegenden Konflikte verbergen sich hinter der Ess-Störung, haben sie mitverursacht und/oder halten sie aufrecht? Mit welchen anderen Bereichen ihres Lebens (außer Essen und Gewicht) ist die Patientin unzufrieden, wo müssten Änderungen vorgenommen werden?"

Sitzungen 7 und 8 im Überblick

Ziele:
- Beginn: Etablierung eines regelmäßigen Essverhaltens
- Abbau gemiedener Nahrungsmittel
- Beginn von Maßnahmen gegen HA und E
- Abbau von Abführmitteleinnahme
- Verbesserung von Selbstbeobachtung; Erkennen von Auslösern
- Erkennen der individuellen Funktionalität der Ess-Störung (Erkennen zugrundeliegender Problembereiche)

Hausaufgaben:
- Selbstbeobachtung
- Einhalten regelmäßiger Mahlzeiten
- Einbeziehen „verbotener" Nahrungsmittel
- Liste positiver Aktivitäten erstellen
- Strategien zum Umgang mit HA und E planen
- Wöchentliche Frequenz von HA, E, LAX und DIU

Phase 2:

Sitzungen 9–12

Phase 2 hat als wichtigste Schwerpunkte (1.) die weitere Etablierung bzw. Stabilisierung eines geregelten Essverhaltens und die Reduktion von Heißhungeranfällen und Erbrechen sowie (2.) die Bearbeitung der mit der Ess-Störung zusammenhängenden (aufrechterhaltenden) bzw. ihr zugrunde liegenden Problembereiche oder Konflikte. Bei beiden Schwerpunkten geht es auch um den *Aufbau von Alternativverhalten,* d. h. einerseits um spezifische Strategien im Umgang mit Heißhungeranfällen, andererseits um den Umgang mit den dahinterliegenden Konflikten.

Die Patientinnen sollten weiterhin ihr Essverhalten und die Auslösebedingungen beobachten, die Veränderung bestimmter Aspekte des Essverhaltens (Abbau der „Schwarzen Liste") sollte jedoch nur noch jede zweite Stunde in der Gruppe thematisiert und diskutiert werden, um genügend Zeit für den Umgang mit den Konfliktsituationen zu haben. Unabhängig davon sollen die Patientinnen jedoch für sich selbst jede Woche notieren, welche Veränderungen im Essverhalten sie vorgenommen haben und welche Strategien im Umgang mit Heißhungeranfällen sie mit welchem Erfolg angewendet haben. Die individuell erstellte Liste **„positiver Aktivitäten"** und – sofern angezeigt – auch die erwähnten **Stimuluskontroll- und Selbstbeobachtungstechniken** sollten jetzt regelmäßig angewendet werden.

In **Sitzung** 9 wird es möglicherweise notwendig sein, auf die Veränderung der Stundenfrequenz (von zwei- auf einmal wöchentlich) und ihre Bedeutsamkeit für einzelne Patientinnen zu sprechen zu kommen. Eventuelle Ängste und Schwierigkeiten im Zusammenhang damit, aber auch auf die Möglichkeit, sich der Problematik jetzt wieder leichter entziehen zu können sollten angesprochen werden.

Der **Umgang mit den zugrundeliegenden Konflikten** stellt einen der schwierigsten Teile des Therapiekonzepts dar. Zum einen, weil die Art der Konflikte oder mit der Ess-Störung verbundenen Probleme sehr viel unterschiedlicher sein können, als die engere Symptomatik des gestörten Essverhaltens, das doch viele Ähnlichkeiten zwischen den Patientinnen aufweist. Zum anderen aber auch, weil der Schweregrad der begleitenden Konflikte sehr unterschiedlich sein kann. Im Rahmen eines standardisierten therapeutischen Vorgehens kann dem möglicherweise nicht ausreichend Rechnung getragen werden. Dies sollte deshalb soweit möglich bereits im Vorgespräch und bei der Indikationsstellung beachtet werden.

Für den Umgang mit den Konflikten im Rahmen einer standardisierten Therapie ist die Frage der Zieldefinition entscheidend: Bei schweren Problemen, die der Ess-Störung zugrunde liegen und/oder sie aufrechterhalten, muss jeweils gemeinsam mit der Patientin ein „realistisches" Ziel festgelegt werden. Eine Patientin mit einem massiven Partnerschaftskonflikt wird diesen möglicherweise nur ansatzweise bearbeiten können und sich nach Beendigung der Gruppentherapie weiterhin in eine Einzel- oder Paartherapie begeben müssen. Falls die Behandlung als Einzeltherapie durchgeführt wird, wird dies eventuell vorrangiges Thema werden und der Umgang mit Essen und Heißhungeranfällen wird in den Hintergrund treten. Am wichtigsten ist zweifellos die Zielsetzung der Patientin.

Es sollte jedoch vermittelt werden, dass es durchaus **möglich** ist, die Probleme mit dem Essen in den Griff zu bekommen, ohne dass alle anderen Konflikte vollständig bearbeitet sind. Eine seit Jahren zerrüttete partnerschaftliche Situation wird sich in den seltensten Fällen innerhalb von 4 Monaten befriedigend lösen lassen; eine Abgrenzung von den Eltern bzw. Selbständigwerden, Auszug und Aufbau eines neuen Freundeskreises bedarf ebenfalls meist mehr Zeit. Unabhängig davon kann die Patientin jedoch an den Problemen mit dem Essen (erfolgreich!) arbeiten, sofern sie sich über Veränderungen in den anderen Bereichen im klaren ist und entsprechende dafür erforderliche Schritte in die Wege leitet.

Für den Umgang mit den Konflikten in der Gruppe hat sich das sog. „goal-attainment-scaling" bewährt. Jede Patientin trägt dabei in die dafür vorgesehene Liste die für sie wichtigsten Problembereiche ein, an denen sie im Rahmen der Gruppentherapie arbeiten will. Für jeden Problembereich (realistische Anzahl auswählen!) formuliert sie – erst als Hausaufgabe – dann gemeinsam mit den anderen Gruppenmitgliedern ein langfristiges Ziel, das sie erreichen möchte. Anschließend werden Zwischenziele formuliert und von Stunde zu Stunde konkrete Schritte zur Umsetzung geplant. Über Erfolg oder Nicht-Erfolg und weitere Veränderungen wird dann gemeinsam diskutiert. Während der Sitzungen 9–12 sollte jede Patientin ihre Problembereiche in der Gruppe vorgetragen haben. Durch die Struktur des „goal-attainment-scaling" sind damit auch die weiteren Gruppensitzungen in einem Teil ihres Ablaufs festgelegt.

In Phase 2 und 3 kommen in stärkerem Ausmaß auch **kognitive Techniken** zur Korrektur der verzerrten Einstellungen zu Essen, Körper und Gewicht zum Einsatz.

Sitzungen 9–12 im Überblick
Ziele:
- ▶ Fortführung: Etablierung eines regelmäßigen Essverhaltens
- ▶ Abbau gemiedener Nahrungsmittel
- ▶ Durchführen von Maßnahmen gegen HA und E
- ▶ Abbau von Abführmitteleinnahme
- ▶ Bearbeitung von zugrunde liegenden und aufrechterhaltenden Konflikten

Hausaufgaben:
- ▶ Selbstbeobachtung
- ▶ Einhalten regelmäßiger Mahlzeiten
- ▶ Einbeziehen „verbotener" Nahrungsmittel

- Wöchentliche Frequenz von HA, E, LAX und DIU
- Strategien zum Umgang mit Heißhungeranfällen und Erbrechen anwenden und protokollieren
- Problembereiche auswählen; Langfristige und kurzfristige Ziele formulieren; Konkrete Zwischenschritte planen und umsetzen

Sitzung 12: Zusätzliche Hausaufgabe:
- „Zwischenbilanz" ziehen (s. u.)

Sitzung 13 und 14
Sitzung 13 markiert den Beginn der zweiten Hälfte der Therapie (2 Monate sind beendet) und hat daher zusammen mit Sitzung 14 als wichtigste Funktion das Ziehen einer „Zwischenbilanz". Jede Patientin soll als Hausaufgabe zu Sitzung 13 ihre bislang erreichten Veränderungen in den verschiedenen Bereichen (Essverhalten **und** Problembereiche) bilanzieren. Für den Bereich des Essverhaltens kann sie dabei ihre Selbstbeobachtungsprotokolle und ihre „Schwarze Liste" zugrundelegen; für die Problembereiche die im Rahmen des „goal-attainment" aufgeführten Ziele und Zwischenschritte.

Um beide Bereiche ausführlich genug betrachten zu können, erscheint es uns sinnvoll, in einer Sitzung (Sitzung 13) die Zwischenbilanz für das Essverhalten zu ziehen und in der nächsten (Sitzung 14) die für die Problembereiche. Die Patientinnen können sich dafür zuerst in 2er Gruppen zusammensetzen und die beobachteten Veränderungen mit einer anderen Patientin besprechen, die dazu dann bereits kritisch Stellung nehmen kann. Anschließend werden die entsprechenden Veränderungen in der gesamten Gruppe diskutiert und für jede Patientin gemeinsam überlegt, welche weiteren Schritte hilfreich und erforderlich sein könnten.

Die bis zu diesem Zeitpunkt eingetretenen Veränderungen dürften individuell stark variieren. Für diejenigen Verhaltensweisen oder -anteile für die weitere Veränderungen erforderlich sind, kann es sinnvoll sein, die Idee eines „Abstinenz-Datums" („quit-date") aufzuwerfen. Die Patientin soll dabei einen Tag festlegen, an dem Sie vollständig mit Heißhungeranfällen und Erbrechen aufhören will. In diesem Zusammenhang können möglicherweise bislang nicht ausreichend wahrgenommene aufrechterhaltende Bedingungen deutlich werden, die der Patientin ein völliges Einstellen der Symptomatik erschweren bzw. die positiven Funktionen der Symptome aufzeigen. Dies stellt gleichzeitig eine Möglichkeit dar, die Motivation der Patientin für weitere Veränderungen zu überprüfen und zu hinterfragen.

> **Sitzungen 13 und 14 im Überblick**
> **Ziele:**
> ▶ Zwischenbilanz ziehen; weitere Veränderungen festlegen
> ▶ Fortführung: Etablierung eines regelmäßigen Essverhaltens
> ▶ Abbau gemiedener Nahrungsmittel
> ▶ Durchführen von Maßnahmen gegen HA und E
> ▶ Abbau von Abführmitteleinnahme
> ▶ Bearbeitung von zugrundeliegenden und aufrechterhaltenden Konflikten
>
> **Hausaufgaben:**
> ▶ Selbstbeobachtung
> ▶ Einhalten regelmäßiger Mahlzeiten
> ▶ Einbeziehen „verbotener" Nahrungsmittel
> ▶ Wöchentliche Frequenz von HA, E, LAX und DIU
> ▶ Strategien zum Umgang mit Heißhungeranfällen und Erbrechen anwenden und protokollieren
> ▶ „Quit-date" setzen
> ▶ Problembereiche auswählen; Langfristige und kurzfristige Ziele formulieren; konkrete Zwischenschritte planen und umsetzen

Sitzungen 15 und 16

Sitzungen 15 und 16 dienen der weiteren Normalisierung und Stabilisierung des Essverhaltens, der Reduktion von Heißhungeranfällen und Erbrechen und der Bearbeitung der Problembereiche.

Der Schwerpunkt liegt jetzt stärker auf denjenigen Problembereichen, die sich in der „Zwischenbilanz" als bislang noch nicht ausreichend bearbeitet erwiesen haben.

> **Sitzungen 15 und 16 im Überblick**
> **Ziele:**
> ▶ Fortführung: Etablierung eines regelmäßigen Essverhaltens
> ▶ Abbau gemiedener Nahrungsmittel
> ▶ Durchführen von Maßnahmen gegen HA und E
> ▶ Abbau von Abführmitteleinnahme
> ▶ Bearbeitung von zugrundeliegenden und aufrechterhaltenden Konflikten
>
> **Hausaufgaben:**
> ▶ Selbstbeobachtung
> ▶ Einhalten regelmäßiger Mahlzeiten
> ▶ Einbeziehen „verbotener" Nahrungsmittel
> ▶ Wöchentliche Frequenz von HA, E, LAX und DIU
> ▶ Strategien zum Umgang mit Heißhungeranfällen und Erbrechen anwenden und protokollieren

> ▶ Langfristige und kurzfristige Ziele einzelner Problembereiche auswählen;
> Konkrete Zwischenschritte planen, umsetzen und bewerten

Phase 3:
Sitzungen 17–20
Wichtigste Ziele der letzten Phase sind die weitere Stabilisierung der bislang erreichten Veränderungen, die Analyse nach wie vor problematischer Situationen bzw. die Analyse von Rückfallsituationen und die Vorbereitung auf mögliche „kritische" Situationen in der Zukunft, sofern die Patientinnen eine deutliche Besserung erreicht haben.

Soweit sie vorhanden waren, sollten externe Kontrollen bezüglich des Essverhaltens (z. B. unterstützende Maßnahmen der Kontrolle von Heißhungeranfällen und Erbrechen durch andere Personen; ein im Voraus festgelegter Essensplan) jetzt weitgehend ausgeblendet und in Selbstkontrolle überführt werden. Das regelmäßige Ausfüllen der Selbstbeobachtungsprotokolle sollte beendet werden; diese haben jetzt – wenn sie verwendet werden – eher die Funktion, Rückfallsituationen hinsichtlich ihrer Auslösebedingungen genauer zu betrachten (s. u.). Das Essverhalten sollte zu diesem Zeitpunkt in erster Linie durch Signale von Appetit, Hunger und Sättigung geleitet sein und nicht mehr – wie möglicherweise vorübergehend – durch bestimmte Tageszeiten und festgelegte Portionen.

Sofern Heißhungeranfälle noch oder teilweise wieder auftreten, sollte weiter an der Analyse der Auslösebedingungen gearbeitet werden. Die Patientinnen sollten erkennen, welches für sie nach wie vor „kritische", mit Risiko behaftete Situationen sind, auf die sie vorbereitet sein sollten. Diese sind v. a. im Hinblick auf die Zeit nach Beendigung der Therapie wichtig.

Gleichzeitig sollten sie sich entsprechende Strategien für diese Situationen zurechtlegen. In der Vergangenheit erfolgreiche Strategien sollten zusammengefasst werden und in „Krisenzeiten" zusammen mit dem Rückfall-Verhinderungsplan aktiviert werden.

In dieser letzten Phase gewinnen auch die Beendigung der Therapie und die damit verbundenen Gefühle an Bedeutung. Diese können für verschiedene Patientinnen sehr unterschiedlich sein und von Erleichterung, gespannter Erwartung bis hin zu Angst und Hilflosigkeit reichen. Die Therapeuten sollten daher darauf achten, dass innerhalb der letzten Sitzungen genügend Zeit für das Thematisieren dieser Gefühle bleibt; bei einigen Patientinnen wird es möglicherweise auch nötig sein, weiterführende therapeutische Schritte zu überlegen und konkrete Maßnahmen in die Wege zu leiten.

Sitzungen 17–20 im Überblick
Ziele:
- Weitere Normalisierung und Stabilisierung des Essverhaltens, von HA, E und LAX
- Durchführen von Maßnahmen gegen HA und E
- Abbau externer Kontrollen bezügl. HA/E und eines geregelten Essverhaltens
- Analysieren „kritischer" (Rückfall-)situationen und der entsprechenden Auslöser
- Strategien zum Umgang mit Rückfällen verdeutlichen
- Weitere Bearbeitung von zugrunde liegenden und aufrechterhaltenden Konflikten
- Vorbereitung auf die Beendigung der Therapie

Hausaufgaben:
- Analyse „kritischer" Situationen
- Individuelle Strategien zum Umgang mit Rückfallsituationen zusammenfassen
- Rückfall-Verhinderungsplan lesen
- Wöchentliche Frequenz von HA, E, LAX und DIU
- Individuell Schritte zur Bearbeitung der Problembereiche planen, umsetzen und bewerten

Anhang:
Materialien und Fragebogen (Arbeitsblätter)

AB 1	Anleitung zur Selbstbeobachtung des Essverhaltens	167
AB 2	Zusammenfassende Beschreibung des Problemverhaltens	169
AB 3	„Schwarze Liste"	171
AB 4	Fragen zur Vorgeschichte	172
AB 5	Therapieziele	175
AB 6	Anamnestische Gewichtskurve	176
AB 7	Wöchentliche Frequenz von HA, E, LAX und DIU	178
AB 8	Auslösebedingungen für Heißhungeranfälle, Erbrechen und Abführmitteleinnahme (Einnahme von Entwässerungstabletten)	179
AB 9	Die Set-Point-Theorie über die Regulation des Körpergewichtes	180
AB 10	Medizinische Komplikationen und Folgeschäden bei Anorexia und Bulimia nervosa	184
AB 11	Tabelle zur Bestimmung des Body-Mass-Index (BMI)	187
AB 12	Informationen für Patientinnen, bei denen eine Gewichtszunahme angezeigt ist	189
AB 13	Umgang mit Heißhungeranfällen und Erbrechen	194
AB 14	Bearbeitung der Problembereiche durch die Patientinnen (Beispielliste)	195
AB 15	Problembereiche und ihre Bearbeitung	199
AB 16	Zwischenbilanz	202
AB 17	Protokoll zur Erfassung automatischer Gedanken	203
AB 18	Analyse von „kritischen" oder Rückfall-Situationen	204
AB 19	Rückfall-Verhinderungsplan	205
AB 20	Therapeuten-Stundenprotokoll Sitzung 1–20	207
AB 21	Kontaktadressen	217

| **AB 1** | **ANLEITUNG ZUR SELBSTBEOBACHTUNG DES ESSVERHALTENS** |

Die genaue Beobachtung Ihres Essverhaltens sowie der auslösenden und begleitenden Bedingungen für Heißhungeranfälle, Erbrechen und/oder Abführmitteleinnahme ist ein wesentlicher Bestandteil der Therapie. Verschiedene Ziele werden damit verfolgt:

1. Zu Beginn der Behandlung ist es sinnvoll, sich einen *Überblick* darüber zu verschaffen, was Sie essen, wann Sie essen, wieviel Sie essen und unter welchen Umständen Sie (was) essen. Patientinnen mit Ess-Störungen haben häufig ein stark kontrolliertes, einseitiges Essverhalten. Die ständige Kontrolle beim Essen ist **auch** dafür verantwortlich, dass Sie Heißhungernfälle bekommen. Diese „Bestandsaufnahme" des Essverhaltens liefert möglicherweise Anhaltspunkte dafür, was Sie – bezogen auf Ihr Essverhalten – verändern müssen.
2. Die Selbstbeobachtung dient auch dem *Erkennen von Auslösern* für Heißhungeranfälle, Erbrechen und/oder Abführmitteleinnahme. Wenn Sie die jeweiligen auslösenden Bedingungen (Stimmungen, äußere Anlässe etc.) genauer kennen, können Sie auch besser damit umgehen.

Schreiben Sie in die erste Spalte die Uhrzeit (ZEIT), in die nächste Spalte (ORT, AKTIVITÄT) was Sie gerade tun und wo Sie sich befinden. In der dritten Spalte notieren Sie genau, was und wieviel Sie essen. Versuchen Sie bitte, dies so präzise wie möglich aufzuschreiben. Notieren Sie auch alles, was Sie trinken. Notieren Sie daneben, wann Sie einen Heißhungeranfall (HA) hatten, erbrochen haben (E) und Abführmittel (LAX) oder Entwässerungstabletten (DIU) genommen haben. Schreiben Sie in Spalte „ORT..." jeweils wo Sie etwas gegessen haben. Markieren Sie die Nahrung, die Sie erbrochen haben, damit klar wird, was Sie tatsächlich essen, ohne es wieder zu erbrechen.

In die nächste Spalte (GEDANKEN, GEFÜHLE, EMPFINDUNGEN) schreiben Sie bitte, was in Ihnen vorgegangen ist, bevor es zu einem Heißhungeranfall kam. Wie fühlten Sie sich, was ging Ihnen durch den Kopf, woran dachten Sie kurz davor, was geschah in Ihrer Umgebung (z. B. auch wie verhielten sich andere Personen Ihnen gegenüber)? Notieren Sie alles, was zum Auftreten des Heißhungeranfalls beigetragen haben könnte. Notieren Sie auch, was Sie im Anschluß daran fühlten.

Es ist wichtig, dass Sie dieses Protokoll mehrfach täglich ausfüllen und nicht erst am Ende eines Tages. Dabei gehen häufig viele Informationen verloren, z. B. können Sie sich möglicherweise nicht mehr so genau erinnern, was Sie in diesem Moment gerade dachten. Es sollte wie eine Art Tagebuch sein, das Sie immer bei sich tragen. Anfangs mag es Ihnen ungewöhnlich vorkommen, dies alles so genau aufzuschreiben. Eventuell wird sich Ihr Essverhalten damit auch erst einmal verändern (meist verbessern). Sie werden jedoch schnell merken, dass Sie sich daran gewöhnen, alles niederzuschreiben und dass die Veränderungen (meist) nicht dauerhaft sind.

Fortsetzung

AB 1 — ANLEITUNG ZUR SELBSTBEOBACHTUNG DES ESSVERHALTENS

Name: .... Datum: ....

SELBSTBEOBACHTUNGSPROTOKOLL

Zeit	Ort, Aktivität	Nahrung	HA	E	LAX/DIU	Gedanken, Gefühle, Empfindungen

HA = Heißhungeranfall,   E = Erbrechen,   LAX = Abführmitteleinnahme,   DIU = Diuretika (Entwässerungstabletten)

Anhang: Materialien und Fragebogen (Arbeitsblätter)

AB 2 — BESCHREIBUNG DES PROBLEMVERHALTENS

Name: _____ Datum: _____ Code-Nr.: _____

Zusammenfassende Beschreibung des Problemverhaltens

▶ Wie häufig treten z. Z. (**innerhalb der letzten 4 Wochen**) Heißhungeranfälle (HA) und Erbrechen (E) auf? (An wievielen Tagen pro Woche jeweils wie häufig?)

▶ Wie lange dauert im Durchschnitt ein HA?

▶ Was essen Sie gewöhnlich im Rahmen eines HA? Beschreiben Sie einen typischen HA (Menge, Art der Nahrungsmittel etc.)

▶ Wie häufig erbrechen Sie im Rahmen eines Heißhungeranfalls?

▶ Wo und wann treten HA/E vorwiegend auf?

▶ Nehmen Sie Abführmittel? Wenn ja, wie häufig und wann im Zusammenhang mit Heißhungeranfällen?

Fortsetzung

AB 2　BESCHREIBUNG DES PROBLEMVERHALTENS

▶ Tritt das eher nach dem Verzehr ganzer Mahlzeiten auf oder auch wenn nur geringe Mengen (z. B. 1 Bonbon, 1 Keks, 1 Apfel) gegessen wurden? Wenn ja, in welchem Verhältnis?

▶ Wie erfolgt das E (Finger, Reflex, Gegenstände)?

▶ Wie schnell im Anschluß an einen HA tritt das E auf?

▶ Wie ist Ihre Stimmung direkt vor einem HA?

▶ Wie ist Ihre Stimmung direkt nach einem HA?

Anhang: Materialien und Fragebogen (Arbeitsblätter)

AB 3 — SCHWARZE LISTE

Name: _____ Datum: _____ Code-Nr.: _____

„SCHWARZE LISTE"

Notieren Sie in dieser Liste Ihre sogenannten „erlaubten" und „verbotenen" Nahrungsmittel. „Erlaubte" sind diejenigen Nahrungsmittel, die Sie sich erlauben zu essen ohne sie danach wieder zu erbrechen. „Verbotene" sind diejenigen Nahrungsmittel, von denen Sie der Meinung sind, dass Sie sie eigentlich nicht essen sollten (z. B. weil sie zu viele Kalorien haben oder Ihrer Ansicht nach „ungesund" sind). „Verbotene" Nahrungsmittel werden häufig wieder erbrochen.

„Erlaubte" Nahrungsmittel	„Verbotene" Nahrungsmittel

AB 4 — FRAGEN ZUR VORGESCHICHTE

Name: _____ Datum: _____ Code-Nr.: _____

FRAGEN ZUR VORGESCHICHTE

1. Seit wann leiden Sie an Bulimie (d. h. seit wann haben Sie Heißhungeranfälle und erbrechen im Anschluss daran bzw. nehmen Abführmittel)?

   _____
   _____
   _____

2. Seit wann haben Sie Probleme mit dem Essen bzw. mit Ihrer Figur und Ihrem Gewicht?

   _____
   _____
   _____

3. Falls Sie bereits <u>vor</u> Beginn der Bulimie Probleme mit dem Essen hatten, wie sahen diese aus?

   _____
   _____
   _____

4. Sind Sie als <u>Kind</u> eher ein ❏ dickes Kind
   ❏ dünnes Kind
   ❏ normalgewichtiges Kind gewesen?

5. Hatten Ihre Eltern Probleme mit dem Gewicht?

   Vater: ❏ eher dünn
   ❏ eher dick
   ❏ normalgewichtig

   Mutter: ❏ eher dünn
   ❏ eher dick
   ❏ normalgewichtig

Fortsetzung

AB 4 — FRAGEN ZUR VORGESCHICHTE

6. Was trat bei Ihnen zuerst auf: die Heißhungeranfälle oder das Erbrechen?
   _____

7. Wann traten zum ersten Heißhungeranfälle auf? Wie alt waren Sie damals?
   _____

8. Wann haben Sie zum ersten Mal erbrochen oder Abführmittel genommen, um Ihr Gewicht zu kontrollieren?
   _____
   _____
   _____

9. Wie sind Sie auf die Idee mit dem Erbrechen gekommen? Hat Ihnen z. B. irgend jemand einen „Tip" gegeben, haben Sie darüber gelesen o. ä.?
   _____
   _____
   _____

10. Gibt es ein bestimmtes (oder mehrere) Ereignis(se), das Sie für den **Beginn Ihrer Probleme mit dem Essen generel**l verantwortlich machen, das diese(s) möglicherweise **ausgelöst** hat?
    _____
    _____
    _____

11. Gibt es entsprechende Ereignisse, die für Sie mit dem **Beginn der Bulimie** (der Heißhungeranfälle und des Erbrechens bzw. der Abführmitteleinnahme) im Zusammenhang stehen, die die Bulimie möglicherweise **ausgelöst** haben?
    _____
    _____
    _____

Fortsetzung

AB 4   FRAGEN ZUR VORGESCHICHTE

12. Haben Sie jemals eine <u>Diät</u> gemacht/gehungert, um Gewicht zu verlieren?
    Ja ❏ / Nein ❏
    Wenn ja, wann zum ersten Mal? _____
    Wie häufig seitdem? _____
    _____
    _____

13. Haben Sie vor dem Auftreten der Heißhungeranfälle/des Erbrechens/Abführmittelmißbrauchs eine Diät gemacht bzw. Gewicht verloren?   Ja ❏ / ❏ Nein
    Wenn ja: wieviel kg? _____

14. Glauben Sie, dass Ihre Ess-Störung primär
    ❏ biologische (körperliche) Ursachen hat?
    ❏ Psychische (seelische) Ursachen hat?
    ❏ Biologische und seelische Ursachen hat?
    ❏ andere, welche:
    _____
    _____
    _____

15. Wie erklären Sie sich, wodurch Ihre derzeitigen Probleme mit dem Essen bedingt sind und wodurch sie bestehen bleiben?
    _____
    _____
    _____

16. Welche Probleme/Konflikte/Schwierigkeiten in anderen Bereichen Ihres Lebens sind Ihrer Meinung nach mitverantwortlich für die Probleme mit dem Essen?
    _____
    _____
    _____
    _____

AB 5 **THERAPIEZIELE**

Name: _____ Code-Nr.: _____

THERAPIEZIELE

1. Was möchten Sie im Rahmen der Therapie in Bezug auf Essverhalten und Gewicht erreichen?
   _____
   _____
   _____
   _____

2. An welchen anderen Problemen möchten Sie im Rahmen der Therapie arbeiten?
   _____
   _____
   _____
   _____

3. Was könnte Ihnen helfen, die Bulimie zu bewältigen?
   _____
   _____
   _____
   _____
   _____

4. Was müsste sich bei Ihnen selbst, in Ihrer Umgebung und in Ihrem Leben ändern, damit Sie die Probleme mit dem Essen in den Griff bekommen?
   _____
   _____
   _____
   _____
   _____

AB 6 ANAMNESTISCHE GEWICHTSKURVE

Fertigen Sie bitte eine Kurve an, die Ihren Gewichtsverlauf während des gesamten Zeitraums Ihrer Ess-Störung darstellt. (Dies sind möglicherweise mehrere Jahre.) Beginnen Sie in dem Jahr, bevor Sie mit den Heißhungeranfällen bzw. dem Erbrechen begonnen haben, also bevor die Probleme mit dem Essen sich massiv verschlimmert haben. Tragen Sie auf der senkrechten Achse der Abbildung Ihr Gewicht ein, auf der waagrechten Achse die jeweiligen Jahreszahlen. Falls Ihr Längenwachstum noch nicht abgeschlossen war, schreiben Sie hinter das Gewicht in Klammern Ihre jeweilige Größe. Falls Ihr Gewicht im Laufe der Jahre (oder Monate) deutliche Schwankungen aufweist, überlegen Sie, welche äußeren Umstände, Konflikte oder gefühlsmäßige Schwierigkeiten mit diesen Schwankungen in Zusammenhang gestanden haben könnten. Markieren Sie den Beginn der Heißhungeranfälle und des Erbrechens (der Abführmitteleinnahme) in der Kurve (was bestand zuerst?) sowie die Zeitspanne, die zwischen erstem Heißhungeranfall und erstem Erbrechen bzw. – falls umgekehrt – zwischen erstem Erbrechen und erstem Heißhungeranfall gelegen hat.

Das folgende Beispiel soll Ihnen das Vorgehen nochmals verdeutlichen:

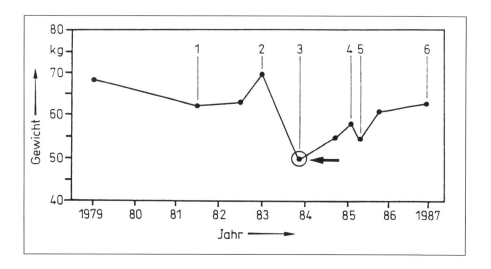

Erläuterungen zur Gewichtskurve (Patientin mit Bulimia nervosa; Größe 165 cm; Alter 27 J.):

1. Die Gewichtsabnahme von 1979 bis 1981 erfolgte ohne Diät und unbeabsichtigt aufgrund anderer Lebensumstände: 1979 Beginn des Studiums, Wohnen im Studentenwohnheim, viel Stress mit dem damaligen Freund. Konnte damals ziemlich häufig nicht essen.

Fortsetzung

AB 6 — ANAMNESTISCHE GEWICHTSKURVE

2. Oktober 1982 Studienaufenthalt für 9 Monate in Irland. Fühlte mich damals ziemlich allein (vom Freund getrennt) und gelangweilt, so dass ich dort angefangen habe zu fressen und dabei soviel zuzunehmen, dass ich Ende '82 beschloß, mit einer Diät anzufangen.
3. Das Ende der Diät und der Anfang der Bulimie.
4. Bis März '85 habe ich trotz Bulimie ständig zugenommen.
5. Als ich meinen jetzigen Freund kennengelernt habe, war für vier Wochen die Bulimie vorbei und ich habe ohne Diät abgenommen.
6. Mein heutiges Gewicht.

AB 7 — HÄUFIGKEIT VON HEISSHUNGERANFÄLLEN ODER ERBRECHEN

Datum: _____   Code-Nr.: _____

WÖCHENTLICHE FREQUENZ VON HA, E, LAX UND DIU

Häufigkeit von Heißhungeranfällen (HA), Erbrechen (E), Abführmitteleinnahme (Laxantien; LAX), Einnahme von Entwässerungstabletten (Diuretika; DIU) und sportlicher Aktivität **pro Woche:**

WOCHE	MO	DIE	MI	DO	FR	SA	SO	GESAMT
HA								
E								
LAX								
DIU								
SPORT (STUNDEN)								

AB 8 — AUSLÖSEBEDINGUNGEN FÜR HEISSHUNGERANFÄLLE

Name: _____   Code-Nr.: _____

AUSLÖSEBEDINGUNGEN FÜR HEISSHUNGERANFÄLLE, ERBRECHEN UND ABFÜHRMITTELEINNAHME (EINNAHME VON ENTWÄSSERUNGSTABLETTEN)

Notieren Sie nachfolgend die für Sie persönlich typischen Auslöser für das Auftreten von Heißhungeranfällen und Erbrechen oder Abführmitteleinnahme. Unterscheiden Sie „äußere" Auslöser (z. B. der Anblick von Essen, der Anblick des Bäckerladens) und „innere" Auslöser (bestimmte Gefühle wie z. B. Enttäuschung, Wut, Ärger über eine Situation oder Person aber auch körperliche Zustände wie Hunger). Überlegen Sie auch, ob es Gemeinsamkeiten zwischen den Situationen gibt: treten die Heißhungeranfälle z. B. immer im Zusammenhang mit bestimmten Gefühlen wie Einsamkeit oder Enttäuschung auf, immer in Verbindung mit einem bestimmten Umgang mit anderen Menschen (z. B. immer dann, wenn Sie Ihre Meinung gegenüber anderen nicht vertreten können) und/oder bevorzugt dann, wenn Sie nicht genügend gegessen haben etc.?

„Typische" Auslösesituationen:

Typische Situationen (äußere Auslöser):
_____
_____
_____
_____
_____

Typische Gefühle (innere Auslöser):
_____
_____
_____
_____

Personen, die häufig beteiligt sind:
_____
_____
_____

AB 9 — DIE SET-POINT-THEORIE ÜBER DIE REGULATION DES KÖRPERGEWICHTES

INFORMATIONEN FÜR PATIENTINNEN MIT PSYCHOGENEN ESS-STÖRUNGEN

Viele Menschen haben heute den Wunsch, ihr Gewicht zu verändern; in aller Regel möchten sie gerne weniger wiegen und schlanker sein. Hiervon betroffen ist die Mehrheit aller Frauen und inzwischen auch eine steigende Anzahl Männer. Durch die in den Ländern Westeuropas und der USA weitverbreitete Vorstellung von einem „Idealgewicht" und einer „Traumfigur", die Film und Fernsehen ebenso wie die Titelbilder vieler Zeitschriften beherrscht, werden immer mehr Menschen zum Abnehmen motiviert, und die Flut immer neuer Diäten findet kein Ende. Es gibt viele Methoden, das Gewicht zu reduzieren: Diäten, Fasten, Erbrechen, Appetitzügler, harntreibende Medikamente (Diuretika), Abführmittel (Laxantien) oder, im Rahmen der modernen Fitnesswelle, intensiver Sport. Allen genannten Mitteln ist gemeinsam, dass sie nicht nur mit gesundheitlichen Risiken verbunden, sondern auf Dauer auch meist erfolglos sind. Um den Grund dieser langfristigen Erfolglosigkeit zu verstehen, ist die Kenntnis der sogenannten Set-Point-Theorie über die Regulation des Körpergewichtes erforderlich.

Nach dieser Theorie hat jeder Mensch ein bestimmtes Körpergewicht, bei dem es ihm relativ gut geht und welches vom Stoffwechsel unter normalen Bedingungen erstaunlich konstant gehalten wird.

Die Höhe dieses Gewichtes wird als **Set-Point** bezeichnet. Sein genauer Wert ist wahrscheinlich angeboren und kann dauerhaft nicht wesentlich beeinflußt werden, ohne dass gesundheitliche Probleme auftreten. Man könnte sagen, der Körper sei gewissermaßen „bemüht", das für ihn stabile und insofern auch „normale" Ausgangsgewicht – den Set-Point eben – zu behalten. Kurzfristiges Abnehmen beispielsweise im Rahmen einer Diät ist zwar möglich; nach Beendigung einer solchen Diät strebt das Gewicht längerfristig jedoch wieder in Richtung des früheren Ausgangspunktes. Es kommt zu einer Art Gegenregulation, die einer zu starken Gewichtsabnahme entgegenwirkt und negativen Folgen vorbeugt. Dieses Prinzip gilt ebenso für die entgegengesetzte Richtung; auch im Anschluß an eine hochkalorische „Mastkur" treten mit der entsprechenden Gewichtszunahme spezielle Stoffwechselveränderungen ein, so dass über längere Zeit gesehen das frühere, „normale" Ausgangsgewicht – der Set-Point – wieder erreicht und stabilisiert wird. Diese Erkenntnisse über den Set-Point sind keineswegs neu. Bereits in den 50er und 60er Jahren wurden wesentliche Untersuchungen über die Auswirkungen von Reduktionsdiäten oder hochkalorischer Ernährung auf das Gewicht und die Befindlichkeit durchgeführt. Einige dieser Experimente gelten noch heute als klassisch und sollen im Folgenden kurz skizziert werden.

a) Experimentelles Untergewicht durch Reduktionsdiät:
Die in diesem Zusammenhang vielleicht wichtigste Studie wurde 1950 in Minnesota in den USA von der Arbeitsgruppe um *Keys* durchgeführt und sollte die

Fortsetzung

AB 9 — DIE SET-POINT-THEORIE ÜBER DIE REGULATION DES KÖRPERGEWICHTES

Konsequenzen von Hungern auf die Psyche und die körperliche Verfassung untersuchen. Teilnehmer waren 36 junge, psychisch gesunde Männer mit durchschnittlichem Gewicht, denen die freiwillige Mitwirkung an diesem Experiment als Alternative zum Militärdienst angeboten worden war. Die gesamte Studie dauerte 1 Jahr. Während sich die Männer in den ersten 3 Monaten normal, d. h. ihren bisherigen Gewohnheiten entsprechend ernähren sollten, wurde in den darauffolgenden 6 Monaten der sogenannten Diätphase die individuelle tägliche Kalorienmenge halbiert. Unter dieser Reduktionsdiät verloren die Teilnehmer durchschnittlich 25 % ihres Gewichtes. In den letzten 3 Monaten der Rehabilitationsphase bekamen sie dann wieder zunehmend mehr zu essen und nahmen dementsprechend langsam zu.

Die Ergebnisse der Studie zeigten überraschende Veränderungen im Verhalten der Männer. Während der Diätphase waren sie in Gedanken immer stärker mit Essen beschäftigt und konnten sich zunehmend weniger auf andere Dinge konzentrieren. Dies galt nicht nur für die Gesprächsthemen, sondern beispielsweise auch für die Auswahl von Lesestoff; einige Männer begannen, Kochbücher zu lesen und Rezepte oder Kochutensilien zu sammeln. Einige begannen, Teile der reduzierten Mahlzeiten aufzuheben und Nahrungsmittel zu horten. Sie verbrachten viel Zeit damit, sich Gedanken über kommende Mahlzeiten zu machen und deren Ablauf gedanklich im Voraus zu planen. Dabei waren sie in ihren Überlegungen oft unentschieden, ob sie das Essen schnell auf einmal verschlingen oder langsam und bedächtig genießen sollten. Einige verbrachten schließlich Stunden mit dem Essen einer Mahlzeit, für die sie früher nur wenige Minuten benötigt hätten. Sie würzten die Speisen mit auffallenden Mengen zum Teil ungewöhnlicher Zutaten. Viele entwickelten regelrechte „Ticks" in Bezug auf alles, was in irgendeinem Zusammenhang mit Essen stand. Einer fiel durch den Diebstahl von Süßigkeiten auf.

Die Teilnehmer erlebten große Stimmungsschwankungen, die meisten wurden depressiv und bekamen zum Teil sogar Suizidgedanken. Viele reagierten auf Kleinigkeiten gereizt und nervös. Sie verloren ihre Freude an sozialen Kontakten, reagierten oft apathisch und mit zunehmendem Rückzug und hatten auch weniger sexuelle Interessen. Die Konzentrations- und Auffassungsfähigkeit ließ deutlich nach. Viele Männer zeigten plötzlich für sie ungewohnte Entscheidungsschwierigkeiten im Alltag.

Auch die körperliche Leistungsfähigkeit der Teilnehmer nahm ab. Die meisten verloren ihre Ausdauer und ermüdeten schon bei leichten Anstrengungen schnell. Dennoch machten manche Männer bewußt – und teilweise exzessiv – Körperübungen, um abzunehmen und höhere Brotrationen zu bekommen bzw. eine Kürzung der Ration zu vermeiden. Bei vielen Teilnehmern traten Schlafstörungen und Beschwerden im Magen-Darm-Bereich auf. Einige litten zusätzlich unter Haarausfall, Seh- oder Hörstörungen, Schwindelgefühlen, Kopfschmerzen

Fortsetzung

AB 9 — DIE SET-POINT-THEORIE ÜBER DIE REGULATION DES KÖRPERGEWICHTES

und zum Teil erheblichen Kreislaufproblemen. Blutdruck, Herzfrequenz und die Körpertemperatur sanken. Der Grundumsatz und damit der Energieverbrauch reduzierte sich um etwa 40 %, weshalb die Männer weniger Gewicht verloren, als rein rechnerisch aufgrund der Kalorienreduktion eigentlich zu erwarten gewesen wäre.

Mit Beginn der Gewichtszunahme in der abschließenden Rehabilitaionsphase setzten die Männer zunächst überdurchschnittlich viel Fett an, so dass sich ihre Figur entsprechend veränderte. Viele machten sich daraufhin Sorgen um die Form von ihrem Bauch und Po. Erst wesentlich später hatte sich auch die ursprüngliche Muskelmasse wieder gebildet, und die Männer erreichten damit nicht nur ihr Ausgangsgewicht, sondern schließlich auch ihre ursprüngliche Figur wieder.

Schon während der 6-monatigen Diätphase traten bei den Männern, die in der Vergangenheit immer ein unauffälliges Essverhalten gezeigt hatten, erstmals Heißhungerattacken mit regelrechten Freßanfällen auf. Die Betroffenen schämten sich deshalb; einige reagierten auch mit Übelkeit und Erbrechen. Das normale Gefühl für Hunger, Appetit und Sättigung war den meisten Teilnehmern schließlich vollständig abhanden gekommen. Diese Probleme waren mit der Beendigung der Diät und dem Beginn der Rehabilitationsphase jedoch keineswegs sofort verschwunden, sondern dauerten ebenso wie die Heißhungerattacken zum Teil noch mehrere Monate an. In einigen Fällen hatten sich die Männer am Ende des Jahres noch immer nicht von der Diät und den damit verbundenen Beschwerden vollständig erholt, sondern zeigten noch länger ein gestörtes Essverhalten. Nach Beendigung des Experimentes wechselten einige den Beruf: ein Mann wurde Landwirt und drei absolvierten eine Ausbildung als Koch.

b) Experimentelles Übergewicht durch hochkalorische Diät:
Die wichtigste Studie zur Frage, wieweit das Gewicht eines Menschen durch eine drastische Erhöhung der täglich aufgenommenen Kalorienzahl ansteigt und welche Konsequenzen sich daraus für das psychische Befinden des Betreffenden ergeben, wurde bereits 1968 von der amerikanischen Arbeitsgruppe um *Sims* veröffentlicht. Im Rahmen dieser Untersuchung hatten sich 15 männliche Insassen des Vermont-State-Gefängnis zu dem Versuch bereit erklärt, innerhalb von 6 Monaten ihr Gewicht um 25 % zu erhöhen.

Während anfangs die meisten Teilnehmer problemlos einige Kilogramm zunahmen, änderte sich dieses im weiteren Verlauf deutlich. Nur 4 Männer nahmen durch die Überernährung von maximal bis zu 10.000 Kcal pro Tag deutlich zu. Die Mehrzahl, d. h. 11 Teilnehmer, mussten sich für eine weitergehende Gewichtszunahme „sehr anstrengen" und zum Teil mit viel Überwindung große Mahlzeiten essen, um ausreichend zuzunehmen. Unter den Bedin-

Fortsetzung

AB 9 — DIE SET-POINT-THEORIE ÜBER DIE REGULATION DES KÖRPERGEWICHTES

gungen einer hochkalorischen Ernährung hatte sich der Grundumsatz der Teilnehmer stark erhöht, d. h. der Stoffwechsel verbrauchte mehr Kalorien, indem er beispielsweise mehr Wärme und Schweiß produzierte. Aus diesem Grund hielt sich die beobachtete Gewichtszunahme in Grenzen und fiel geringer aus, als rein rechnerisch aufgrund der Kalorienzahl zu erwarten gewesen wäre. Trotz großer „Anstrengung" hatten 3 Teilnehmer bis zum Ende der Studie das Ziel der 25 %igen Gewichtszunahme nicht erreicht. Nach Beendigung dieser Diät nahm die Mehrzahl der Teilnehmer schnell ab und erreichte bald wieder ihr Ausgangsgewicht. Nur 2 Männer blieben übergewichtig; bei ihnen fand sich eine familiäre Vorbelastung mit Übergewicht und sie waren bereits von Anfang der Studie an durch eine rasche und problemlose Gewichtszunahme aufgefallen.

Es gibt eine große Zahl weiterer Untersuchungen, die übereinstimmend belegen, dass eine Erhöhung der täglich aufgenommen Kalorienmenge keineswegs automatisch mit einer entsprechenden Gewichtszunahme einhergeht.

Aus den genannten Ergebnissen können folgende Schlußfolgerungen gezogen werden:

Die Befunde belegen die **Set-Point-Theorie,** nach der das individuelle Körpergewicht zu einem überwiegenden Teil biologisch festgelegt ist. Zwischen der täglichen Kalorienaufnahme und dem Körpergewicht besteht ein keineswegs enger Zusammenhang. Hierfür spricht auch die Beobachtung, wonach viele Menschen über lange Zeit hinweg ein stabiles und konstantes Gewicht halten, obwohl ihre tägliche Kalorienaufnahme in Abhängigkeit von ihrer momentanen Stimmung, von der beruflichen oder privaten Situation ebenso schwankt wie ihr Energieverbrauch durch wechselnde körperliche Aktivität.

Diäten sind keine dauerhaft wirksame Methode zur Gewichtsregulation, da spezifische Stoffwechselveränderungen der Diät „entgegensteuern" und so den Set-Point „verteidigen", d. h. das Gewicht in dieser Höhe stabilisieren.

Unregelmäßiges Essen, Fasten, Heißhungeranfälle, Erbrechen und der Gebrauch von Abführmitteln oder Appetitzüglern haben als gemeinsamen Effekt eine erhebliche Störung der normalerweise vorhandenen Gefühle für Hunger und Sättigung. Deshalb können auch bei bislang psychisch Gesunden im Rahmen einer Reduktionsdiät alle Symptome einer Anorexia oder Bulimia nervosa auftreten. Solange bei Patienten mit psychogenen Ess-Störungen das Gewicht noch unterhalb des Set-Points liegt, ist das Erreichen eines unauffälligen Essverhaltens und eines normalen Sättigungsempfindens bei gefülltem Magen wenig wahrscheinlich.

AB 10 — MEDIZINISCHE KOMPLIKATIONEN UND FOLGESCHÄDEN BEI ANOREXIA UND BULIMIA NERVOSA

Informationen für betroffene Patientinnen und Angehörige

Die Anorexia nervosa – auch Magersucht genannt – und die Bulimia nervosa – häufig auch kurz als Bulimie bezeichnet – sind psychogene Krankheiten. Der Begriff „psychogen" weist in diesem Zusammenhang auf psychische (seelische) Probleme als wesentliche Ursachen dieser Erkrankungen hin. Zentraler Bestandteil einer Behandlung sollte daher die Psychotherapie sein. Diese Erkrankungen werden außerdem auch als psychogene Ess-Störungen bezeichnet, weil die drastischen Veränderungen des Essverhaltens auffällige Merkmale sind. Über die ursächlichen psychischen Probleme hinaus können als Folge des veränderten Essverhaltens und der Gewichtsabnahme aber auch erhebliche körperliche Beschwerden entstehen. Diese medizinischen Komplikationen und Folgeschäden sollen im folgenden genauer beschrieben werden.

Unausgewogene Diäten, Fasten, Erbrechen und der Gebrauch von harntreibenden Medikamenten (Diuretika) oder Abführmitteln (Laxantien) können zu einem Mangel an lebensnotwendigen Salzen (Elektrolyten) wie etwa Kochsalz, Kalium oder Magnesium führen. Gleichzeitig kommt es oft zu Verschiebungen des Säuregehaltes (pH-Wert) im Blut. Elektrolytstörungen sind die häufigsten Komplikationen der Ess-Störungen. Die Möglichkeiten der gesunden Niere und anderer Organe, die Elektrolytkonzentration und den Säure-Basen-Haushalt des Blutes stabil zu regulieren und auftretende Schwankungen auszugleichen, werden bei Patientinnen mit schweren Ess-Störungen häufig überfordert. Oft entsteht dann eine Kombination aus Kaliummangel (Hypokaliämie) und Säuremangel (sog. metabolische Alkalose), die zu schweren Herzrhythmusstörungen und anderen EKG-Veränderungen führen kann. Weiterhin kommt es zu Verkrampfungen und einer schnellen Ermüdbarkeit der Muskulatur. Eine andere wichtige Funktion der Niere ist die Ausscheidung von Abbauprodukten, die beispielsweise im Stoffwechsel bei der Verdauung von eiweißreicher Nahrung entstehen, über den Urin. Langandauernde (chronische) Elektrolytstörungen schädigen das Nierengewebe. Mit der Zeit kommt es dann zu einer zunehmenden Beeinträchtigung der Nierenfunktion. Wassereinlagerungen im Gewebe (Ödeme) bei Patientinnen mit Anorexia oder Bulimia nervosa sind meist die Folge einer Reaktion der Niere (Hyperaldosteronismus), mit der ein weitergehender Elektrolytmangel kompensiert werden soll (sog. Pseudo-Bartter-Syndrom). In Verbindung mit einer zu geringen Flüssigkeitsaufnahme (zu wenig Trinken) kann bei starkem Fasten schließlich der Harnsäurespiegel ansteigen und so ebenfalls zu Nierenstörungen führen, wie sie sonst nur von der Gichterkrankung bekannt sind. Alle genannten Nierenstörungen sind zunächst prinzipiell wieder rückbildungsfähig. Langjähriger Kaliummangel kann jedoch die Nierenfunktion dauerhaft schädigen; das Nierengewebe schrumpft, die Niere wird kleiner und es kommt zur sogenannten

Fortsetzung

AB 10 — MEDIZINISCHE KOMPLIKATIONEN UND FOLGESCHÄDEN BEI ANOREXIA UND BULIMIA NERVOSA

chronischen Niereninsuffizienz. Bei Niereninsuffizienz können Ödeme dann auch infolge eines Eiweißmangels entstehen (sog. Hungerödeme).

Wenn man abnehmen möchte und daher versucht, sein Gewicht beispielsweise mit Hilfe einer Diät möglichst schnell zu verringern, so kommt es bald zu einer Art „Gegenregulation" des Körpers. Dabei verändern sich zahlreiche körperliche (physiologische und biochemische) Prozesse, so dass als Ergebnis einer starken Gewichtsabnahme und negativen Folgen wie etwa den hier beschriebenen medizinischen Komplikationen vorbeugt wird. Der Stoffwechsel wird durch verschiedene Hormone sozusagen in eine Art von „Energiesparstellung" gebracht, wodurch das Gewicht wieder ansteigt. Die wichtigsten Hormonveränderungen betreffen dabei die Schilddrüse (T_3-Mangel) und das sympathische Nervensystem (Adrenalin- und Noradrenalin-Mangel). Die Folge sind ein verlangsamter Herzschlag (Bradykardie), ein sinkender Blutdruck (Hypotonie) mit Schwindel und Kreislaufstörungen, eine fallende Körpertemperatur (Hypothermie) und häufig auch Durchblutungsstörungen mit Kältegefühlen an den Händen und Füßen (Akrozyanose). In extremen Fällen kommen sogar Erfrierungen vor. Gleichzeitig steigen das Wachstumshormon (STH) und das Nebennierenrindenhormon (Kortisol) an. Veränderungen der Sexualhormone treten schon nach einer Gewichtsabnahme von wenigen Kilogramm ein.

Sie können zu Unregelmäßigkeiten des Zyklus und zu einer Einschränkung der Fruchtbarkeit führen (unerfüllter Kinderwunsch). Bei sehr niedrigem Gewicht bleibt die Menstruation schließlich völlig aus (Amenorrhoe). Häufig bildet sich dann ebenso wie bei unreifen Säuglingen am Körper ein Flaumhaar, die sogenante Lanugobehaarung.

Der obere Verschluß des Magens hin zur Speiseröhre kann durch regelmäßige Heißhungeranfälle mit anschließendem Erbrechen beeinträchtigt werden (Kardiainsuffizienz); die sogenannte Refluxkrankheit mit Sodbrennen und Entzündungen der Speiseröhre (Ösophagitis) aufgrund der zurückfließenden Magensäure sind eine mögliche Folge. Bei chronischem Streß und vermehrter Magensäure kann es zu einem Geschwür (Ulcus) kommen; in sehr seltenen Fällen kann ein solches Geschwür zu Blutungen oder Wanddurchbrüchen, und damit zu lebensbedrohlichen Komplikationen führen.

Unklar ist bislang, weshalb häufig die Speicheldrüsen von Patientinnen mit Ess-Störungen (besonders bei Bulimia nervosa) vergrößert sind (Sialose oder Sialadenose). Diese Schwellungen der Speicheldrüsen im Bereich der Wange oder des Unterkiefers sind meist nicht schmerzhaft, können das Aussehen jedoch sehr verändern. Das von diesen Drüsen produzierte Verdauungsenzym (Amylase) ist erhöht. Die Gesamtmenge des Speichels ist häufig verringert. Da beim Erbrechen die Zähne immer wieder mit Magensäure in Kontakt kommen, wird so die Entstehung von Karies sehr begünstigt. Bei zusätzlichem Calciummangel können auch weitergehende Zahnschäden auftreten.

Fortsetzung

AB 10 — MEDIZINISCHE KOMPLIKATIONEN UND FOLGESCHÄDEN BEI ANOREXIA UND BULIMIA NERVOSA

Der dauerhafte Gebrauch von Abführmitteln (Laxantien) verbessert die Verdauung nicht. Das Gegenteil ist vielmehr der Fall: über den Darm werden vermehrt Kalium und Flüssigkeit verloren, was in Verbindung mit ballaststoffarmer Diät eine Verringerung der Darmbewegung bewirkt. Eine zunehmende Verstopfung (Obstipation) ist die Folge. Entwässerungsmittel (Diuretika) haben überhaupt keinen Einfluß auf Kalorien und Körperfett.

Jede unausgewogene Diät führt früher oder später zu Mangelzuständen. Zusätzlich zu den bereits erwähnten Elektrolytstörungen haben viele Patientinnen mit psychogenen Ess-Störungen zuwenig Vitamine, Mineralstoffe oder Folsäure. Blutbildveränderungen (Anämie) und Nervenschädigungen (Polyneuropathie) können so entstehen. Durch diese Mangelernährung kommt es zur Einschränkung der körperlichen Leistungsfähigkeit und Erschöpfungszuständen. Häufig wird die Haut trocken und die Haare fallen aus. Die Fingernägel werden spröde und können ihre Form verändern (Uhrglasnägel). Ein besonders gravierendes Problem ist der Vitamin-D-Mangel. In Verbindung mit Nierenfunktionsstörungen, veränderten Sexualhormonen (Östrogenmangel) und einem Calcium- oder Phosphatdefizit führt der Mangel an Vitamin D zu schwerwiegenden Störungen des Knochenstoffwechsels, die jahrelange Beschwerden nach sich ziehen können. Die Mineralisation der Knochengrundsubstanz wird unzureichend; es kommt zu einer Knochenerweichung (Osteomalazie) und zu einer Verminderung der Knochengrundsubstanz (Osteoporose). Als Folge können Knochenbrüche schon nach minimalen Stürzen auftreten, manchmal sogar ohne erkennbaren Grund. Andere Umbauprozesse der Knochen (hypertrophe Osteoarthropathie) mit Auftreibungen und Verbreiterungen an den Endgliedern der Finger oder Zehen führen manchmal zu sogenannten Trommelschlegelfingern oder -zehen.

Die Gewichtsabnahme hat auch tiefgreifende psychische Folgen. Veränderungen des Eiweißstoffwechsels (der sogenannten Aminosäuren) können bei kohlenhydratarmer Diät möglicherweise die Übertragung zwischen den Nervenzellen im Gehirn (durch Serotonin-Mangel) und somit die Stimmung verändern. Mit zunehmender Depression verlieren Patientinnen dann immer mehr Lebensfreude und Interesse an der Umwelt. Gleichzeitig nimmt die Konzentrationsfähigkeit ebenso wie die allgemeine Leistungsfähigkeit und auch das Interesse an der Sexualität ab.

Patientinnen und Therapeuten sollten diese genannten medizinischen Komplikationen und Folgeschäden der Anorexia und Bulimia nervosa kennen. Sie müssen im Rahmen einer Therapie ausreichend berücksichtigt werden, um langjährige Gesundheitsschäden und im Extremfall sogar Todesfälle zu verhindern. Die Behandlung der körperlichen Symptome ersetzt keine Psychotherapie. Aber auch umgekehrt gilt: die Vernachlässigung der medizinischen Gesichtspunkte kann den Erfolg einer Psychotherapie unnötig verzögern oder auch verhindern.

AB 11 — TABELLE ZUR BESTIMMUNG DES BODY-MASS-INDEX (BMI)

Größe (m)	BMI 10,0	10,5	11,0	11,5	12,0	12,5	13,0	13,5	14,0	14,5	15,0	15,5	16,0	16,5	17,0	17,5	18,0	18,5	19,0	19,5
1,50	22,5	23,6	24,8	25,9	27,0	28,1	29,3	30,4	31,5	32,6	33,8	34,9	36,0	37,1	38,3	39,4	40,5	41,6	42,8	43,9
1,51	22,8	23,9	25,1	26,2	27,4	28,5	29,6	30,8	31,9	33,1	34,2	35,3	36,5	37,6	38,8	39,9	41,0	42,2	43,3	44,5
1,52	23,1	24,3	25,4	26,6	27,7	28,9	30,0	31,2	32,3	33,5	34,7	35,8	37,0	38,1	39,3	40,4	41,6	42,7	43,9	45,1
1,53	23,4	24,6	25,7	26,9	28,1	29,3	30,4	31,6	32,8	33,9	35,1	36,3	37,5	38,6	39,8	41,0	42,1	43,3	44,5	45,6
1,54	23,7	24,9	26,1	27,3	28,5	29,6	30,8	32,0	33,2	34,4	35,6	36,8	37,9	39,1	40,3	41,5	42,7	43,9	45,1	46,2
1,55	24,0	25,2	26,4	27,6	28,8	30,0	31,2	32,4	33,6	34,8	36,0	37,2	38,4	39,6	40,8	42,0	43,2	44,4	45,6	46,8
1,56	24,3	25,6	26,8	28,0	29,2	30,4	31,6	32,9	34,1	35,3	36,5	37,7	38,9	40,2	41,4	42,6	43,8	45,0	46,2	47,5
1,57	24,6	25,9	27,1	28,3	29,6	30,8	32,0	33,3	34,5	35,7	37,0	38,2	39,4	40,7	41,9	43,1	44,4	45,6	46,8	48,1
1,58	25,0	26,2	27,5	28,7	30,0	31,2	32,5	33,7	34,9	36,2	37,4	38,7	39,9	41,2	42,4	43,7	44,9	46,2	47,4	48,7
1,59	25,3	26,5	27,8	29,1	30,3	31,6	32,9	34,1	35,4	36,7	37,9	39,2	40,4	41,7	43,0	44,2	45,5	46,8	48,0	49,3
1,60	25,6	26,9	28,2	29,4	30,7	32,0	33,3	34,6	35,8	37,1	38,4	39,7	41,0	42,2	43,5	44,8	46,1	47,4	48,6	49,9
1,61	25,9	27,2	28,5	29,8	31,1	32,4	33,7	35,0	36,3	37,6	38,9	40,2	41,5	42,8	44,1	45,4	46,7	48,0	49,2	50,5
1,62	26,2	27,6	28,9	30,2	31,5	32,8	34,1	35,4	36,7	38,1	39,4	40,7	42,0	43,3	44,6	45,9	47,2	48,6	49,9	51,2
1,63	26,6	27,9	29,2	30,6	31,9	33,2	34,5	35,9	37,2	38,5	39,9	41,2	42,5	43,8	45,2	46,5	47,8	49,2	50,5	51,8
1,64	26,9	28,2	29,6	30,9	32,3	33,6	35,0	36,3	37,7	39,0	40,3	41,7	43,0	44,4	45,7	47,1	48,4	49,8	51,1	52,4
1,65	27,2	28,6	29,9	31,3	32,7	34,0	35,4	36,8	38,1	39,5	40,8	42,2	43,6	44,9	46,3	47,6	49,0	50,4	51,7	53,1
1,66	27,6	28,9	30,3	31,7	33,1	34,4	35,8	37,2	38,6	40,0	41,3	42,7	44,1	45,5	46,8	48,2	49,6	51,0	52,4	53,7
1,67	27,9	29,3	30,7	32,1	33,5	34,9	36,3	37,7	39,0	40,4	41,8	43,2	44,6	46,0	47,4	48,8	50,2	51,6	53,0	54,4
1,68	28,2	29,6	31,0	32,5	33,9	35,3	36,7	38,1	39,5	40,9	42,3	43,7	45,2	46,6	48,0	49,4	50,8	52,2	53,6	55,0
1,69	28,6	30,0	31,4	32,8	34,3	35,7	37,1	38,6	40,0	41,4	42,8	44,3	45,7	47,1	48,6	50,0	51,4	52,8	54,3	55,7
1,70	28,9	30,3	31,8	33,2	34,7	36,1	37,6	39,0	40,5	41,9	43,4	44,8	46,2	47,7	49,1	50,6	52,0	53,5	54,9	56,4
1,71	29,2	30,7	32,2	33,6	35,1	36,6	38,0	39,5	40,9	42,4	43,9	45,3	46,8	48,2	49,7	51,2	52,6	54,1	55,6	57,0
1,72	29,6	31,1	32,5	34,0	35,5	37,0	38,5	39,9	41,4	42,9	44,4	45,9	47,3	48,8	50,3	51,8	53,3	54,7	56,2	57,7
1,73	29,9	31,4	32,9	34,4	35,9	37,4	38,9	40,4	41,9	43,4	44,9	46,4	47,9	49,4	50,9	52,4	53,9	55,4	56,9	58,4
1,74	30,3	31,8	33,3	34,8	36,3	37,8	39,4	40,9	42,4	43,9	45,4	46,9	48,4	49,9	51,5	53,0	54,5	56,0	57,5	59,0
1,75	30,6	32,2	33,7	35,2	36,8	38,3	39,8	41,3	42,9	44,4	45,9	47,5	49,0	50,5	52,1	53,6	55,1	56,7	58,2	59,7
1,76	31,0	32,5	34,1	35,6	37,2	38,7	40,3	41,8	43,4	44,9	46,5	48,0	49,6	51,1	52,7	54,2	55,8	57,3	58,9	60,4
1,77	31,3	32,9	34,5	36,0	37,6	39,2	40,7	42,3	43,9	45,4	47,0	48,6	50,1	51,7	53,3	54,8	56,4	58,0	59,5	61,1
1,78	31,7	33,3	34,9	36,4	38,0	39,6	41,2	42,8	44,4	45,9	47,5	49,1	50,7	52,3	53,9	55,4	57,0	58,6	60,2	61,8
1,79	32,0	33,6	35,2	36,8	38,4	40,1	41,7	43,3	44,9	46,5	48,1	49,7	51,3	52,9	54,5	56,1	57,7	59,3	60,9	62,5
1,80	32,4	34,0	35,6	37,3	38,9	40,5	42,1	43,7	45,4	47,0	48,6	50,2	51,8	53,5	55,1	56,7	58,3	59,9	61,6	63,2
1,81	32,8	34,4	36,0	37,7	39,3	41,0	42,6	44,2	45,9	47,5	49,1	50,8	52,4	54,1	55,7	57,3	59,0	60,6	62,2	63,9
1,82	33,1	34,8	36,4	38,1	39,7	41,4	43,1	44,7	46,4	48,0	49,7	51,3	53,0	54,7	56,3	58,0	59,6	61,3	62,9	64,6
1,83	33,5	35,2	36,8	38,5	40,2	41,9	43,5	45,2	46,9	48,6	50,2	51,9	53,6	55,3	56,9	58,6	60,3	62,0	63,6	65,3
1,84	33,9	35,5	37,2	38,9	40,6	42,3	44,0	45,7	47,4	49,1	50,8	52,5	54,2	55,9	57,6	59,2	60,9	62,6	64,3	66,0
1,85	34,2	35,9	37,6	39,4	41,1	42,8	44,5	46,2	47,9	49,6	51,3	53,0	54,8	56,5	58,2	59,9	61,6	63,3	65,0	66,7
1,86	34,6	36,3	38,1	39,8	41,5	43,2	45,0	46,7	48,4	50,2	51,9	53,6	55,4	57,1	58,8	60,5	62,3	64,0	65,7	67,5
1,87	35,0	36,7	38,5	40,2	42,0	43,7	45,5	47,2	49,0	50,7	52,5	54,2	56,0	57,7	59,4	61,2	62,9	64,7	66,4	68,2
1,88	35,3	37,1	38,9	40,6	42,4	44,2	45,9	47,7	49,5	51,2	53,0	54,8	56,6	58,3	60,1	61,9	63,6	65,4	67,2	68,9
1,89	35,7	37,5	39,3	41,1	42,9	44,7	46,4	48,2	50,0	51,8	53,6	55,4	57,2	58,9	60,7	62,5	64,3	66,1	67,9	69,7
1,90	36,1	37,9	39,7	41,5	43,3	45,1	46,9	48,7	50,5	52,3	54,2	56,0	57,8	59,6	61,4	63,2	65,0	66,8	68,6	70,4
1,91	36,5	38,3	40,1	42,0	43,8	45,6	47,4	49,2	51,1	52,9	54,7	56,5	58,4	60,2	62,0	63,8	65,7	67,5	69,3	71,1
1,92	36,9	38,7	40,6	42,4	44,2	46,1	47,9	49,8	51,6	53,5	55,3	57,1	59,0	60,8	62,7	64,5	66,4	68,2	70,0	71,9
1,93	37,2	39,1	41,0	42,8	44,7	46,6	48,4	50,3	52,1	54,0	55,9	57,7	59,6	61,5	63,3	65,2	67,0	68,9	70,8	72,6
1,94	37,6	39,5	41,4	43,3	45,2	47,0	48,9	50,8	52,7	54,6	56,5	58,3	60,2	62,1	64,0	65,9	67,7	69,6	71,5	73,4
1,95	38,0	39,9	41,8	43,7	45,6	47,5	49,4	51,3	53,2	55,1	57,0	58,9	60,8	62,7	64,6	66,5	68,4	70,3	72,2	74,1
1,96	38,4	40,3	42,3	44,2	46,1	48,0	49,9	51,9	53,8	55,7	57,6	59,5	61,5	63,4	65,3	67,2	69,1	71,1	73,0	74,9
1,97	38,8	40,7	42,7	44,6	46,6	48,5	50,5	52,4	54,3	56,3	58,2	60,2	62,1	64,0	66,0	67,9	69,9	71,8	73,7	75,7
1,98	39,2	41,2	43,1	45,1	47,0	49,0	51,0	52,9	54,9	56,8	58,8	60,8	62,7	64,7	66,6	68,6	70,6	72,5	74,5	76,4
1,99	39,6	41,6	43,6	45,5	47,5	49,5	51,5	53,5	55,4	57,4	59,4	61,4	63,4	65,3	67,3	69,3	71,3	73,3	75,2	77,2
2,00	40,0	42,0	44,0	46,0	48,0	50,0	52,0	54,0	56,0	58,0	60,0	62,0	64,0	66,0	68,0	70,0	72,0	74,0	76,0	78,0

Anhang: Materialien und Fragebogen (Arbeitsblätter)

Fortsetzung

AB II — TABELLE ZUR BESTIMMUNG DES BODY-MASS-INDEX (BMI)

Größe (m)	BMI (10-30) 20,0	20,5	21,0	21,5	22,0	22,5	23,0	23,5	24,0	24,5	25,0	25,5	26,0	26,5	27,0	27,5	28,0	28,5	29,0	29,5	30,0
1,50	45,0	46,1	47,3	48,4	49,5	50,6	51,8	52,9	54,0	55,1	56,3	57,4	58,5	59,6	60,8	61,9	63,0	64,1	65,3	66,4	67,5
1,51	45,6	46,7	47,9	49,0	50,2	51,3	52,4	53,6	54,7	55,9	57,0	58,1	59,3	60,4	61,6	62,7	63,8	65,0	66,1	67,3	68,4
1,52	46,2	47,4	48,5	49,7	50,8	52,0	53,1	54,3	55,4	56,6	57,8	58,9	60,1	61,2	62,4	63,5	64,7	65,8	67,0	68,2	69,3
1,53	46,8	48,0	49,2	50,3	51,5	52,7	53,8	55,0	56,2	57,4	58,5	59,7	60,9	62,0	63,2	64,4	65,5	66,7	67,9	69,1	70,2
1,54	47,4	48,6	49,8	51,0	52,2	53,4	54,5	55,7	56,9	58,1	59,3	60,5	61,7	62,8	64,0	65,2	66,4	67,6	68,8	70,0	71,1
1,55	48,1	49,3	50,5	51,7	52,9	54,1	55,3	56,5	57,7	58,9	60,1	61,3	62,5	63,7	64,9	66,1	67,3	68,5	69,7	70,9	72,1
1,56	48,7	49,9	51,1	52,3	53,5	54,8	56,0	57,2	58,4	59,6	60,8	62,1	63,3	64,5	65,7	66,9	68,1	69,4	70,6	71,8	73,0
1,57	49,3	50,5	51,8	53,0	54,2	55,5	56,7	57,9	59,2	60,4	61,6	62,9	64,1	65,3	66,6	67,8	69,0	70,2	71,5	72,7	73,9
1,58	49,9	51,2	52,4	53,7	54,9	56,2	57,4	58,7	59,9	61,2	62,4	63,7	64,9	66,2	67,4	68,7	69,9	71,1	72,4	73,6	74,9
1,59	50,6	51,8	53,1	54,4	55,6	56,9	58,1	59,4	60,7	61,9	63,2	64,5	65,7	67,0	68,3	69,5	70,8	72,1	73,3	74,6	75,8
1,60	51,2	52,5	53,8	55,0	56,3	57,6	58,9	60,2	61,4	62,7	64,0	65,3	66,6	67,8	69,1	70,4	71,7	73,0	74,2	75,5	76,8
1,61	51,8	53,1	54,4	55,7	57,0	58,3	59,6	60,9	62,2	63,5	64,8	66,1	67,4	68,7	70,0	71,3	72,6	73,9	75,2	76,5	77,8
1,62	52,5	53,8	55,1	56,4	57,7	59,0	60,4	61,7	63,0	64,3	65,6	66,9	68,2	69,5	70,9	72,2	73,5	74,8	76,1	77,4	78,7
1,63	53,1	54,5	55,8	57,1	58,5	59,8	61,1	62,4	63,8	65,1	66,4	67,8	69,1	70,4	71,7	73,1	74,4	75,7	77,1	78,4	79,7
1,64	53,8	55,1	56,5	57,8	59,2	60,5	61,9	63,2	64,6	65,9	67,2	68,6	69,9	71,3	72,6	74,0	75,3	76,7	78,0	79,3	80,7
1,65	54,5	55,8	57,2	58,5	59,9	61,3	62,6	64,0	65,3	66,7	68,1	69,4	70,8	72,1	73,5	74,9	76,2	77,6	79,0	80,3	81,7
1,66	55,1	56,5	57,9	59,2	60,6	62,0	63,4	64,8	66,1	67,5	68,9	70,3	71,6	73,0	74,4	75,8	77,2	78,5	79,9	81,3	82,7
1,67	55,8	57,2	58,6	60,0	61,4	62,8	64,1	65,5	66,9	68,3	69,7	71,1	72,5	73,9	75,3	76,7	78,1	79,5	80,9	82,3	83,7
1,68	56,4	57,9	59,3	60,7	62,1	63,5	64,9	66,3	67,7	69,1	70,6	72,0	73,4	74,8	76,2	77,6	79,0	80,4	81,8	83,3	84,7
1,69	57,1	58,6	60,0	61,4	62,8	64,3	65,7	67,1	68,5	70,0	71,4	72,8	74,3	75,7	77,1	78,5	80,0	81,4	82,8	84,3	85,7
1,70	57,8	59,2	60,7	62,1	63,6	65,0	66,5	67,9	69,4	70,8	72,3	73,7	75,1	76,6	78,0	79,5	80,9	82,4	83,8	85,3	86,7
1,71	58,5	59,9	61,4	62,9	64,3	65,8	67,3	68,7	70,2	71,6	73,1	74,6	76,0	77,5	79,0	80,4	81,9	83,3	84,8	86,3	87,7
1,72	59,2	60,6	62,1	63,6	65,1	66,5	68,0	69,5	71,0	72,5	74,0	75,4	76,9	78,4	79,9	81,4	82,8	84,3	85,8	87,3	88,8
1,73	59,9	61,4	62,9	64,3	65,8	67,3	68,8	70,3	71,8	73,3	74,8	76,3	77,8	79,3	80,8	82,3	83,8	85,3	86,8	88,3	89,8
1,74	60,6	62,1	63,6	65,1	66,6	68,1	69,6	71,1	72,7	74,2	75,7	77,2	78,7	80,2	81,7	83,3	84,8	86,3	87,8	89,3	90,8
1,75	61,3	62,8	64,3	65,8	67,4	68,9	70,4	72,0	73,5	75,0	76,6	78,1	79,6	81,2	82,7	84,2	85,8	87,3	88,8	90,3	91,9
1,76	62,0	63,5	65,0	66,6	68,1	69,7	71,2	72,8	74,3	75,9	77,4	79,0	80,5	82,1	83,6	85,2	86,7	88,3	89,8	91,4	92,9
1,77	62,7	64,2	65,8	67,4	68,9	70,5	72,1	73,6	75,2	76,8	78,3	79,9	81,5	83,0	84,6	86,2	87,7	89,3	90,9	92,4	94,0
1,78	63,4	65,0	66,5	68,1	69,7	71,3	72,9	74,5	76,0	77,6	79,2	80,8	82,4	84,0	85,5	87,1	88,7	90,3	91,9	93,5	95,1
1,79	64,1	65,7	67,3	68,9	70,5	72,1	73,7	75,3	76,9	78,5	80,1	81,7	83,3	84,9	86,5	88,1	89,7	91,3	92,9	94,5	96,1
1,80	64,8	66,4	68,0	69,7	71,3	72,9	74,5	76,1	77,8	79,4	81,0	82,6	84,2	85,9	87,5	89,1	90,7	92,3	94,0	95,6	97,2
1,81	65,5	67,2	68,8	70,4	72,1	73,7	75,4	77,0	78,6	80,3	81,9	83,5	85,2	86,8	88,5	90,1	91,7	93,4	95,0	96,6	98,3
1,82	66,2	67,9	69,6	71,2	72,9	74,5	76,2	77,8	79,5	81,2	82,8	84,5	86,1	87,8	89,4	91,1	92,7	94,4	96,1	97,7	99,4
1,83	67,0	68,7	70,3	72,0	73,7	75,4	77,0	78,7	80,4	82,0	83,7	85,4	87,1	88,7	90,4	92,1	93,8	95,4	97,1	98,8	100,5
1,84	67,7	69,4	71,1	72,8	74,5	76,2	77,9	79,6	81,3	82,9	84,6	86,3	88,0	89,7	91,4	93,1	94,8	96,5	98,2	99,9	101,6
1,85	68,5	70,2	71,9	73,6	75,3	77,0	78,7	80,4	82,1	83,9	85,6	87,3	89,0	90,7	92,4	94,1	95,8	97,5	99,3	101,0	102,7
1,86	69,2	70,9	72,7	74,4	76,1	77,8	79,6	81,3	83,0	84,8	86,5	88,2	89,9	91,7	93,4	95,1	96,9	98,6	100,3	102,1	103,8
1,87	69,9	71,7	73,4	75,2	76,9	78,7	80,4	82,2	83,9	85,7	87,4	89,2	90,9	92,7	94,4	96,2	97,9	99,7	101,4	103,2	104,9
1,88	70,7	72,5	74,2	76,0	77,8	79,5	81,3	83,1	84,8	86,6	88,4	90,1	91,9	93,7	95,4	97,2	99,0	100,7	102,5	104,3	106,0
1,89	71,4	73,2	75,0	76,8	78,6	80,4	82,2	83,9	85,7	87,5	89,3	91,1	92,9	94,7	96,4	98,2	100,0	101,8	103,6	105,4	107,2
1,90	72,2	74,0	75,8	77,6	79,4	81,2	83,0	84,8	96,6	88,4	90,3	92,1	93,9	95,7	97,5	99,3	101,1	102,9	104,7	106,5	108,3
1,91	73,0	74,8	76,6	78,4	80,3	82,1	83,9	85,7	98,6	89,4	91,2	93,0	94,9	96,7	98,5	100,3	102,1	104,0	105,8	107,6	109,4
1,92	73,7	75,6	77,4	79,3	81,1	82,9	84,8	86,6	88,5	90,3	92,2	94,0	95,8	97,7	99,5	101,4	103,2	105,1	106,9	108,7	110,6
1,93	74,5	76,4	78,2	80,1	81,9	83,8	85,7	87,5	89,4	91,3	93,1	95,0	96,8	98,7	100,6	102,4	104,3	106,2	108,0	109,9	111,7
1,94	75,3	77,2	79,0	80,9	82,8	84,7	86,6	88,4	90,3	92,2	94,1	96,0	97,9	99,7	101,6	103,5	105,4	107,3	109,1	111,0	112,9
1,95	76,1	78,0	79,9	81,8	83,7	85,6	87,5	89,4	91,3	93,2	95,1	97,0	98,9	100,8	102,7	104,6	106,5	108,4	110,3	112,1	114,1
1,96	76,8	78,8	80,7	82,6	84,5	86,4	88,4	90,3	92,2	94,1	96,0	98,0	99,9	101,8	103,7	105,6	107,6	109,5	111,4	113,3	115,2
1,97	77,6	79,6	81,5	83,4	85,4	87,3	89,3	91,2	93,1	95,1	97,0	99,0	100,9	102,8	104,8	106,7	108,7	110,6	112,5	114,5	116,4
1,98	78,4	80,4	82,3	84,3	86,2	88,2	90,2	92,1	94,1	96,0	98,0	100,0	101,9	103,9	105,9	107,8	109,8	111,7	113,7	115,7	117,6
1,99	79,2	81,2	83,2	85,1	87,1	89,1	91,1	93,1	95,0	97,0	99,0	101,0	103,0	104,9	106,9	108,9	110,9	112,9	114,8	116,8	118,8
2,00	80,0	82,0	84,0	86,0	88,0	90,0	92,0	94,0	96,0	98,0	100,0	102,0	104,0	106,0	108,0	110,0	112,0	114,0	116,0	118,0	120,0

AB 12 — INFORMATIONEN FÜR PATIENTINNEN, BEI DENEN EINE GEWICHTSZUNAHME ANGEZEIGT IST

I. Allgemeine Prinzipien

Wir möchten Sie gerne über die Hauptprinzipien und Regeln unseres Behandlungsprogrammes informieren, da darauf ein wesentlicher Teil unserer therapeutischen Entscheidungen während Ihrer Behandlung beruhen wird. Es ist uns sehr wichtig, dass Sie darüber von Anfang an informiert sind, da diese Prinzipien für *alle PatientInnen* gelten und somit auch von Ihnen *mitgetragen* werden müssen. Darüber hinaus berücksichtigen wir natürlich auch individuelle Unterschiede, so dass der spezifische Behandlungsplan Ihrer persönlichen Problemstellung und sozialen Situation sowie entsprechend ihren therapeutischen Zielen angepasst wird.

Die Wiederherstellung eines gesunden Körpergewichtes und normalisierten Essverhaltens ist ein wesentliches Ziel unserer Behandlung, das wir vom 1. Behandlungstag an mit Ihnen zusammen verfolgen wollen. Um dies zu erreichen haben wir ein Behandlungssetting entwickelt, das Ihnen von Anfang an viel Freiraum lässt, aber evtl. auch einige Einschränkungen beinhalten kann. Nur wenn es sich zeigen sollte, dass Sie Schwierigkeiten haben, mit diesem Freiraum umzugehen, werden wir für eine gewisse Zeit in Teilbereichen die Kontrolle für Sie übernehmen. In diesen Fällen werden wir aber gemeinsam mit Ihnen daran arbeiten, dass sie wieder möglichst schnell einen Großteil an Eigenverantwortung zurückerhalten können, allerdings abhängig von Ihrer Entwicklung und den folgenden Regeln.

II. Gewichtsregeln und Nahrungsaufnahme

Am Aufnahmetage werden Sie gewogen und Ihre Größe gemessen. Zur Bestimmung eines „gesunden" Gewichtsbereiches orientieren wir uns an dem *Body Mass Index* ($BMI = kg/m^2$), der bei einer erwachsenen Frau zwischen 20 und 25 liegen sollte. Sind Sie untergewichtig, so sollten Sie während des Aufenthaltes das Erreichen ihres *Mindestgewichtes* anstreben.

Da der Body Mass Index mit dem Alter ansteigt, gilt für junge *Frauen* folgende Festlegung:

18 Jahre und älter   = BMI von 20
17 bis unter 18 Jahre = BMI von 19
15 bis unter 17 Jahre = BMI von 18

Bei jungen *Männern* ist der entsprechende Body Mass Index jeweils um einen Punkt erhöht.

Fortsetzung

AB 12 — INFORMATIONEN FÜR PATIENTINNEN, BEI DENEN EINE GEWICHTSZUNAHME ANGEZEIGT IST

Vom ersten Tag an sollten Sie versuchen, wieder geregelte Mahlzeiten zu sich zunehmen und auf Heißhungeranfälle und Erbrechen zu verzichten. Im Regelfall sollten Sie daher zu allen drei Hauptmahlzeiten in den Speisesaal gehen – außer es wurden andere Absprachen mit Ihnen getroffen – und auch regelmäßig die Zwischenmahlzeiten einzunehmen. Die Mitnahme von Lebensmitteln in den Speisesaal sowie die Herausnahme von Lebensmitteln ist strengstens verboten.

A. Grundlegende Prinzipien

Die Wiederherstellung des „gesunden" Mindestgewichtes sollte schrittweise und gleichmäßig vor sich gehen, weder zu langsam, noch zu schnell. Als gutes Maß haben sich 700 g Gewichtszunahme pro Woche erwiesen. Dabei gelten die folgenden allgemeine Bedingungen:

1. Die erste Woche des Klinikaufenthaltes gilt als *Eingewöhnungsphase*, wobei ihre Hauptzielsetzung darin bestehen sollte, sich mit den Mitpatientinnen und den Therapeuten sowie den Handlungsabläufen auf Ihrer Station vertraut zu machen.
2. Während dieser 1. Woche dürfen Sie nicht an Gewicht abnehmen und müssen mindestens ihr Aufnahmegewicht halten.
3. Zur *Gewichtskontrolle* werden Sie mindestens jeweils einmal wöchentlich an einem festen Tag (*Wiegetag*) morgens vor dem Frühstück in Unterwäsche von uns gewogen. Darüber hinaus haben Sie aber auch die Möglichkeit, sich täglich einmal vor dem Frühstück selbst zu wiegen.
4. Ab der 2. Woche muss der wöchentliche Gewichtszuwachs *mindestens 700 g* betragen.
5. Gelingt es Ihnen nicht, in *Selbstkontrolle*, Ihr Gewicht wöchentlich um mindestens 700 g zu erhöhen, so tritt ab dem Wiegetag das „*Gewichtszunahmeprogramm*" in Kraft (s. u.).
6. Es ist Ihnen verboten, Nahrungsmittel zu „horten".

B. Gewichtszunahmeprogramm

Wir unterscheiden zwischen drei Phasen:
1. Phase: Zeitraum, bis Sie ein Drittel des zuzunehmenden Gewichts zugenommen haben.
2. Phase: Zeitraum, bis Sie zwei Drittel des zuzunehmenden Gewichts zugenommen haben.
3. Phase: Zeitraum, bis Sie Ihr Mindestgewicht erreicht haben.

Fortsetzung

AB 12 — INFORMATIONEN FÜR PATIENTINNEN, BEI DENEN EINE GEWICHTSZUNAHME ANGEZEIGT IST

In den unterschiedlichen Phasen gelten folgende Bedingungen:

a) während der 1. Phase:
- Sie dürfen Ihre Station nur zu medizinischen Untersuchungen und abgesprochenen therapeutischen Aktivitäten verlassen.
- Auch das Essen muss auf der Station eingenommen werden. Sie erhalten drei Haupt- und Zwischenmahlzeiten, die in der Küche vorgefertigt werden. Individuelle Wünsche (außer vegetarischem Essen) können dabei nicht berücksichtigt werden.
- Sie werden jeden Tag vor dem Frühstück gewogen.
- Besuch von außerhalb kann nur *nach Absprache* an *einem* Tag in der Woche für max. 4 Stunden empfangen werden. Während dieser 4 Stunden dürfen Sie auch die Station, aber nicht die Klinik verlassen.
- Nach 3 Wochen kontinuierlicher Gewichtszunahme von mindestens 700 g pro Woche können Sie die Klinik – nach Absprache mit Ihrem Therapeuten – für *einen* Nachmittag verlassen. Voraussetzung dafür ist allerdings, dass aus medizinischen oder psychotherapeutischen Gründen keine Einwände bestehen.

b) während der 2. Phase:
- Generell dürfen Sie die Klinik nur zu abgesprochenen medizinischen Untersuchungen oder therapeutischen Aktivitäten verlassen. Darüber hinaus dürfen Sie die Klinik täglich für eine Stunde und einen freien Nachmittag pro Woche verlassen. Voraussetzung dafür ist allerdings, dass aus medizinischen oder psychotherapeutischen Gründen keine Einwände bestehen. Die Zeiten sind *vorher* mit Ihrem *Bezugstherapeuten* abzusprechen.
- Das Essen kann wieder im Speisesaal eingenommen werden.
- Sie werden zweimal in der Woche vor dem Frühstück gewogen.
- Besuch von außerhalb kann zweimal pro Woche empfangen werden.

c) während der 3. Phase:
- Es gelten keine besonderen Bedingungen über die *Allgemeinen Bedingungen* (s. o.) hinaus.

C. Ausnahmebedingungen

1. Wenn Sie sich in der 1. oder 2. Phase befinden und das für den Wiegetag vorgesehene Gewicht *nicht* erreicht haben, gilt folgendes:
   - Sie werden für 4 Tage in das *Einschränkungsprogramm* zurückgestuft (s. D.). Falls Sie am 5. Tag das entsprechende Gewicht ebenfalls nicht erreicht haben, verbleiben Sie im Einschränkungsprogramm bis zum nächsten Wiegetag.

Anhang: Materialien und Fragebogen (Arbeitsblätter)

Fortsetzung

AB 12 — INFORMATIONEN FÜR PATIENTINNEN, BEI DENEN EINE GEWICHTSZUNAHME ANGEZEIGT IST

2. Wenn Sie sich in der 3. Phase befinden und das für den Wiegetag vorgesehene Gewicht nicht erreicht haben, gilt folgendes:
   - Sie werden für 4 Tage in die 1. Phase zurückgestuft. Falls Sie am 5. Tag das entsprechende Gewicht ebenfalls nicht erreicht haben, verbleiben Sie in der 1. Phase bis zum nächsten Wiegetag. Sollten Sie auch dann das für den vorherigen Wiegetag vorgegebene Gewicht nicht erreicht haben, werden Sie für wenigstens 4 bzw. 7 Tage in das Einschränkungsprogramm zurückgestuft.

3. Wenn Sie nach entsprechender Gewichtszunahme am 5. Tag einer Woche aus den Ausnahmebedingungen wieder in das normale Programm eingestuft werden, müssen Sie für jeden weiteren Tag 100 g, d. h. bis zum nächsten Wiegetag mindestens 300 g zunehmen.

4. Bei Patientinnen, die bei Aufnahme in die Klinik weniger als 3 kg zunehmen müssen, gilt folgendes:
   - Falls Sie die notwendige Gewichtszunahme von 700 g pro Woche nicht in Selbstkontrolle schaffen, werden Sie in die 2. Phase eingestuft und verbleiben dort bis zur Erreichung des Mindestgewichtes. Auch für diese Patientinnengelten die Ausnahmebedingungen wie für die 1. und 2. Phase.

5. Bei Patientinnen, die nach Erreichen des Mindestgewichtes wieder abnehmen gilt folgendes:
   - Sie werden in die 2. Phase eingestuft und verbleiben dort bis zur Wiedererreichung des Mindestgewichtes. Auch für diese Patientinnen gelten die Ausnahmebedingungen wie für die 1. und 2. Phase.

6. Wenn PatientInnen unter den o. g. Bedingungen die vorgegebene Gewichtszunahme nicht erreichen oder sogar abnehmen, werden von dem therapeutischen Team Lösungsvorschläge erarbeitet, die auch die Entlassung der Patientin beinhalten können.

7. Bei anorektischen Patientinnen, die zur Erreichung des Mindestgewichtes 15 kg und mehr zunehmen müssen, kann mit dem Bezugstherapeuten *eine Pause bei der Gewichtszunahme für eine Woche* unter folgenden Bedingungen vereinbart werden:
   - Sie müssen sich bereits in der 2. Phase befinden und
   - mindestens die Hälfte der notwendigen Gewichtszunahme bereits vollzogen haben.
   - Bei Gewichtszunahme während der Pause gilt das erreichte Gewicht am Ende der Pause als Referenzgewicht für die Gewichtszunahme von 700 g in der darauffolgenden Woche.

Fortsetzung

AB 12 — INFORMATIONEN FÜR PATIENTINNEN, BEI DENEN EINE GEWICHTSZUNAHME ANGEZEIGT IST

- Bei Gewichtsabnahme während der Pause treten die o. g. Ausnahmebedingungen der 2. Phase in Kraft.

D. Einschränkungsprogramm
- Sie dürfen Ihr Zimmer nur zu therapeutischen Aktivitäten und medizinischen Untersuchungen verlassen
- Mahlzeiten werden in Ihrem Zimmer eingenommen
- Tägliche Gewichtskontrolle
- Kein Besuch auf dem Zimmer
- Kein Besuch von außerhalb

E. Beendigung des Programms

Drei Tage vor Entlassungstermin tritt das Programm außer Kraft.

F. Rauchen:

Falls Sie rauchen, sollten Sie dies nach Möglichkeit ganz einstellen oder sehr reduzieren, da – neben den allgemeinen schädlichen Nebenwirkungen – das aufgenommene Nikotin ihre Hunger- und Sättigungsregulation negativ beeinflusst und dadurch die Besserung Ihrer Ess-Störung erschwert. Für alle Patientinnen, die sich in bestimmten Phasen des Gewichtzunahmeprogramms befinden gilt:
- Sie dürfen jeweils 15 Minuten nach den Mahlzeiten im Raucherraum oder auf der Terrasse rauchen. Voraussetzung dafür ist allerdings, dass aus medizinischen oder psychotherapeutischen Gründen keine Einwände bestehen.

AB 13 — UMGANG MIT HEISSHUNGERANFÄLLEN UND ERBRECHEN

Name: _____   Code-Nr.: _____

▶ Welche Möglichkeiten haben Sie zur Zeit zur Verfügung, das Auftreten von Heißhungeranfällen zu verhindern?

▶ Wodurch unterscheiden sich Tage, an denen Sie keine Heißhungeranfälle haben, von Tagen, an denen diese auftreten?

▶ Welche Strategien zur Verhinderung von Heißhungeranfällen und Erbrechen haben sich in der Vergangenheit als hilfreich erwiesen?

▶ Wie ist es Ihnen gelungen, in Zeiten, in denen Sie keine Heißhungeranfälle hatten (z. B. im Urlaub) diese zu verhindern?

▶ Welche neuen Strategien wollen Sie in Zukunft ausprobieren?

▶ Welche konkreten Möglichkeiten der Ablenkung haben sich bei Ihnen als wirkungsvoll erwiesen?

AB 14 — BEARBEITUNG DER PROBLEMBEREICHE DURCH DIE PATIENTINNEN

In dieser Liste finden Sie eine Reihe von Problemen, die häufig bei Patientinnen mit Ess-Störungen auftreten. Ihre Aufgabe ist es, aus jedem Problembereich (A, B und C) mindestens 2 Probleme auszuwählen. Dabei können Sie die Formulierung des Problems verändern oder auch neue Probleme hinzufügen, falls diese hier nicht erwähnt sind. Die von Ihnen gewählten Problembereiche sollen Ihnen und uns dazu dienen, Therapieziele aufzustellen und einen Weg zu finden, diese zu erreichen. Dazu ist es notwendig, dass Sie zu jedem gewählten Problem 3 konkrete Vorschläge benennen, die den Weg aufweisen, wie Sie das Problem angehen wollen. Dies schreiben Sie bitte nieder, damit wir dies als Dokument verwenden können, um Ihren Therapieverlauf zu beurteilen.

Probleme bezüglich Essen und Gewicht

- **Abnorme Einstellungen zu meinem Körper:**
  z. B. Ich denke dauernd über mein Gewicht nach; ich habe ständig den Wunsch, dünner zu sein.
- **Verwirrende körperliche Gefühle:**
  z. B. Ich merke es nicht, wenn ich hungrig oder satt bin.
- **Ständige Beschäftigung mit Essen:**
  z. B. Bei allem was ich esse, überlege ich ständig, wie viel Kalorien es hat.
- **Heißhunger, Erbrechen, Abführmittel:**
  z. B. Ich kann nicht mit dem Essen aufhören. Ich erbreche häufig oder nehme Abführmittel, um mein Gewicht zu regulieren.
- **Hyperaktivität und Probleme mit Freizeit:**
  z. B. Ich bin immer mit etwas beschäftigt; ich möchte immer aktiv sein. Ich weiß nichts mit meiner Freizeit anzufangen.
- **Mangel an Verständnis:**
  z. B. Ich weiß nicht, warum ich diese Essprobleme habe. Ich habe eigentlich alles, um glücklich zu sein.

Probleme mit der eigenen Person

- **Angst, erwachsen zu werden:**
  z. B. Eine erwachsene Frau zu werden, ist schwer zu akzeptieren.
- **Perfektionismus:**
  z. B. Ich denke häufig, dass alles, was ich tue, nicht gut genug ist.
- **Teilnahmslosigkeit:**
  z. B. Ich fühle mich oft leer und wertlos.
- **Gefühle der Minderwertigkeit:**
  z. B. Ich habe wenig Selbstvertrauen. Ich vergleiche mich immer mit anderen.

Fortsetzung
AB 14 — BEARBEITUNG DER PROBLEMBEREICHE DURCH DIE PATIENTINNEN

- **Emotionale Unbestimmtheit:**
  z. B. Ich bin mir selten sicher über meine Gefühle. Ich weiß nicht, ob ich traurig, ängstlich oder ärgerlich bin.
- **Stimmungsschwankungen:**
  z. B. Ich bin sehr schwankend, in dem einen Moment zufrieden und im nächsten geht's mir mies.

Probleme mit anderen Personen

- **Abhängigkeit:**
  z. B. Ich kann keine Entscheidungen allein treffen. Ich weiß gar nicht, wie ich ohne meine Eltern leben könnte.
- **Zurückhaltung von Gefühlen:**
  z. B. Ich spreche selten über meine Gefühle. Ich versuche immer Gefühle zu verbergen, wenn ich mit anderen zusammen bin.
- **Mangel an Selbstsicherheit:**
  z. B. Ich sage selten meine persönliche Meinung zu anderen, um Konflikte zu vermeiden.
- **Probleme zu Hause:**
  z. B. In unserer Familie werden viele Probleme nicht ausdiskutiert oder gelöst.
- **Mangel an sozialen Kontakten:**
  z. B. Ich kenne nur wenige Menschen außerhalb meiner Familie. Ich habe Schwierigkeiten, Freunde zu finden.
- **Sexuelle Probleme:**
  z. B. Ich habe Angst vor Geschlechtsverkehr.

Fortsetzung

AB 14 — BEARBEITUNG DER PROBLEMBEREICHE DURCH DIE PATIENTINNEN

Therapieplan zur Erreichung der Ziele

Name:

Datum:

Schreiben Sie bitte 6 Problembereiche (2 aus A, 2 aus B und 2 aus C) nieder, an denen Sie während der Therapie arbeiten wollen. Formulieren Sie zu jedem Problem oder Langzeitziel mindestens 3 konkrete Zwischenschritte, die Sie benötigen, um das Ziel zu erreichen.

Fortsetzung

AB 14 — BEARBEITUNG DER PROBLEMBEREICHE DURCH DIE PATIENTINNEN

Bewertung der angestrebten Ziele

_____

Name der Patientin:

Name des Beurteilers: Datum:

Markieren Sie die Veränderungen in den entsprechenden Problembereichen seit der letzten Bewertung. Beachten Sie dabei die konkreten Schritte, die zu jedem Problembereich formuliert wurden. Machen Sie ein Kreuz auf der entsprechenden Zahl.

Problembereiche

A1   (–2)—(–1)—(0)—(1)—(2)—(3)
A2   (–2)—(–1)—(0)—(1)—(2)—(3)
B1   (–2)—(–1)—(0)—(1)—(2)—(3)
B2   (–2)—(–1)—(0)—(1)—(2)—(3)
C1   (–2)—(–1)—(0)—(1)—(2)—(3)
C2   (–2)—(–1)—(0)—(1)—(2)—(3)

_____

–2 = klare Verschlechterung
–1 = leichte Verschlechterung
 0 = keine Veränderung
 1 = etwas besser
 2 = viel besser
 3 = Problem gelöst/Ziel erreicht

Bemerkungen:

AB 15 PROBLEMBEREICHE UND IHRE BEARBEITUNG

Name: _____   Code-Nr.: _____

Formulieren Sie nachfolgend mindestens **drei Problembereiche,** an denen Sie im Rahmen der Therapie arbeiten wollen. Benennen Sie dazu das Problem möglichst genau (z. B. „Essverhalten normalisieren, Heißhungeranfälle abbauen, Kontakte intensivieren" etc.) und formulieren Sie verschiedene Teilziele oder Schritte, um das Problemverhalten zu verändern. Dies können Sie allein oder mit Hilfe der Gruppe tun. Die Bearbeitung dieser Problembereich wird gemeinsam mit den anderen Gruppenteilnehmerinnen diskutiert. In der Mitte und am Ende der Therapie werden die entsprechenden Veränderungen dann bewertet.

Nachfolgend finden Sie ein Beispiel für dieses Vorgehen.

Patientinnenbeispiel für die Formulierung und Bearbeitung von Problembereichen:

▶ **Langfristiges Ziel:** * Selbstwertgefühl im Leistungsbereich verbessern

Kurzfristige Ziele/Schritte:

a) In Leistungssituationen nicht immer nur Spitzenleistungen erwarten; Anforderungen an mich selbst reduzieren (mit „gut" statt „sehr gut" zufrieden sein).
b) Eigene Erfolge/Teilerfolge besser wahrnehmen (aufschreiben!) und anerkennen.
c) Misserfolge akzeptieren, ohne mich deshalb gleich zu verachten; sie neu bewerten, daraus lernen für die Zukunft.

▶ **Langfristiges Ziel:** * Selbständiger werden, Abhängigkeit von den Eltern verringern

Kurzfristige Ziele/Schritte:

a) Wenn ich anderer Meinung bin, diese ausdrücken statt zu schweigen.
b) Mir klarer werden über meine berufliche Laufbahn; dafür erst einmal selbst Informationen einholen. Mir überlegen, inwieweit ich sie einbeziehen will, was ich allein entscheiden möchte.
c) Mit den Eltern besprechen, dass ich ausziehen möchte.

Fortsetzung

AB 15 — PROBLEMBEREICHE UND IHRE BEARBEITUNG

Name: _____   Code-Nr.: _____

PROBLEMBEREICH 1: _____

Teilziele/Schritte: _____

PROBLEMBEREICH 2: _____

Teilziele/Schritte: _____

PROBLEMBEREICH 3: _____

Teilziele/Schritte: _____

PROBLEMBEREICH 4: _____

Teilziele/Schritte: _____

Fortsetzung

AB 15 — PROBLEMBEREICHE UND IHRE BEARBEITUNG

VERÄNDERUNG DER PROBLEMBEREICHE

Name: _____   Code-Nr.: _____   Datum: _____

Geben Sie bitte für jeden Problembereich an, in welchem Maße sich während der Therapie Veränderungen eingestellt haben. Beziehen Sie Ihre Bewertung auf die zur Erreichung jedes Zieles angegebenen konkreten Schritte und antworten Sie, indem Sie ein Kreuz auf der entsprechenden Bewertungsskala machen.

Problem-bereich	sehr verschlechtert	leicht verschlechtert	unver-ändert	leicht verbessert	sehr verbessert
1	−2	−1	0	+1	+2
2	−2	−1	0	+1	+2
3	−2	−1	0	+1	+2
4	−2	−1	0	+1	+2
5	−2	−1	0	+1	+2
6	−2	−1	0	+1	+2

AB 16　ZWISCHENBILANZ

Diese Aufgabe soll dazu dienen, Ihnen deutlich zu machen, in welchen Bereichen (Ihres Essverhaltens sowie anderer Problembereiche) Sie Veränderungen erreicht haben und wo weitere Veränderungen nötig und sinnvoll sind. Vergleichen Sie dabei Ihre „Schwarze Liste", die Häufigkeit von Heißhungeranfällen und Erbrechen (oder Abführmitteleinnahme) und die Liste ausgewählter Problembereiche zu Beginn der Therapie mit dem derzeitigen Zustand.

1. Welche Nahrungsmittel vermeiden Sie noch immer (sind noch immer „verboten")?
   _____
   _____

2. Wie häufig haben Sie zz. im Vergleich zum Beginn der Therapie **pro Woche** Heißhungeranfälle?
   Aktuell: _____ Heißhungeranfälle pro Woche
   Therapiebeginn: _____ Heißhungeranfälle pro Woche

3. Wie häufig **pro Woche** erbrechen Sie (nehmen Sie Abführmittel) im Anschluss an Heißhungeranfälle im Vergleich zum Therapiebeginn?
   Aktuell: _____ Erbrechen (Abführmitteleinnahme) pro Woche
   Therapiebeginn: _____ Erbrechen (Abführmitteleinnahme) pro Woche

4. Andere Veränderungen im Bereich **Essverhalten und Gewicht**, die noch notwendig sind:
   _____
   _____

5. Welche weiteren Veränderungen sind in den von Ihnen ausgewählten **Problembereichen**, die mit der Ess-Störung in Zusammenhang stehen, noch notwendig?
   Problembereich 1:
   _____
   _____

   Problembereich 2:
   _____
   _____

   Problembereich 3:
   _____
   _____

AB 17 — PROTOKOLL ZUR ERFASSUNG AUTOMATISCHER GEDANKEN

Datum	Situationsbeschreibung	Gefühle	Automatische Gedanken	Rationalere Gedanken	Ergebnis

AB 18 — ANALYSE VON „KRITISCHEN" ODER RÜCKFALL-SITUATIONEN

Möglicherweise haben Sie im Rahmen der bisherigen Therapie ihr Essverhalten verbessert und die Heißhungeranfälle und das Erbrechen reduziert.

Im Hinblick auf die bevorstehende Beendigung der Therapie ist es wichtig, dass Sie sich im klaren sind, welche Situationen nach wie vor für Sie „gefährlich" oder „kritisch" sein könnten, dazu führen könnten, dass die Heißhungeranfälle wieder häufiger werden.

Versuchen Sie daher, die Situationen genau zu beobachten und nachfolgend zusammenzufassen:

„Kritische" Situationen für Heißhungeranfälle:
_____
_____
_____
_____
_____

Sie werden bisher die Erfahrung gemacht haben, dass bestimmte Strategien für Sie hilfreich gewesen sind, um mit diesen „kritischen" Situationen umzugehen (erfolgreiche Strategien zum Umgang mit / bzw. zur Verhinderung von Heißhungeranfällen und Erbrechen).
  Fassen Sie diese Strategien hier nochmals zusammen und versuchen Sie, diese zu vergegenwärtigen, falls Ihr Essverhalten sich verschlechtert.

Erfolgreiche Strategien im Umgang mit „kritischen" Situationen:
_____
_____
_____
_____
_____
_____
_____

AB 19 RÜCKFALL-VERHINDERUNGSPLAN

Probleme mit dem Essen können in Stresszeiten wieder auftreten. Sie sollten diese Probleme als ihren „wunden Punkt" betrachten, als die Art und Weise, wie Sie in schwierigen Zeiten reagieren können.

Sie sollten sie als Warnsignal betrachten, als Ihre „Achillesferse", die Ihnen anzeigt, dass etwas nicht in Ordnung ist. Dies muss jedoch kein Grund sein, wieder völlig in alte Verhaltensmuster zurückzufallen und Ihre bisherigen Bewältigungsversuche einzustellen.

Im Laufe der Therapie haben Sie verschiedene Strategien entdeckt, mit denen Sie wieder Kontrolle über Essen erlangen können. Einige wichtige davon sind nachfolgend aufgeführt. Auf diese Strategien sollten Sie dann verstärkt zurückgreifen, wenn

1. Sie öfter das Gefühl haben, kurz vor einem „Rückfall" zu sein
2. sich Ihr Essverhalten verschlechtert hat, Sie wieder vermehrt Heißhungeranfälle haben/erbrechen.

In solchen Zeiten sind es häufig bestimmte ungelöste Schwierigkeiten, die hinter Ihrem „Rückfall" oder Ihrer Angst davor stehen. Beobachten Sie daher genau, was in Ihrem Leben gerade passiert und suchen Sie nach möglichen Ereignissen oder Schwierigkeiten, die dafür von Bedeutung sein könnten. Sobald Sie sich darüber klarer geworden sind, sollten Sie an alle möglichen Lösungen für diese Probleme denken und einen Handlungsplan entwickeln. Sie können dazu auch Ihre neu gelernten oder „erfolgreichen" Strategien zu Hilfe nehmen. Verwenden Sie zusätzlich eine oder mehrere der nachfolgend aufgeführten Strategien, um wieder Kontrolle über Ihr Essverhalten zu erlangen:

1. Nehmen Sie sich *Zeit*, um über Ihre Schwierigkeiten nachzudenken. Entwickeln Sie einen konkreten Plan. Betrachten und bewerten Sie die Fortschritte, die Sie bisher gemacht haben und überlegen Sie genau, welche Strategien Ihnen am meisten geholfen haben, welche weniger.
2. Beginnen Sie wieder damit, alles was Sie essen, genau zu protokollieren.
3. Beschränken Sie Ihr Essen auf *drei oder vier festgelegte Mahlzeiten* und zwei Zwischenmahlzeiten pro Tag. Nehmen Sie diese Mahlzeiten zu vorher festgelegten Zeiten ein, planen Sie sie evtl. sogar für einige Tage im Voraus. Überprüfen Sie, ob Sie Ihr Essverhalten wieder übermäßig kontrollieren und sich bestimmte Nahrungsmittel vorenthalten. Ein stark gezügeltes Essverhalten ist eine der häufigsten Auslösebedingungen für Heißhungeranfälle! Achten Sie also verstärkt auf regelmäßige und ausgewogene Ernährung.
4. *Planen Sie Ihre Tage im Voraus*. Vermeiden Sie sowohl lange unausgefüllte Zeiten, als auch Zeiten, in denen Sie sich zuviel vornehmen. Wenn Sie das Gefühl haben, die Kontrolle zu verlieren, planen Sie Ihre Mahlzeiten ganz

Fortsetzung

AB 19 RÜCKFALL-VERHINDERUNGSPLAN

genau, so dass Sie wissen, was und wann Sie essen werden. Ganz allgemein sollten Sie versuchen, Ihrem Problem immer „einen Schritt zuvorzukommen".

5. *Beschränken Sie Ihre Essensvorräte.* Kaufen Sie nur Essen für eine bestimmte Mahlzeit ein. Wenn Sie Angst haben, dass Sie zu viele Nahrungsmittel einkaufen könnten, nehmen Sie immer nur ein Minimum an Geld mit.
6. Bestimmen Sie die Zeiten, zu denen die Wahrscheinlichkeit für einen Heißhungeranfall am größten ist (aus Ihrer bisherigen Erfahrung und aus Ihren Protokollbögen) *und planen Sie alternative Tätigkeiten,* die mit Essen unvereinbar sind, wie z. B. Freund besuchen, telefonieren, ein Bad nehmen usw.
7. Vermeiden Sie soweit irgendwie möglich Orte, wo Nahrungsvorräte aufbewahrt sind. Halten Sie sich außerhalb der Mahlzeiten *nicht in der Küche auf.*
8. Wenn Sie zu viel über Ihr Gewicht nachdenken, achten Sie darauf, sich höchstens einmal pro Woche zu wiegen! Wenn möglich, *wiegen Sie sich überhaupt nicht.* Denken Sie daran, dass Sie bestimmte Gewichtsschwankungen akzeptieren sollten.
9. Wenn Sie zuviel über Ihre Figur nachdenken, kann das daran liegen, dass Sie unzufrieden oder deprimiert sind. Wenn Ihre Stimmung nicht gut ist, neigen Sie dazu, sich auch zu dick zu fühlen. Versuchen Sie, mit Hilfe der Problemlösungsstrategien herauszufinden, woran es liegt und was Sie zur Verbesserung Ihrer Stimmung und zur Lösung Ihrer Probleme tun können.
10. Setzen Sie sich begrenzte, realistische Ziele. Gehen Sie von einer Stunde zur anderen vor. Denken Sie daran, dass ein Fehlschlag oder „Rückfall" nicht bedeutet, dass Sie überhaupt keine Kontrolle mehr haben und dass sowieso alles egal ist. Halten Sie Ihre Erfolge – auch wenn sie klein sind – fest.

Neben diesen allgemeinen Strategien kann Ihnen vielleicht folgendes Vorgehen helfen, sich für eine spezifische Situation, in der Sie einen Heißhungeranfall hatten, über die Hintergründe klarer zu werden: Versuchen Sie nach dem Heißhungeranfall genau zu analysieren, wie es dazu gekommen ist. Beschreiben Sie möglichst genau die Situation/das Ereignis, dass ihr vorausging sowie vorauslaufende, auslösende Gedanken und Empfindungen. Notieren Sie dies auf Ihren *Selbstbeobachtungsprotokollbögen* bzw. nehmen Sie die *Formulare zur Identifikation automatischer, negativer Gedanken* dazu. Überlegen und notieren Sie im nachhinein, welche alternativen Möglichkeiten Sie gehabt hätten, den Heißhungeranfall zu verhindern und woran es gelegen hat, dass Sie diese nicht nutzen konnten.

AB 20 THERAPEUTEN-STUNDENPROTOKOLL

GRUPPE _____   Datum: _____
SITZUNG _____

ZIEL FÜR DIE STUNDE:

1. _____ [ ]
2. _____ [ ]
3. _____ [ ]
4. _____ [ ]
5. _____ [ ]
6. _____ [ ]
7. _____ [ ]
8. _____ [ ]
9. _____ [ ]
10. _____ [ ]

Welche Ziele wurden unvollständig bearbeitet, welche spezifischen Probleme traten bei der Zielbearbeitung mit einzelnen Patientinnen auf; andere Schwierigkeiten?

_____
_____
_____
_____
_____
_____

HAUSAUFGABEN FÜR DIE GRUPPENTEILNEHMER:

_____
_____
_____
_____
_____

Fortsetzung

AB 20 THERAPEUTEN-STUNDENPROTOKOLL

GRUPPE _____   Datum: _____

SITZUNG   1

ZIEL FÜR DIE STUNDE:

1. _____ [ ]
2. _____ [ ]
3. _____ [ ]
4. _____ [ ]
5. _____ [ ]
6. _____ [ ]
7. _____ [ ]
8. _____ [ ]
9. _____ [ ]
10. _____ [ ]

Welche Ziele wurden unvollständig bearbeitet, welche spezifischen Probleme traten bei der Zielbearbeitung mit einzelnen Patientinnen auf; andere Schwierigkeiten?

_____
_____
_____
_____
_____
_____
_____

HAUSAUFGABEN FÜR DIE GRUPPENTEILNEHMER:

_____
_____
_____
_____
_____

Fortsetzung

AB 20 THERAPEUTEN-STUNDENPROTOKOLL

GRUPPE _____   Datum: _____

SITZUNG   2

ZIEL FÜR DIE STUNDE:

1. _____ [ ]
2. _____ [ ]
3. _____ [ ]
4. _____ [ ]
5. _____ [ ]
6. _____ [ ]
7. _____ [ ]
8. _____ [ ]
9. _____ [ ]
10. _____ [ ]

Welche Ziele wurden unvollständig bearbeitet, welche spezifischen Probleme traten bei der Zielbearbeitung mit einzelnen Patientinnen auf; andere Schwierigkeiten?

_____
_____
_____
_____
_____
_____

HAUSAUFGABEN FÜR DIE GRUPPENTEILNEHMER:

_____
_____
_____
_____
_____

Fortsetzung

AB 20 THERAPEUTEN-STUNDENPROTOKOLL

GRUPPE _____ Datum: _____

SITZUNG   3

ZIEL FÜR DIE STUNDE:

1. _____ [ ]
2. _____ [ ]
3. _____ [ ]
4. _____ [ ]
5. _____ [ ]
6. _____ [ ]
7. _____ [ ]
8. _____ [ ]
9. _____ [ ]
10. _____ [ ]

Welche Ziele wurden unvollständig bearbeitet, welche spezifischen Probleme traten bei der Zielbearbeitung mit einzelnen Patientinnen auf; andere Schwierigkeiten?

_____
_____
_____
_____
_____
_____

HAUSAUFGABEN FÜR DIE GRUPPENTEILNEHMER:

_____
_____
_____
_____
_____

Fortsetzung

AB 20 THERAPEUTEN-STUNDENPROTOKOLL

GRUPPE _____   Datum: _____

SITZUNG   4–6

ZIEL FÜR DIE STUNDE:

1. _____ [ ]
2. _____ [ ]
3. _____ [ ]
4. _____ [ ]
5. _____ [ ]
6. _____ [ ]
7. _____ [ ]
8. _____ [ ]
9. _____ [ ]
10. _____ [ ]

Welche Ziele wurden unvollständig bearbeitet, welche spezifischen Probleme traten bei der Zielbearbeitung mit einzelnen Patientinnen auf; andere Schwierigkeiten?

_____
_____
_____
_____
_____
_____

HAUSAUFGABEN FÜR DIE GRUPPENTEILNEHMER:

_____
_____
_____
_____
_____

Fortsetzung

AB 20 THERAPEUTEN-STUNDENPROTOKOLL

GRUPPE _____   Datum: _____

SITZUNG   7 und 8

ZIEL FÜR DIE STUNDE:

1. _____ [ ]
2. _____ [ ]
3. _____ [ ]
4. _____ [ ]
5. _____ [ ]
6. _____ [ ]
7. _____ [ ]
8. _____ [ ]
9. _____ [ ]
10. _____ [ ]

Welche Ziele wurden unvollständig bearbeitet, welche spezifischen Probleme traten bei der Zielbearbeitung mit einzelnen Patientinnen auf; andere Schwierigkeiten?

_____
_____
_____
_____
_____
_____
_____

HAUSAUFGABEN FÜR DIE GRUPPENTEILNEHMER:

_____
_____
_____
_____
_____
_____

Fortsetzung

AB 20 THERAPEUTEN-STUNDENPROTOKOLL

GRUPPE _____   Datum: _____

SITZUNG   9–12

ZIEL FÜR DIE STUNDE:

1. _____ [ ]
2. _____ [ ]
3. _____ [ ]
4. _____ [ ]
5. _____ [ ]
6. _____ [ ]
7. _____ [ ]
8. _____ [ ]
9. _____ [ ]
10. _____ [ ]

Welche Ziele wurden unvollständig bearbeitet, welche spezifischen Probleme traten bei der Zielbearbeitung mit einzelnen Patientinnen auf; andere Schwierigkeiten?

_____
_____
_____
_____
_____
_____

HAUSAUFGABEN FÜR DIE GRUPPENTEILNEHMER:

_____
_____
_____
_____
_____

Fortsetzung

AB 20 THERAPEUTEN-STUNDENPROTOKOLL

GRUPPE _____   Datum: _____

SITZUNG   13 und 14

ZIEL FÜR DIE STUNDE:

1. _____ [ ]
2. _____ [ ]
3. _____ [ ]
4. _____ [ ]
5. _____ [ ]
6. _____ [ ]
7. _____ [ ]
8. _____ [ ]
9. _____ [ ]
10. _____ [ ]

Welche Ziele wurden unvollständig bearbeitet, welche spezifischen Probleme traten bei der Zielbearbeitung mit einzelnen Patientinnen auf; andere Schwierigkeiten?

_____
_____
_____
_____
_____
_____

HAUSAUFGABEN FÜR DIE GRUPPENTEILNEHMER:

_____
_____
_____
_____
_____
_____

Fortsetzung

AB 20 THERAPEUTEN-STUNDENPROTOKOLL

GRUPPE _____   Datum: _____

SITZUNG   15 und 16

ZIEL FÜR DIE STUNDE:

1. _____ [ ]
2. _____ [ ]
3. _____ [ ]
4. _____ [ ]
5. _____ [ ]
6. _____ [ ]
7. _____ [ ]
8. _____ [ ]
9. _____ [ ]
10. _____ [ ]

Welche Ziele wurden unvollständig bearbeitet, welche spezifischen Probleme traten bei der Zielbearbeitung mit einzelnen Patientinnen auf; andere Schwierigkeiten?

_____
_____
_____
_____
_____
_____

HAUSAUFGABEN FÜR DIE GRUPPENTEILNEHMER:

_____
_____
_____
_____
_____

Fortsetzung

AB 20 THERAPEUTEN-STUNDENPROTOKOLL

GRUPPE _____   Datum: _____

SITZUNG   17–20

ZIEL FÜR DIE STUNDE:

1. _____ [ ]
2. _____ [ ]
3. _____ [ ]
4. _____ [ ]
5. _____ [ ]
6. _____ [ ]
7. _____ [ ]
8. _____ [ ]
9. _____ [ ]
10. _____ [ ]

Welche Ziele wurden unvollständig bearbeitet, welche spezifischen Probleme traten bei der Zielbearbeitung mit einzelnen Patientinnen auf; andere Schwierigkeiten?

_____
_____
_____
_____
_____
_____
_____

HAUSAUFGABEN FÜR DIE GRUPPENTEILNEHMER:

_____
_____
_____
_____
_____

AB 21 KONTAKTADRESSEN

1. Verhaltenstherapeutische Fachkliniken

Medizinisch-Psychosomatische Klinik Bad Bramstedt
Birkenweg 10
24576 Bad Bramstedt
Tel.: 04192 – 504-500

Psychosomatische Fachklinik Bad Dürkheim
Kurbrunnenstr. 12
67098 Bad Dürkheim
Tel.: 06322 – 9340

Psychosomatische Fachklinik Bad Pyrmont
Bombergallee 10
31812 Bad Pyrmont
Tel.: 05281 – 6190

Klinik Berus
Zentrum für Psychosomatik und Verhaltensmedizin
Orannastr. 55
66802 Überherrn
Tel.: 06836 – 390

TCE-Therapiezentrum für Ess-Störungen
Max-Planck-Institut für Psychiatrie München
Schleißheimerstr. 267
80809 München
Tel.: 089 – 35 62 490

Medizinisch-Psychosomatische Klinik Roseneck
Am Roseneck 6
83209 Prien am Chiemsee
Tel.: 08051– 601-0

Psychosomatische Klinik Windach
Fachklinik für Verhaltenstherapie
Schützenstr. 16
86949 Windach/Ammersee
Tel.: 08193 – 72-0

Fortsetzung

AB 21 KONTAKTADRESSEN

2. Informationen über Selbsthilfegruppen und Beratungsstellen:

NAKOS
Deutsche Arbeitsgemeinschaft der
Selbsthilfegruppen e. V.
Albrecht-Achilles-Str. 65
10709 Berlin
Tel.: 030 – 89 140 19

ANAD
Beratungsstelle für Ess-Störungen e. V.
Rottmanstr. 5
80333 München
Tel.: 089 – 5 23 66 33

Literatur

Agras, W.S. (1987). Eating disorders. Management of obesity, bulimia and anorexia nervosa. Oxford: Pergamon Press.

Agras, W.S. (1991): Nonpharmacologic treatments of bulimia nervosa. Journal of Clinical Psychiatry, 52 (suppl.), 29–33.

Agras, W.S., Barlow, D.H., Chaplin, H.N. et al. (1974). Behavior modification of anorexia nervosa. Archives of General Psychiatry, 30, 279–286.

Agras, W.S., Rossiter, E.M., Arnow, B., Schneider, J.A., Telch, C.F., Raeburn, S.D., Bruce, B., Perl, M. & Koran, L.M. (1992). Pharmacologic and cognitive-behavioral treatment for hulimia nervosa: A controlled comparison. American Journal of Psychiatry, 149, 82–87.

Agras, W.S., Schneider, J.A., Amow, B., Raehurn, S.D. & Telch, C.F. (1989a). Cognitive-behavioral and response-prevention treatments for bulimia nervosa. Journal of Consulting and Clinical Psychology, 57, 215–221.

Agras, W.S., Walsh, B.T., Fairburn, C.G., Wilson, G.T. & Kraemer, H.C. (in press). A multicenter comparison of cognitive-behavioral therapy and interpersonal psychotherapy for bulimia nervosa

American Psychiatric Association (1993). Practice guidelines for eating disorders. American Journal of Psychiatry, 150, 207–228.

American Psychiatric Association (1994). Diagnostic and Statistical Manual of Mental Disorders (fourth edition), (DSM-IV). Washington: APA.

Bachrach, A.J., Erwin, W.J., Mohr, P.J. (1965). The control of eating behavior in an anorexic by operant conditioning techniques. In L.P. Ullmann & L. Krasner (Eds.), Case studies in behavior modification (pp. 153–163). New York: Holt, Rinehart & Winston.

Bandura, A. (1977). Self-efficacy: Toward an unifying theory of behavioral change. Psychological Review, 84, 191–215.

Barbach, L. (1990). Mehr Lust. Reinbek: Rowohlt.

Beaumont, P.J.V., George, G.C.W. & Smart, D.E. (1976). ‚Dieters' and ‚vomiters' and ‚purgers' in anorexia nervosa. Psychological Medicine, 6, 617–622.

Beaumont, P., Masab Al-Alami, M. & Touyz, S. (1988). Relevance of a standard measurement of undernutrition to the diagnosis of anorexia nervosa: Use of Quetelet's body mass index (BMI). International Journal of Eating Disorders, 7, 399–405.

Beck, A.T., Ward, C.H., Mendelson, M., Mock, J. & Erbaugh, J. (1961). An inventory for measuring depression. Archives of General Psychiatry, 4, 561–571.

Beck, A.T., Rush, A.J., Shaw, B.F. & Emery, G. (1986). Kognitive Therapie der Depression (2. Auflage). München: Urban & Schwarzenberg.

Birtchell, S., Lacey, H.J. & Harte, A. (1985). Body image distortion in bulimia nervosa. British Journal of Psychiatry, 147, 408–412.

Brand-Jacobi, J. (1984). Die Klassifikation von Anorexia nervosa und Bulimia nervosa als Syndrome gestörten Essverhaltens. Aktuelle Ernährungsmedizin, 9, 20–24.

Braun, C.M. & Chouinard, M.-J. (1992). Is anorexia nervosa a neuropsychological disease? Neuropsychology Review, 3, 171–212.

Bruch, H. (1962). Perceptual and conceptual disturbances in anorexia nervosa. Psychosomatic Medicine, 24, 187–194.

Bruch, H. (1973). Obesity, anorexia nervosa, and the person within. New York: Basic Books.

Bruch, H. (1974). Perils of behavior modification in the treatment of anorexia nervosa. JAMA: Journal of the American Medical Association, 230, 1419–1422.

Bruch, H. (1980). Der goldene Käfig. Frankfurt: Fischer.

Button, E., Fransella, F. & Slade, P. (1977). Reappraisal of body perception disturbances in anorexia nervosa. Psychological Medicine, 7, 235–243.

Cash, T.F. & Brown, T.A. (1987). Body image in anorexia and bulimia nervosa. Behavior Modification, 11, 487–521.

Caspar, F. (1989). Beziehungen und Probleme verstehen. Eine Einführung in die psychotherapeutische Plananalyse. Bern: Verlag Hans Huber.

Casper, R.C., Halmi, K.A., Goldberg, S.C., Fekert, E. & Davis, J.M. (1979). Disturbances in body image estimation as related to other characteristics and outcome in anorexia nervosa. British Journal of Psychiatry, 134, 60–66.

Casper, R.C., Eckert, E.D., Halmi, K.A., Goldberg, S.C. & Davis, J.M. (1980). Bulimia. Its incidence and clinical relevance in patients with anorexia nervosa. Archives of General Psychiatry, 37, 1030–1035.

Casper, R.C., Halmi, K.A., Goldberg, S.C., Eckert, E. & Davis, J.M. (1982). Anorexia nervosa and bulimia. Archives of General Psychiatry, 39, 488–489.

Channon, S., de Silva, P., Hemsley, D. & Perkins, R. (1989). A controlled trial of cognitive-behavioural and behavioural treatment of anorexia nervosa. Behaviour Research and Therapy, 27, 529–535.

Clarke, M.G. & Palmer, R.L. (1983). Eating attitudes and neurotic symptoms in university students. British Journal of Psychiatry, 142, 299–304.

Clement, U. & Löwe, B. (1996). Fragebogen zum Körperbild (FBK-20). Göttingen: Hogrefe.

Connors, M.E. (1996). Developmental Vulnerabilities for Eating Disorders. In L. Smolak, M.P. Levine & R. Striegel-Moore (Eds.), The Developmental Psychopathology of Eating disorders. Lawrence Erlbaum

Cooper, P.J. & Fairburn, C.G. (1983). Binge-eating and self-induced vomiting in the community: a preliminary study. British Journal of Psychiatry, 142, 139–144.

Cooper, Z. & Fairburn, C.G. (1987). The Eating Disorder Examination: A semistructured interview for the assessment of the specific psychopathology of eating disorders. International Journal of Eating Disorders, 6, 1–8.

Cox, G.L. & Merkel, W.T. (1989). A qualitative review of psychosocial treatments for bulimia. Journal of Nervous and Mental Diseases, 177, 77–84.

Crisp, A.H., Norton, K., Gowers, S., Halek, C., Bowyer, C., Yeldham, D., Levett, G. & Bhat, A. (1991). A controlled study of the effect of therapies aimed at adolescent and family psychopathology in anorexia nervosa. British Journal of Psychiatry, 159, 325–333.

Cummings, C., Gordon J.R. & Marlatt, G.A. (1983). Relapse: Prevention and prediction. In W.R. Miller (Ed.), The addictive behaviors (pp. 291–321). Oxford: Pergamon Press.

de Azevedo, M.H. & Ferreira, C.P. (1992). Anorexia nervosa and bulimia: a prevalence study. Acta Psychiatrica Scandinavia, 86, 432–436.

de Groot, J.M., Kennedy, S., Rodin, G. & McVey, G. (1992). Correlates of sexual abuse in women with anorexia nervosa and bulimia nervosa. Canadian Journal of Psychiatry, 37, 516–518.

Deter, H.C., Herzog, W. & Petzold, E. (1992). The Heidelberg-Mannheim Study. In W. Herzog, H.C. Deter, & W. Vandereycken (Eds.), The course of eating disorders. Berlin: Springer.

Deusinger, I. (1998). Frankfurter Körperkonzeptskalen. Göttingen: Hogrefe.

De Muynck, R.U. & Ullrich, R. (1998). Das Assertiveness-Trainings-Programm (ATP) Göttingen: Hogrefe.

Diebel-Braune, E. (1991). Einige kritische Anmerkungen zum Stand der psychoanalytischen Bulimie-Diskussion. Zeitschrift für psychosomatische Medizin, 37, 292–304.

Dilling, H., Mombour, W. & Schmidt, M.H. (Hrsg.). (1991). Internationale Klassifikation psychischer Störungen: ICD-10, Kapitel V (F), Klinisch-diagnostische Leitlinien. Bern: Verlag Hans Huber.

Drenowski, A. & Garn, S.M. (1987). Concerning the use of weight tables to categorize patients with eating disorders. International Journal of Eating Disorders, 6, 639–646.

Ehlers, W., Liedtke, R., von Wietersheim, J. & Hettinger, R. (1993). Die Klassifikation der Ess-Störungen und der ICD-10. In W. Schneider, H.J. Freyberger, A. Muhs & G. Schüßler, (Hrsg.), Diagnostik und Klassifikation nach ICD-10 Kap. V. Eine kritische Auseinandersetzung. Göttingen: Vandenhoeck & Ruprecht.

Enns, M.P., Drewnowski, A. & Grinker, J.A. (1987). Body composition, body size estimation, and attitudes towards eating in male college athletes. Psychosomatic Medicine, 49, 56–64.

Fairburn, C.G. (1984). Bulimia: Its epidemiology and management. In A.J. Stunkard & E. Stellar (Eds.), Eating and its disorders (pp. 235–258). New York: Raven Press.

Fairburn, C.G. (1985). Cognitive-behavioral treatment for bulimia. In D.M. Garner & P.E. Garfinkel (Eds.), Handbook of psychotherapy for anorexia nervosa and bulimia. New York: Guilford Press.

Fairburn, C.G. (1991). Entwicklung der diagnostischen Kriterien für Anorexia nervosa und Bulimia nervosa. In C. Jacobi & Th. Paul (Hrsg.), Bulimia und Anorexia nervosa. Ursachen und Therapie. Berlin: Springer.

Fairburn, C.G. & Garner, D.M. (1986). The diagnosis of bulimia nervosa. International Journal of Eating Disorders, S, 403–419.

Fairburn, C.G. & Begin, S.J. (1990). Studies of the epidemiology of bulimia nervosa. American Journal of Psychiatry, 147, 401–408.

Fairburn, C.G. & Wilson, G.T. (1993). Binge eating. Nature, assessment and treatment. New York: Guilford Press.

Fairburn, C.G., Kirk, J., O'Connor, M. & Cooper, P.J. (1986). A comparison of two psychological treatments for bulimia nervosa. Behaviour Research and Therapy, 24, 629–643.

Fairburn, C.G., Kirk, J., O'Connor, M., Anastasiades, P. & Cooper, P.E. (1987). Prognostic factors in bulimia nervosa. British Journal of Clinical Psychology, 26, 223–224.

Fairburn, C.G., Jones, R., Peveler, R.C., Carr, S.J., Solomon, R.A., O'Connor, M.E., Burton, J. & Hope, R.A. (1991). Three psychological treatments for bulimia nervosa. A comparative trial. Archives of General Psychiatry, 48, 463–469.

Fairburn, C.G., Agras, W.S. & Wilson, G.T. (1992). The research on the treatment of bulimia nervosa: Practical and theoretical implications. In G.H. Anderson & S.H. Kennedy (Eds.), The biology of feast and famine: relevance to eating disorders. New York: Academic Press.

Fairburn, C.G., Jones, R., Peveler, R.C., Hope, R.A. & O'Connor, M. (1993). Psychotherapy and bulimia nervosa: Longer-term effects of interpersonal psychotherapy, behavior therapy and cognitive-behavior therapy. Archives of General Psychiatry, 50, 419–428.

Fairburn C.G., Norman, P.A.,Welch, S.L., O'Connor, M.E., Doll, H.A. & Peveler, R.C., (1995) A prospective study of outcome in bulimia nervosa and the long-term effects of three psychological treatments. Archives of General Psychiatry, 52, 304–312.

Ferguson C.P., La Via, M.C., Crossan, P-J. & Kaye, W.H. (1999). Are serotonin selective reuptake inhibitors effective in underweight anorexia nervosa? International Journal of Eating Disorders, 25, 11–17.

Fichter, M.M. (1985). Magersucht und Bulimie. Berlin: Springer.

Fichter, M.M. (1993). Die medikamentöse Behandlung von Anorexia und Bulimia nervosa. Nervenarzt, 64, 21–35.

Fichter, M.M. & Quadflieg, N. (1999). Strukturiertes Interview für Anorektische und Bulimische Ess-Störungen (SIAB). Fragebogen (SIAB-S) und Interview (SIAB-EX) nach DSM-IV und ICD-10. Göttingen: Hogrefe.

Fichter, M.M. & Fouki, Z. (1981). Epidemiologische Aspekte der Anorexia nervosa. In R. Meermann (Hrsg.), Anorexia nervosa. Stuttgart: Enke.

Fichter, M.M. & Hoffmann, R. (1989). Bulimia beim Mann. In M.M. Fichter (Hrsg.), Bulimia nervosa. Stuttgart: Enke.

Fichter, M.M. & Keeser, W. (1980). Das Anorexie-Inventar zur Selbstbeurteilung (ANIS). Archiv für Psychiatrie und Nervenkrankheiten, 228, 67–89.

Fichter, M.M., Leibl, K., Rief, W., Brunner, E., Schmidt-Auberger, S. & Engel, R.R. (1991). Fluoxetine versus plazebo: A double-blind study with bulimic inpatients undergoing intensive psychotherapy. Pharmacopsychiatry, 24, 1–7.

Fichter, M.M., Krüger, R., Rief W., Holland R. & Döhne, J. (1996). Fluvoxanune in prevention of relapse in bulimia nervosa: Effects on eating-specific psychopathology. Journal of Clinical Psychopharmacology, 16, 9–18.

Fichter, M.M., Leibl, C., Krüger, R. & Rief W. (1997) Effects of Fluvoxamine on depression, anxiety and other areas of general psychopathology in bulimia nervosa. Pharmacopsychiatry, 30, 85–92.

Freeman, R.J., Beach, B., Davis, R. & Solyom, L. (1985). The prediction of relapse in bulimia nervosa. Journal of Psychiatric Research, 19, 349–353

Freeman, C.P., Barry, F., Dunkeld-Turnbull, J. & Henderson, A. (1988). Controlled trial of psychotherapy for bulimia nervosa. British Medical Journal, 296, 521–525.

Freyberger, H.J. & Muhs, A. (1993). Entwicklung und Konzepte operationalisierter Diagnosesysteme. In W. Schneider, H.J. Freyberger, A. Muhs & G. Schüßler (Hrsg.), Diagnostik und Klassifikation nach ICD-10 Kap. V. Eine kritische Auseinandersetzung. Göttingen: Vandenhoeck & Ruprecht.

Fullerton, D.T., Swift, W.J., Getto, C.J. & Carlson, J. (1986). Plasma immunoreactive beta-endorphin in bulimies. Psychological Medieme, 16, 59–63.

Garfinkel, P.E. & Garner, D.M. (Eds.).(1987). The role of drug treatments for eating disorders. New York: Brunner & Mazel.

Garfinkel, P.E., Modolfsky, H. & Garner, D.M. (1977). Prognosis in anorexia nervosa as influenced by clinical features, treatment and self-perception. Canadian Medical Association Journal, 177, 1041–1045.

Garfinkel, P.E., Moldofsky, H. & D.M. Garner (1980). The heterogenity of anorexia nervosa. Archives of General Psychiatry, 37, 1036–1040.

Garner, D.M. (1991a). Soziokulturelle Aspekte bei Ess-Störungen. In C. Jacobi & Th. Paul (Hrsg.), Bulimia und Anorexia nervosa. Ursachen und Therapie. Berlin: Springer.

Garner, D.M. (1991b). Eating Disorder Inventory – 2. Professional Manual. Odessa: Psychological Assessment Resources.

Garner, D.M. & Bemis, K.M. (1982). A cognitive-behavioral approach to anorexia nervosa. Cognitive Therapy and Research, 6, 123–150.

Garner, D.M. & Garfinkel, P.E. (1979). The Eating Attitudes Test: An index of the symptoms of anorexia nervosa. Psychological Medieme, 9, 273–279.

Garner, D.M. & Garfinkel, P.E. (1980). Socio-cultural factors in the development of anorexia nervosa. Psychological Medicine, 10, 647–656.

Garner, D.M. & Garfinkel, P.E. (1981). Body image in anorexia nervosa: Measurement, theory and clinical implications. International Journal of Psychiatry, 11, 263–284.

Garner, D.M. & Garfinkel, P.E. (Eds.).(1985). Handbook of psychotherapy for anorexia and bulimia. New York: Guilford Press.

Garner, D.M., Garfinkel, P.E., Schwartz, D. & Thompson, M. (1980). Cultural expectations of thinness in women. Psychological Reports, 47, 483–491.

Garner, D.M., Olmstedt, M.P. & Polivy, J. (1983). Development and validation of a multidimensional eating disorder inventory for anorexia nervosa and bulimia. International Journal of Eating Disorders, 2, 15–34.

Garner, D.M., Olmsted, M.P., Polivy, J. & Garfinkel, P.E. (1984). Comparison between weight-preoccupied women and anorexia nervosa. Psychosomatic Medicine, 46, 255–266.

Garner, D.M., Rockert, W., Olmstedt, M.P., Johnson, C.L. & Coscina, D.V. (1985). Psychoeducational principles in the treatment of bulimia and anorexia nervosa. In D.M. Garner & P.E. Garfinkel (Eds.), Handbook of psychotherapy for anorexia nervosa and bulimia (pp. 513–572). New York: Guilford Press.

Garner, D.M., Rockert, W., Olmstedt, P., Johnson, C. & Coscina, D.V. (1991). Die Auswirkungen von Diät und Hungern auf das Verhalten. In C. Jacobi & Th. Paul (Hrsg.), Bulimia und Anorexia nervosa. Ursachen und Therapie (S. 24–54). Berlin: Springer.

Goebel, G. & Fichter, M.M. (1991). Anorexia und Bulimia nervosa: Krankheiten mit vielen Gesichtern. Karlsruhe: Braun.

Grawe, K. (Hrsg.). (1980). Verhaltenstherapie in Gruppen. Reihe Fortschritte der Klinischen Psychologie 22, München: Urban & Schwarzenberg.

Hall, A.K., Hay, P.J. (1991). Eating disorder patient referrals from a population region 1977–1986. Psychological Medicine, 21, 697–701.

Hall, R.C., Tice, T.P., Beresford, B., Wooley, A.K. & Hall, A.K. (1989). Sexual abuse in patients with anorexia nervosa and bulimia. Psychosomatics, 30, 73–79.

Halmi, K.A. (1985). Classification of the eating disorders. Journal of Psychiatric Research, 19, 113–119.

Halmi, K.A. (Ed.).(1992). Psychobiology and treatment of anorexia nervosa. American Psychopathological Association Series. Washington: American Psychiatric Press.

Halmi, K.A., Falk, J.R. & Schwartz, E. (1981). Binge-eating and vomiting: A survey of a college population. Psychological Medicine, 11, 697–706.

Hautzinger, M., Stark, W. & Treiber, R. (1992): Kognitive Verhaltenstherapie der Depression. Behandlungsanleitungen und Materialien. Weinheim: Psychologie Verlags Union.

Hautzinger, M., Bailer, M., Worall, H. & Keller, F. (1993). Beck-Depressions-Inventar (BDI). Testhandbuch. Bern: Verlag Hans Huber.

Hawkins, R.C. & Clement, P.F. (1980). Development and construct validation of a self-report measure of binge eating tendencies. Addictive Behaviors, 5, 219–226.

Hellhammer, D. (1981). Psychobiologische Ansätze bei der Anorexia nervosa. In R. Meermann (Hrsg.), Anorexia nervosa. Stuttgart: Enke.

Herman, C.P. & Polivy, J. (1975). Anixiety, restraint and eating behavior. Journal of Abnormal Psychology, 84, 666–672.

Herzog Th., Hartmann, A. & Falk, C. (1996). Symptomorientierung und psychodynamisches Gesamtkonzept bei der stationären Behandlung der Anorexia nervosa. Psychotherapie, Psychosomatik, medizinische Psychologie, 46, 11–22.

Herzog, W., Deter, H.C. & Vandereycken, W.(Eds.) (1992a). The course of eating disorders. Berlin: Springer.

Herzog, W., Rathner, G. & Vandereycken, W. (1992b). Long-term course of anorexia nervosa: A review of the literature. In W. Herzog, H.C. Deter & W. Vandereycken (Eds.), The course of eating disorders. Berlin: Springer.

Hoek, H.W. (1991). The incidence and prevalence of anorexia nervosa and bulimia nervosa in primary care. Psychological Medicine, 21, 455–460.

Holland, H.J., Sicotte, N. & Treasure, J.L. (1988). Anorexia nervosa: Evidence for a genetic basis. Journal of Psychosomatic Researeh, 32, 561–571.

Hüther, G., Sprotte, U., Thoemke, F. & Neuhoff V. (1983). Die Rolle aromatischer Aminosäuren bei der Regulation von Stoffwechsel und Verhalten. Funktional Biology and Medicine, 2, 18–30.

Jacobi, C. (1999). Zur Spezifität und Veränderbarkeit von Beeinträchtigungen des Selbstkonzepts bei Ess-Störungen. Regensburg: S. Roderer

Jacobi, C. (1994). Pharmakotherapie und Verhaltenstherapie bei Anorexia und Bulimia nervosa. Verhaltenstherapie, 4, 162–171.

Jacobi, C., Brand-Jacobi, J., Westenhöfer, J. & Weddige-Diedrichs, A. (1986). Zur Erfassung von Selbstkontrolle. Entwicklung einer deutschsprachigen Form des Self-Control-Schedule und der Desirability of Control Scale. Diagnostica, 32, 229–247.

Jacobi, C. & Paul, Th. (Hrsg.) (1991a). Bulimia und Anorexia nervosa. Ursachen und Therapie. Berlin: Springer.

Jacobi, C. & Paul, Th. (1991b). Kognitive Verhaltenstherapie bei Bulimia nervosa: Beschreibung eines Therapiekonzeptes. Verhaltensmodifikation und Verhaltensmedizin, 4, 274–296.

Jacobi, C., Dahme, B. & Rustenbach, S. (1994, April). Metaanalysis of treatment studies for bulimia nervosa. Vortrag gehalten auf der „Sixth International Conference on Eating Disorders", New York.

Jacobi, C., Dahme, B. & Rustenbach, S. (1997). Vergleich kontrollierter Psycho- und Pharmakotherapiestudien bei Bulimia und Anorexia nervosa. Psychotherapie Psychosomatik Medizinische Psychologie, 47, 346–364.

Janssen, PL. (1993). Deskriptive Diagnostik aus der Sicht eines Psychoanalytikers. In W. Schneider, H.J. Freyberger, A. Muhs & Schüßler, G.(Hrsg.), Diagnostik und Klassifikation nach ICD-10 Kap. V. Eine kritische Auseinandersetzung. Göttingen: Vandenhoeck & Ruprecht.

Jimerson, D.C., Brandt, H.A. & Brewerton, T.D. (1988). Evidence for altered serotonin function in bulimia and anorexia nervosa. In K.M. Pirke, W. Vandereycken & D. Ploog (Eds.), The psychobiology of bulimia nervosa (pp. 83–89). Berlin: Springer.

Jimerson, D.C., Lesem, M.D., Hegg, A.P. & Brewerton, T.D. (1990). Serotonin in human eating disorders. Annals of the New York Acadademy of Sciences, 600, 532–544.

Joergensen, J. (1992). The epidemiology of eating disorder in Fyn County, Denmark, 1977-1986. Acta Psychiatrica Scandinavia, 85, 3034.

Joseph, A., Wood, I.K., Goldberg, S.C. (1982). Determining populations at risk for developing anorexia nervosa based on selection of college major. Psychiatry Researeh, 7, 53-58.

Kafka, F.: Der Hungerkünstler (1924). In M. Brod (Hrsg), Franz Kafka. Erzählungen. Gesammelte Werke. Taschenbuchausgabe in sieben Bänden (S. 191-200), Band 4 Frankfurt: Fischer, 1976.

Kagan, D.M. & Squires, R.L. (1984). Eating disorders among adolescents: Patterus and prevalence. Adolescence, 19, 17-29.

Kanfer, F.H., Reinecker, H. & Schmelzer, D. (1991): Selbstmanagement-Therapie. Berlin: Springer.

Kaplan, A.S. & Garfinkel, P.E. (Eds.).(1993). Medical issues and the eating disorders: The interface. New York: Brunner & Mazel.

Kaye, W.H., Gwirtsmann, H.E., Obarzanek, E., George, T., Jimerson, D.C. & Ebert, M.H. (1986). Caloric intake necessary for weight maintenance in anorexia nervosa: Nonbulimics require greater caloric intake than bulimies. The American Journal of Clinical Nutrition, 44, 435-443.

Kendler, K.S., MacLean, C., Neale, M., Kessler, R., Heath, A. & Eaves, L. (1991). The genetic epidemiology of bulimia nervosa. American Journal of Psychiatry, 148, 1627-1637.

Kennedy, S.H. & Goldbloom, D.S. (1991). Current perspectives on drug therapies for anorexia and bulimia nervosa. Drugs, 41, 367-377.

Keys, A., Brozek, J., Hentschel, A., Mickelsen, O. & Taylor, H.L. (1950). The biology of human starvation. Minneapolis: University of Minnesota Press.

Kiresuk, T.J. & Sherman, R.E. (1968). Goal attainment scaling: A general method for evaluating comprehensive mental health programs. Community Mental Health Journal, 4, 443-453.

Klerman, G.L., Weissman, M.M., Rounsaville, B.J. & Chevron, E.S. (1984). Interpersonal Psychotherapy of depression. New York: Basic Books.

Köhl, J. & Broda, M. (1993). Verhaltenstherapie und operationalisierte Diagnostik. In W. Schneider, H.J. Freyberger, A. Muhs & G. Schüßler (Hrsg.), Diagnostik und Klassifikation nach ICD- 10 Kap. V. Eine kritische Auseinandersetzung. Göttingen: Vandenhoeck & Ruprecht.

Laessle, R. G., Waadt, S., Schweiger, U. & Pirke, K.M. (1987). Zur Therapierelevanz psychobiologischer Befunde bei Bulimia Nervosa. Verhaltensmodifikation und Verhaltensmedizin, 8, 297-313.

Laessle, R.G., Schweiger, U., Tuschl, R.J. & Pirke, K.M. (1991). Psychobiologische Aspekte bei Ess-Störungen. In C. Jacobi & Th. Paul (Hrsg.), Bulimia und Anorexia nervosa. Ursachen und Therapie (S. 55-68). Berlin: Springer.

Lasègue, E.C. (1873). De L'Anorexie Hysterique. Archives Gèneral de Medicine, 21, 885.

Le Grange, D., Eisler, I., Dare, C. & Russell, G.F.M. (1992). Evaluation of famliy treatments in adolescent anorexia nervosa: A pilot study. International Journal of Eating Disorders, 12, 347-357.

Leichner, P., Arnett, J., Rallo, J.S., Srikameswaran, S. & Vulcano, B. (1986). An epidemiologic study of maladaptive eating attitudes in a canadian school age population. International Journal of Eating Disorders, 5, 969-982.

Leitenberg, H., Rosen, J.C., Gross, J., Nudelman, S. & Varn, L.S. (1988). Exposure plus response-prevention treatment of bulimia nervosa. Journal of Consulting and Clinical Psychology, 56, 535-541.

Leitenberg, H., Rosen, J.C., Wolf, I., Vara, L.S., Detzer, M.J. & Srebnik, D. (1994). Combination of cognitive-behavior therapy and desipramine in the treatment of bulimia nervosa. Behaviour Research and Therapy, 32, 37–45.

Liebman, R., Minuchin, S. & Baker, L. (1974). An integrated treatment program for anorexia nervosa. American Journal of Psychiatry, 131, 432–436.

Linehan, M. M. (1993). Skills training manual for treating borderline personality disorder. New York: Guilford Press.

Lucas, A.R., Beard, C.M., O'Fallon, W.M. & Kurland, L.T. (1991). 50-year trends in the incidence of anorexia nervosa in Rochester. American Journal of Psychiatry, 148, 917–922.

Marcus, M.D. (1993). Binge eating in obesity. In Fairburn, C.G. & Wilson, G.T. (Eds.), Binge eating. Nature, assessment and treatment. New York: Guilford Press.

Margraf J. & Schneider, S. (1990): Panik. Angstanfälle und ihre Behandlung. Berlin: Springer.

Marlatt, G.A. (1978). Craving for alcohol, loss of control and relapse: A cognitive behavioral analysis. In P.E. Nathan, G.A. Marlatt & T. Loberg (Eds.), Alcoholism. New directions in behavioral research and treatment (pp. 271–314). New York: Plenum Press.

Meermann, R. (1991). Body-image Störungen bei Anorexia und Bulimia nervosa und ihre Relevanz für die Therapie. In C. Jacobi & Th. Paul (Hrsg.), Bulimia und Anorexia nervosa. Ursachen und Therapie (S. 69–85). Berlin: Springer.

Meermann, R. & Fichter, M.M. (1982). Störungen des Körperschemas (body image) bei psychischen Krankheiten – Methodik und experimentelle Ergebnisse bei Anorexia nervosa. Psychotherapie, Psychosomatik und Medizinische Psychologie, 32, 162–169.

Meermann, R. & Vandereycken, W. (1987). Therapie der Magersucht und Bulimia. Berlin: de Gruyter.

Mester, H. (1981). Die Anorexia nervosa. Heidelberg: Springer.

Metropolitan Life Insurance Company (1959). New weight standards for men and women. Statistical Bulletin, 40, 1–4.

Miller, A. (1983). Du sollst nicht merken. Frankfurt: Suhrkamp.

Minuchin, S. (1981). Psychosomatische Krankheiten in der Familie. Stuttgart: Klett-Cotta.

Misek, K. & Kehrer, H. (1981). Pubertätsmagersucht bei männlichen Patienten. In R. Meermann (Hrsg.), Anorexia nervosa. Stuttgart: Enke.

Mitchell, J.E. (1991). A review of the controlled trials of psychotherapy for bulimia nervosa. Journal of Psychosomatic Researeh, 35, 23–31.

Mitchell, J. & Pomeroy, C. (1989). Medizinische Komplikationen der Bulimia nervosa. In M.M. Fichter (Hrsg.), Bulimia nervosa. Stuttgart: Enke.

Mitchell, J.E., Pyle, R.L., Eckert, E.E., Hatsukami, D., Pomeroy, C. & Zimmermann, R. (1990). A comparison study of antidepressants and structured intensive group psychotherapy in the treatment of bulimia nervosa. Archives of General Psychiatry, 47, 149–157.

Mitscherlich-Nielsen, M. (1977). Psychoanalytische Bemerkungen zu Franz Kafka. Psyche, 31, 60–83.

Moller-Madson, S., Nystrup, J. (1992). Incidence of anorexia nervosa in Denmark. Acta Psychiatrica Scandinavia, 86, 197–200.

Moore, C.D.C. (1990). Body image and eating behavior in adolescent boys. American Journal of Diseases of Children, 144, 475–479.

Morley, J.E. (1989). Stress und Ess-Störungen. In M.M. Fichter (Hrsg.), Bulimia nervosa. Stuttgart: Enke.

Nisbett, R.E. (1972). Eating behavior and obesity in men and animals. Advances in Psychosomatic Medicine, 7, 173–193.

Nowlin, N.S. (1983). Anorexia nervosa in twins: Case report and review. Journal of Clinical Psychiatry, 44, 101–105.

O'Rourke, D., Wurtman, J.J. & Wurtman, R.J. (1988). Serotonin implicated in the etiology of seasonal affective disorder with carbohydrate craving. In K.M. Pirke, W. Vandereycken & D. Ploog (Eds.), The psychobiology of bulimia nervosa (pp. 13–17). Berlin: Springer.

Otte, H., Basler, H.D. & Schwoon, D.R. (1978). Zur Theorie und Behandlung der Anorexia nervosa aus verhaltenstherapeutischer Sicht. Therapiewoche, 28, 8037–8055.

Oppenheimer, R., Howells, K., Palmer, R.L. & Chaloner, D.A. (1985). Adverse sexual experience in childhood and clinical eating disorders. Journal of Psychiatric Research, 19, 357–361.

Paul, Th. & Jacobi, C. (1989). Verhaltenstherapeutische Maßnahmen bei Ess-Störungen. In. I. Hand & H.-U. Wittchen (Hrsg.), Verhaltenstherapie in der Medizin. Berlin: Springer.

Paul, Th. & C. Jacobi (1991). Psychomotorische Therapie bei Anorexia und Bulimia nervosa. In C. Jacobi & Th. Paul (Hrsg.), Bulimia und Anorexia nervosa. Ursachen und Therapie (S. 103–110). Berlin: Springer.

Paul, Th., Jacobi, C., Thiel, A. & Meermann, R. (1991). Stationäre Verhaltenstherapie bei Anorexia und Bulimia nervosa: Beschreibung des Behandlungskonzepts und Evaluation. In C. Jacobi & Th. Paul (Hrsg.), Bulimia und Anorexia nervosa. Ursachen und Therapie (S. 131–150). Berlin: Springer.

Paul, Th. & Pudel, V. (1985). Bulimia nervosa: Suchtartiges Essverhalten als Folge von Diätabusus? Ernährungsumschau, 32, 74–79.

Pirke, K.M., Vandereycken, W. & Ploog, D. (1988). The psychobiology of bulimia nervosa. Berlin: Springer.

Polivy, J. & Hermann, C.P. (1985). Dieting and binging. A causal analysis. American Psychologist, 40, 193–201.

Pope, H.G., Hudson J. & Yurgelun-Todd, D. (1984). Anorexia nervosa and bulimia among 300 suburban women shoppers. American Journal of Psychiatry, 141, 292–294.

Pope, H.G. & Hudson, J.T. (1992). Is childhood sexual abuse a risk factor for bulimia nervosa? American Journal of Psychiatry, 149, 455–463.

Pudel, V. & Westenhöfer, J. (1989). Fragebogen zum Essverhalten (FEV). Handanweisung. Göttingen: Hogrefe.

Pyle, R.L., Mitchell, J.E. & Eckert, E.D. (1981). Bulimia: A report of 34 cases. Journal of Clinical Psychiatry, 42, 60–64.

Rathner, G. & Messner, K. (1993). Detection of eating disorders in a small rural town: An epidemiological study. Psychological Medicine, 23, 175–184.

Reich, G. (1992). Identitätskonflikte bulimischer Patientinnen. Forum der Psychoanalyse, 8, 121–133.

Robinson, P.H., Checkley, S.A. & Russell, G.F.M. (1985). Suppression of eating by fenfluramine in patients with bulimia nervosa. British Journal of Psychiatry, 146, 19–176.

Rosenbaum, M. (1980). A schedule for assessing selfcontrol behaviors. Behavior Therapy, 11, 109–121.

Russell, G.F.M. (1979). Bulimia nervosa: an ominous variant of anorexia nervosa. Psychological Medicine, 9, 429–448.

Russell, G.F.M. (1992). The prognosis of eating disorders. In W. Herzog, H.C. Deter & W. Vandereycken (Eds.), The course of eating disorders. Berlin: Springer.

Russell, G.F.M. (1985). The changing nature of anorexia nervosa. Journal of Psychiatric Research, 19, 101–109.

Russell, G.F.M., Szmukler, G.I., Dare, C. & Eisler, I. (1987). An evaluation of family therapy in anorexia nervosa and bulimia nervosa. Archives of General Psychiatry, 44, 1047–1056.

Sargent, J., Liebman, R. & Silver, M. (1985). Family therapy for anorexia nervosa. In D.M. Garner & P.E. Garfinkel (Eds.), Handbook of psychotherapy for anorexia nervosa and bulimia. New York: Guilford Press.

Saß, H., Wittchen, H.-U. & Zaudig, M. (1996). Diagnostisches und Statistisches Manual Psychischer Störungen DSM IV. Deutsche Bearbeitung. Göttingen: Hogrefe.

Schadewaldt, H. (1965). Medizingeschichtliche Betrachtungen zum Anorexie-Problem. In J.E. Meyer & H. Feldmann (Hrsg.), Anorexia nervosa (S. 1–13). Stuttgart: Thieme.

Schepank, H. (1992). Genetic determinants in anorexia nervosa: Results of studies in twins. In W. Herzog, H.C. Deter & W. Vandereycken (Eds.), The course of eating disorders. Berlin: Springer.

Schmidt, U. (1989). Behavioural psychotherapy of eating disorders. International Review of Psychiatry, 1, 245–256.

Schmidt, U., Tiller, J. & Treasure, J. (1993). Self-treatment of bulimia nervosa: A pilot study. International Journal of Eating Disorders, 13, 273–277

Schneider, W. & Schüßler, G. (1993). Diagnostik in der Psychotherapie/Psychoanalyse und Psychosomatik. In W. Schneider, H.J. Freyberger, A. Muhs & G. Schüßler (Hrsg.), Diagnostik und Klassifikation nach ICD-10 Kap. V. Eine kritische Auseinandersetzung. Göttingen: Vandenhoeck & Ruprecht.

Schüßler, G., Leibing, E. & Rüger, U. (1990). Multiaxiale Diagnostik in der Psychosomatik. Zeitschrift für Psychosomatische Medizin und Psychoanalyse, 36, 343–354.

Schulte, D. (1974). Diagnostik in der Verhaltenstherapie. München: Urban & Schwarzenberg.

Schulte, D. (Hrsg.). (1991). Therapeutische Entscheidungen. Göttingen: Hogrefe.

Schulte, M.J. & Böhme-Bloem, C. (1990). Bulimie. Stuttgart: Thieme.

Schwartz, R.C., Barrett, M.J. & Saba, G. (1985). Family therapy for bulimia. In D.M. Garner & P.E. Garfinkel (Eds.), Handbook of psychotherapy for anorexia nervosa and bulimia. New York: Guilford Press.

Selvini Palazzoli, M. (1982). Magersucht: Von der Behandlung einzelner zur Familientherapie. Stuttgart: Klett-Cotta.

Sharp, C.W. & Freeman, C.P.L. (1993). The medical complications of anorexia nervosa. British Journal of Psychiatry, 162, 452–462.

Simmonds, M. (1914). Über Hypophysisschwund mit tödlichem Ausgang. Deutsche medizinische Wochenschrift, 40, 322–323.

Sims, E.A., Goldman, R., Gluck, C., Horton, E.S., Kelleher, P. & Rowe, D. (1968). Experimental obesity in man. Transcript of the Association of American Physicians, 81, 153–170.

Solyom, L., Freeman, R.J. & Miles, J.E. (1982). A comprehensive psychometric study of anorexia nervosa and obsessive compulsive neurosis. Canadian Journal of Psychiatry, 27, 282–286.

Sperling, E. (1965). Die „Magersuchtsfamilie" und ihre Behandlung. In J.E. Meyer & H. Feldmann, H. (Hrsg.), Anorexia nervosa. Stuttgart: Thieme.

Sperling, E. & Massing, A. (1972). Besonderheiten in der Behandlung der Magersuchtsfamilie. Psyche, 26, 357–367.

Sperling, E., Massing, A., Reich, G., Georgi, H. & Wöbbe-Mönks, E. (1982). Die Mehrgenerationen-Familientherapie. Göttingen: Vandenhoek & Ruprecht.

Stierlin, H. (1980). Eltern und Kinder. Frankfurt: Suhrkamp.

Stierlin, H. (1982). Delegation und Familie. Frankfurt: Suhrkamp.

Strauss, B. & Appelt. H. (1983). Ein Fragebogen zur Beurteilung des eigenen Körpers. Diagnostica, 29, 145–164.

Striegel-Moore, R.H., Silberstein, L.R. & Rodin, J. (1986). Toward an understanding of risk factors for bulimia. American Psychologist, 41, 246–263.

Stunkard, A.J. & Messick, S. (1985). The three-factor eating questionnaire to measure dietary restraint, disinhibition and hunger. Journal of Psychosomatic Research, 29, 71–83.

Sullivan, P.F. (1995). Mortality in anorexia nervosa. American Journal of Psychiatry, 152, 1073–1074

Szmukler, G.I. (1985). The epidemiology of anorexia nervosa and bulimia. Journal of Psychiatric Research, 19, 143–153.

Theander, S. (1970). Anorexia nervosa. Acta Psychiatrica Scandinavia (Suppl), 214, 1–194.

Theander, S. (1985). Outcome and prognosis in anorexia nervosa and bulimia. Journal of Psychiatric Research, 19, 493–508.

Thiel, A. (1997). Sind Psychopharmaka für die Behandlung der Anorexia und Bulimia nervosa notwendig? Psychotherapie Psychosomatik Medizinische Psychologie, 47, 332–345.

Thiel, A. (1991). Pharmakotherapie der Bulimia nervosa. In C. Jacobi & Th. Paul (Hrsg.), Bulimia und Anorexia nervosa. Ursachen und Therapie (S. 151–172). Berlin: Springer.

Thiel, A., Gottfried, H. & Hesse, F.W. (1993). Subclinical eating disorders in male athletes. Acta Psychiatrica Scandinavia, 88, 259–265.

Thiel, A., Jacobi, C., Horstmann, S., Paul, T., Nutzinger, D. & Schüßler, G. (1997). Eine deutschsprachige Version des Eating Disorder Inventory EDI-2 Psychotherapie Psychosomatik Medizinische Psychologie, 47, 365–376.

Thiel, A. & Paul, Th. (1988). Entwicklung einer deutschsprachigen Version des Eating-Disorder-Inventory (EDI), 4, 267–278.

Thiels, C., Schmidt, U., Treasure, J., Garthe, R. & Troop, N. (1998a). Wie wirksam und akzeptabel ist ein Selbstbehandlungsmanual mit begleitender Kurztherapie bei Bulimia nervosa? Nervenarzt, 69, 427–436.

Thiels, C., Schmidt, U., Treasure, J., Garthe, R. & Troop, N. (1998b). Guided Self-Change for Bulimia Nervosa Incorporating Use of a Self-Care Manual. American Journal of Psychiatry, 155, 947–953.

Thomä, H. (1961). Anorexia nervosa. Stuttgart: Klett.

Toro, J., Castro, J., Garcia, M., Perez, P. & Cuesta, L. (1989). Eating attitudes, sociodemographic factors and body shape evaluation in adolescence. British Journal of Medical Psychology, 62, 61–70.

Treasure, J. & Holland, A.J. (1991). Genes and the aetiology of eating disorders. In P. McGuffin & R.M. Murray (Eds), The new genetics of mental illness (pp. 198–211). Oxford: Butterworth-Heinemann.

Treasure, J., Schmidt, U., Troop, N., Todd, G. & Tumbull, S. (1996). Sequential treatment for bulimia nervosa incorporating a self-care manual. British Journal of Psychiatry, 168, 94–98.

Treasure, J. & Tiller, J. (1993). The aetiology of eating disorders – its biological basis. International Review of Psychiatry, 5, 23–32.

Ullrich, R. & Ullrich, R. (1977). Der Unsicherheitsfragebogen. Reihe „Leben lernen". München: Pfeiffer.

Vandereycken, W. (1987). The constructive family approach to eating disorders: Critical remarks on the use of family therapy in anorexia nervosa and bulimia. International Journal of Eating Disorders, 6, 455–467.

Vandereycken, W. & Meermann, R. (1984). Anorexia nervosa: A clinician's guide to treatment. New York: de Gruyter.

Vanderlinden, J. & Vandereycken, W. (1991). Familientherapie bei Bulimia nervosa. In C. Jacobi & T. Paul (Hrsg.), Bulimia und Anorexia nervosa. Ursachen und Therapie. Berlin: Springer.

Vanderlinden, J., Norre, J., Vandereycken, W. & Meermann, R. (1992). Die Behandlung der Bulimia nervosa. Stuttgart: Schattauer.

Waller, G. (1993). Sexual abuse and eating disorders. Borderline personality as a mediating factor? British Journal of Psychiatry, 162, 771–775.

Walsh, B.T., Hadigan, C.M., Devlin, M.J., Gladis, M. & Roose, S.P. (1991). Long-term outcome of antidepressant treatment for bulimia nervosa. American Journal of Psychiatry, 148, 1206–1212.

Warheit, G.J., Langer, L.M., Zimmerman, R.S. & Biafora, F.A. (1993). Prevalence of bulimic behaviors and bulimia among a sample of the general population. American Journal of Epidemiology, 137, 569–576.

Weiss, L., Katzman, M. & Wolchik, S. (1989). Bulimie. Ein Behandlungsplan. Bern: Verlag Hans Huber.

Whitehouse, A.M., Cooper, P.J., Vize, C.V., Hill, D. & Vogel, L. (1992). Prevalence of eating disorders in three Cambridge general practices: Hidden and conspicuous morbidity. The British Journal of General Practice, 42, 57–60.

Wifley, D.E., Agras, W.S., Telch, C.F., Rossiter, E.M., Schneider, J.A., Cole. A.G., Sifford, L. & Raeburn, S.D. (1993). Group cognitive-behavioral therapy and group interpersonal psychotherapy for the nonpurging bulimic: A controlled comparison. Journal of Consulting and Clinical Psychology, 61, 296–305.

Wilfley, D. E. & Cohen, L. R. (1997). Psychological treatment of bulimia nervosa and binge eating disorder. Psychopharmacology Bulletin, 33, 437–454.

Williamson, D.A., Barker, S.E. & Norris, L.S. (1993). Etiology and management of eating disorders. In P.B. Sutker & H.E. Adams (Eds.), Comprehensive Handbook of Psychopathology. New York: Plenum Press, 1993.

Wilson, G.T. & Fairburn C.G. (1993). Cognitive treatments for eating disorders. Journal of Consulting and Clinical Psychology, 61, 261–269.

Wilson, G.T., Rossiter, E., Kleifield, E.I. & Lindholm, L. (1986). Cognitive-behavioral treatment of bulimia nervosa: A controlled evaluation. Behaviour Research and Therapy, 24, 277–288.

Wilson, G.T. & Walsh, B.T. (1991). Eating disorders in the DSM-IV. Journal of Abnormal Psychology 100, 362–365.

Wiseman, C.V., Gray, J.J., Mosimann, J.E. & Ahrens, AH. (1992). Cultural expectations of thinness in women: An update. International Journal of Eating Disorders, 11, 85–89.

Wittchen, H.-U., Essau, C., von Zerssen, D., Krieg, J.-C. & Zaudig, M. (1992). Lifetime and six-months prevalence of mental disorders in the Munich Follow-up Study. European Archives of Psychiatry and Clinical Neurosciences, 241, 247–258.

Wittchen, H.-U. (1993). Epidemiologie und Komorbidität. In F. Holsboer, & M. Philipp (Hrsg), Angststörungen. Gräfelfing: SM Verlag.

Wooley, S.C. & Wooley, O.W. (1985). Intensive outpatient and residential treatment for bulimia. In D.M. Garner & P.E. Garfinkel (eds.), Handbook of psychotherapy for anorexia and bulimia nervosa (pp. 391–430). New York: Guilford Press.

Wurtman, J.J., Wurtman, R.J. & Growdon, J.H. (1981). Carbohydrate craving in obese people. International Journal of Eating Disorders, 1, 2–15.